增 订
琐琐药话

董汉良 编著

全国百佳图书出版单位
中国中医药出版社
·北 京·

图书在版编目（CIP）数据

增订琐琐药话 / 董汉良编著 . -- 北京 : 中国中医
药出版社 , 2025. 6
ISBN 978-7-5132-9501-7

Ⅰ. R285.6

中国国家版本馆 CIP 数据核字第 202502TB00 号

中国中医药出版社出版

北京经济技术开发区科创十三街 31 号院二区 8 号楼
邮政编码　100176
传真　010-64405721
北京联兴盛业印刷股份有限公司印刷
各地新华书店经销

开本 880×1230　1/32　印张 15.25　字数 383 千字
2025 年 6 月第 1 版　2025 年 6 月第 1 次印刷
书号　ISBN 978 – 7 – 5132 – 9501 – 7

定价　79.00 元
网址　www.cptcm.com

服 务 热 线　**010-64405510**
购 书 热 线　**010-89535836**
维 权 打 假　**010-64405753**

微信服务号　**zgzyycbs**
微商城网址　**https://kdt.im/LIdUGr**
官 方 微 博　**http://e.weibo.com/cptcm**
天猫旗舰店网址　**https://zgzyycbs.tmall.com**

如有印装质量问题请与本社出版部联系（010-64405510）

前　言

　　《增订琐琐药话》是在原《琐琐药话》（金盾出版社，2008年）的基础上，增加新的内容，删去笔者或读者认为旧作中不适当的篇章而成。经过长时间的沉淀，内容会显得更厚实，所以笔者相信它一定会比《琐琐药话》更耐读耐品。在《增订琐琐药话》中，增加了"同窗汇讲"篇章，这是收集了我的同窗、战斗在中医战线上近半个世纪的老中医的点滴经验，这些文章都非常精彩。为何称其为"同窗汇讲"？清代唐笠山有《吴医汇讲》传世，丁光迪点校本中曾说："当时江南文化发达，尤其是苏州地区，名医很多，学术气氛亦很高涨，而唐氏又为此道之有心人，热心于文献资料的搜集，作为'扩充学问之一道'。这种精神，即使从今天来讲，对继承发扬中医学，仍有启发意义。"在《吴医汇讲》的启发下，笔者征集同窗的经验，编纂成"同窗汇讲"篇章以增其辉。在"师生切磋"篇章中，加入了更多更新的内容，多是笔者近年来临床经验的总结，此章原由《中国社区医师》杂志中的【名师垂教】栏目的专题文章汇编而成，后因我年高力衰，专栏撤并，为使一些尚未载入的同类文章成一个整体，这次增订中予以补上。另外，笔者对全书中个别篇章进行增删，加入了新的认识、体会、见解。

由于笔者年高而少学，今不如昔，定有言不达意，或考虑不到之处，敬请读者提出宝贵意见，以便再版时修订提高。

于沪上小杏林寓所　董汉良谨识

时 2025 年 2 月 6 日

目录
CONTENTS

第一章

中药薪传

浅谈中药的概念

中西医结合应该包括中西医在医学理论和临床上结合及中西药的结合三大部分。中西药结合使用，可以说是中西医结合的重要一步。而中西医结合必然要出现中西药结合，从而创造出我们独有的新药学。要了解中西药结合，必须对中药的概念有一个比较正确和明确的认识，因此，随着医学科学的发展，对于中药的概念值得讨论，这对国外学术交流、国内科研等方面影响很大。要明确认识中药的概念，我认为一要追溯历史沿革，二要研究中药的现状。

一、历史沿革

中药，这个名词出现的时间并不太长，可以说是近代的命名。我国现存最早的一部药书谓《神农本草经》，共记载药物 365 种，有动物、矿物和植物，但以植物为主，因此以"本草"命名。此后，如后汉《吴普本草》、唐代《新修本草》、五代《蜀本草》，至李时珍《本草纲目》，这些药物专著均以"本草"命名，因此中药原始应以"本草"命名。有的著作只用一个"药"字来命名，如《采药志》《长沙药解》《岭南采药录》《药性论》等，但绝大多数著作以"本草"来命名我国的药物。这正如我国的历史变迁，像我们的祖先不知道"中国"一样；那时有"夏朝""唐朝"，因此有称我国人民为唐人，称我国旧历法为夏历；我国汉族居多，因此称我国人民为汉人。药物学也一样，受历史沿革而有所变迁；虽然有人说"中药是中国的药物"，粗看起来似乎意义狭窄一些，但它在一定历史环境里亦有其意义所在，

"中国"这个名词出现的时间也不长，原因是历朝建都在中原，因此有称我国为中原，后演变为中华，随之有中国，在中国使用的药物在当时称为中药，这亦是有一定道理的，但有一个历史界限。在中医学产生、发展，逐步形成一个理论体系之后，药物学亦随之发展，可以说它们是一对孪生兄弟，难舍难分，这时在中医药理论指导下使用的药物称为中药，就成为定论了。

自西医传入中国之后，医的传入必然带来药物的输入，而且亦必然相互影响，此时对于中药的概念就有讨论的必要了。本草、药、国药、中药，这些名称虽然不同，然均能表达我国传统使用的特有药物。由于西医学的不断发展和渗透，中医教学、科研、医疗和生产的需要，历史时代变革对中医的要求，因此对我国传统的药物应该有一个比较统一的学术名称，这个名称目前已广泛应用的以"中药"为多，"本草"已极少见，国药店大多改名为中药店，新出的本草书多改为中药书，"中药"无形之中已成为一个比较统一的学术名称了。

中药的概念，本身含义是比较广泛的，它包含广义和狭义两种意义。从广义的角度来说，中药是在中医学理论指导下使用的我国传统药物，具体分中药饮片、中成药、草药和民族药等。从狭义的角度来说，中药多指中药饮片及中药饮片制成的中成药、调配而成的汤剂，不包含草药和民族药。草药与中药既有联系又有区别，草药具有一定的地域性，没有比较系统的药学理论及统一的规范，而中药有比较系统的中医药理论，如四气五味、归经、功效、主治、用量、禁忌等，全国统一，因此按照中医药理论，在国内均可以配方。但一张草药方，却只能在特定的地点配方，而且草药名称极不统一，如鬼针草，在浙江省叫引线包、针线包，还有叫脱力草、盲肠草。而中药即使有别名也有统一的规范，如川军、绵纹，凡是中医师、中药师均知道为大黄。所以草药有一定局限性，中药具有普遍性，这是两者的区别。中药与草药又是相互联系的，草药经过中医师、中药师长期使用，不断总结、研究、筛选，可以成为一个统一规范、具有普遍性的中药，因此可以说中药是草药的升华，是从草药中提炼而来的。许多原来的民间草药，目前已成为广大中医师、中药师所熟悉的中药了，如平地木、六月雪、野菊花、一枝黄花等，这些草药均有一定的中医药理论作为其应用的依据。目前许多中药书中广收了大量的草药，这标志着中药的不断发展。民族药在医药理论上与中医药理论有一定区别，也带有一定局限性，它适用于在本民族内通行。

中药是中医学用来治病的重要武器之一，历史悠久，内容丰富，发展迅速，已引起多学科的重视，为了进一步弄清中药的概念，除追溯历史沿革外，进一步研究其现状也很有必要。

二、中药的现状

中药历来为人们所重视，就是"中华民国"时期企图废除中医时，也提出"弃医存药"的道路，殊不知弃医何以存药？中药是在中医药理论指导下使用的传统药物，没有中医药理论指导，使用中药就完全失去了意义，当然达不到治疗效果。例如中医药理论认为茯苓能健脾利湿，西医经动物试验证实其没有明显利尿作用，但用中医药理论配伍成为五苓散、茯苓饮却有明显的利尿渗湿作用。黄连经西医提纯可作为苦味健胃剂，但中医药理论认为黄连苦寒泻火，过用败胃；最近有人临床使用大黄粉治疗消化道出血，殊不知虚寒性出血用此反致虚虚之弊，故中药与中药制剂有所区别。所谓制剂是指按照现代科学方法经提纯或合成而制成的一些药物，如当归浸膏片、当归针，还有些是口服液和片剂。这些中药制剂成分比较单一，与中成药既有区别又有联系。中成药是按中医药理论配制方药，制成传统的中药剂型，因此多是复方，如六味地黄丸按地八山萸四丹苓泽三比例，遵三补三泻原则而组成一个补肾平剂；但也有单味原药制成的，如都梁丸（一味白芷），然而一味药实际上也是一个复方，因为它的成分并非单一的而是复合的。中药制剂有两种形式：①纯粹提取一种有效成分，如艾叶提取艾叶油，青蒿提取青蒿素，薄荷提取薄荷油等。②按中医药理论与现代药理研究结合配方制成的，如牛黄清心针剂、复方丹参针剂等，所以两者是共同渗透和发展的。中成药为了提高疗效，改变剂型，便于服用，吸收现代科学知识进行改革，如藿香正气散改成丸，再制成片，至今成为水剂，其组方均是传统组方，只是改变剂型而提高疗效，方便患者。经这样的改革，从概念上说，仍是中药范畴，与中药制剂有本质上的区别。中药制剂目前多在西医范畴内使用，如防止弥散性血管内凝血（DIC）的发生用丹参静脉滴注。这种使用方法，本身就与中医理论相脱离。用饮片、中成药调配成的汤剂，严格来说是方剂学的范畴，但人们习惯上也多称中药。吃中药，实际上多指汤剂或中成药，很少指单味饮片，所以凡是比较固定的、有特殊功效的方剂，也可称中药，如有特殊退热作用的退热方，也可称为退热药；能截疟的截疟方，也可称为截疟药等。其实方剂学本身是中药学的进一步发展，之所以分为中药、方剂，一是为了显示两者不同，二是为了学术研究的提高，但两者是相互联系、不可分割的。因此本书也收载了许多有效方剂的内容。

随着制药工业的发展，中成药和中药制剂越来越为医界所重视，并广泛应用在临床，单味中药饮片成分研究和提纯越来越为大家所注意，以除去无效成分，提取有效成分，提高医疗效果，这确实是一个飞跃。但复方研究却是一个难题，首先要按中医药理论进行临床的科学分析，尤其是中药还具有双向调节作用，有配伍、相使、相畏、相反的关系。中医、中药是不可分割的两部分，当今在弄清中药概念的同时，尤其要强调的是必须在中医药理论指导下进行中药研究的意义。

三、 结语

可以说中医中药同时产生，同时发展，同时形成独立的中医药理论体系，因此割裂中医药理论来给中药下定义是错误的。中医、西医、中西医结合三种力量将长期并存，中药、西药和中西药结合的制剂也会长期并存而共同发展。因此，中药应当区别于其他两者，以保持中药本身的特色，如饮片的性味归经理论，丸散膏丹汤酒药等制作，道地药材的提倡，中药的相反、相畏试验，剂量的变革等，应在原有基础上不断繁荣昌盛，使中医学宝库中这一枝鲜花开得更加灿烂，发挥更大作用。

漫谈古代药物效用的发现与探求

中药的效用，从古到今在不断发现和深化。相传有神农乃教民尝百草之滋味，当时一日而遇七十毒。我国现存最早的药物学专著《神农本草经》，此实非上古时期神农所作，乃是后人综合了古代用药经验编撰而成，"神农"无非是托名而已。《神农本草经》所载及以后诸家本草记载的药物效用，在当时历史条件下，古代医药家是如何发现和探求的呢？将这个问题做专题讨论，有利于进一步认识中药功效。

古代医药家对中药效用的发现与探求，没有如今之科学技术水平，只能从实践中来，这就是"实践出真知"最有力的例证。我们的祖先在劳动、生活中，吃了一些具有药物效用的植物、动物、矿物之后，出现了不同反应，有的是有益的好现象，如"轻身""令人明目""不老延年"等；有的是有害的坏作用，如呕吐、腹泻、眩晕，甚至危及生命。这种不同的反应就是药物效用的结果，这就是从实践中慢慢认识和探索的药物功效。古代对药物效用的发现和探求，唯一的方法是实践。如何实践？这就是如何发现和探求的问题，概括言之，大约有两端：一是无意中发现，二是有意识地探求。

一、无意中发现

无意中发现，这是偶然中产生的必然现象，古代医药家通过自己的感觉器官在无意中发现了某些物质具有药物效用。主要发现的途径有以下几条。

1. 药食同源途径

人类的疾病有许多与食物有关，最早的记载如商朝伊尹，善于烹调食物，在《吕氏春秋》中记载了许多他的烹饪方法，以后他在实践中认识了药性，编著了《汤液经》。《伤寒论》中第一方桂枝汤，其中四味药（白芍、生姜、大枣、甘草）相传均为厨下之调味品。《黄帝内经》有"药以祛之，食以随之""谷肉果菜，食养尽之"之说。李时珍《本草纲目》中也说："谷各异其性，岂可日食之而不知其气味损益乎？"此处明确地指出了食物与药物一样，有各自的药物效用。由于药食同源思想的影响，故有许多被人们认为是食物的东西被列入了药物的队伍，如红枣、薏苡仁、百合、山药、莲子、龙眼等，后来出现了《食疗本草》，至今关于食疗方面的书可谓琳琅满目。由食物中发现药物，知道和认识药物效用，这是无意中发现，主要是通过药食同源的途径。在今天我们尚可在平素食物中寻找对疾病有治疗作用的药物，如杏子是一种寻常水果，国外有食杏子而少患癌症的现象，经研究表明杏子确有抗癌的效用。鹅血也是食物，目前临床用于治疗食管癌和胃癌有一定效果。

2. 医巫不分途径

古代医巫不分，就是用迷信的方法来治病，本不足取。但在这些迷信活动中也发现了不少药物，如用桃枝、雄黄、菖蒲来驱鬼神，这些东西以后均被列入了药物队伍。如李时珍记载，范纯佑女因丧夫发狂，夜间破窗而出，登桃树上，食尽桃花，而病霍然而愈。雄黄，至今民间端午节用来辟秽解毒，外用以治疮毒痈疖。我国古代从事炼丹的方士不少，以求仙药，长生不老，这本是荒唐的迷信活动，但也促进了医药的发展，出现了我国最早的一部炼丹专著《周易参同契》，介绍了当时炼丹用的药剂，如汞、硫黄、铅、胡粉、铜、金、云母、丹砂等。以后著名医家葛洪发展了炼丹术，可以认为他是现代无机制药化学的先驱者，他对药物效用的发现起了积极作用，如葛洪《肘后备急方》中有密陀僧防腐、赤石脂收敛、雄黄解毒等内容，这是科学的，也是至今仍然在应用的。汞虽为毒药，但也可药用，李时珍说："水银但不可服食尔，而其治病之功不可掩也。同黑铅结砂，则镇坠痰涎；同硫黄结砂，则拯救危病。"所以方士的炼丹术，从另一面看，对药物效用的发现起到了一定的推动作用。

3. 动物识药途径

动物也能识药，这似乎怪诞不经；但进化论告诉我们动物世界在亿万年的进化过程中，生存竞争异常激烈，动物为了自身的生存，适应自然界的环境变化，在遗传变异过程中，通过自然选择，适应力强的物种就延续下来，为了适应生存，形成特有的生物本能，其中，用药物来治疗自己的疾病，在许多动物中存在。唐代著名诗人白居易有诗写道："豆苗鹿嚼解乌毒，艾叶雀衔夺燕巢，鸟兽不曾看本草，谙知药性是谁教？"豆苗为豆科植物的茎苗，乌头辛温有大毒，李时珍曰："黑豆冷水，能解其毒。"以黑豆同煮熟去其毒，故鹿在中乌头毒箭后食豆苗以解毒获生。艾叶含有挥发油，能散发出浓郁气味，燕子厌恶艾叶气味，雀衔艾至燕巢，燕避艾离巢，雀则乘机夺燕巢。白居易的这首诗揭示了生物学与医药学的奥秘。通过动物识药，人类加以借鉴，得到同样效用，则于无意中发现了药物效用。这样的故事和事例不胜枚举，如沈括在《梦溪笔谈》中记载：蜘蛛为蜂所螫坠地，徐行入草，啮破芋梗，以疮于啮处摩之，良久如故。自后凡人被蜂螫用芋梗擦之亦验。《外丹本草》记载有山鸡受伤，口含无名石摩之而愈的故事。其他如苏叶解蟹毒、鸡涎解蜈蚣毒等，多从动物识药的途径中获得。在今天，我们可以通过动物实验进行有目的的试验，然后应用在人体上。而动物识药是自然本能移用到人体的一种无意中发现药物效用的方法。

4. 偶然机遇途径

偶然的机遇或无意识的举动发现了药物效用，经重复之后成为必然的药物效用。这在发现药物效用中也是经常出现的。如《本草纲目》有载，广德顾安中，患脚气筋急腿肿，因乘船将脚搁在一袋宣州木瓜上，后病顿愈，由此发现了木瓜的效用。关于槟榔驱虫，在云南傣族流传着一个故事：姑娘兰香与本寨小伙子岩锋相爱，后兰香肚子渐大，岩锋怀疑兰香对爱情不贞，要与她断绝来往，兰香父亲也信以为真，又气又恨拿出一些槟榔吼道："快将这些吃掉，到林间去死。"兰香吃下了全部槟榔奔向林间，过了些时候只见兰香从林中出来，腹平如常，人们走进林间一瞧，原来兰香排出了一大堆小虫，人们才明白兰香肚子大是患了虫证。由此也发现了槟榔能驱虫的功效。其他如李时珍过食胡椒动火伤气，肝阴受灼而病目的教训，使他悟出了胡椒为大辛热纯阳之物，肠胃寒淫者宜之。其实有许多药物往往于偶然的机遇中被发现效用，人们进一步探求后才知道其功效。

以上是无意中发现药物效用的几种情况，只能做粗略概括，不能盖全，这是较原始、较粗浅、无目的中发现药物效用，它的基础是重复实践、反复验证。随着人类不断进步，认识不断深化，出现了有意识地探求。

二、有意识地探求

人们在无意中发现了许多药物效用，古代医药家由此进行重复实践，也出现了有目的地探求。古时神农尝百草也可以说是有意识地探求，但这是一种传说而已，无真实依据和科学记载，有意识地探求大致有以下几方面。

1. 亲身尝试

古代人们通过采药来认识药物的形态，再通过口尝来体验药物效用。自神农之后，桐君、孙思邈，直到李时珍都有记载，如《本草纲目》关于曼陀罗花药效的描述："相传此花笑采酿酒饮，令人笑；舞采酿酒饮，令人舞。予尝试此，饮须半酣，更令一人或笑或舞引之，乃验也。"这是健康人有目的地尝试。李时珍记载患肺热肤如火燎之证，后用黄芩一味而病愈。这是重复了前人经验，证明了黄芩药效。这方面事例古今医家屡见不鲜，他们为了人类健康，不避风险，也反映了古代医家高尚的医德。

2. 动物实验

用动物进行实验，从而了解和认识药物效用，这是比较进步和科学的方法。李时珍在这方面有一定贡献，如用生猪血观察苎麻叶的化瘀作用，并得到证实。又如记载了"用马尿治癥瘕"的故事，虽近乎神奇，但在古代用动物尿来试验治病，这无疑是一大创举。又如剖穿山甲之胃，从而了解穿山甲的习性，他说："胃独大，常吐舌，诱蚁食之，曾剖其胃，约蚁升许也。"今天用动物实验来探求药物效用已相当广泛，如用白鼠、猴子、狗、兔等，这种动物实验，在新药的发现和旧药的更新上将起很大的作用。

3. 以类相从

以类相从是指根据动物的组织器官与人体相应的观点来探求药物效用的方法。这就是一般所指的脏腑疗法。如《备急千金要方》中有用羊靥（动物甲状腺）治疗瘿病（甲状腺肿大）的记载。其他如猪肝、羊肝、鸡肝治雀目，虎骨治足痿无力，海狗肾治阳痿不举，猪胰治糖尿病，牛蹄治脚底痛等。这种相对应的脏腑疗法揭示了许多动物器官的药用价值。脏腑疗法的另一个角度，即非以类相从，同气相求，而是通过种种试验或食后反应来认识药物效用，如猪蹄通乳汁、兔脑催产、獭肝治肺痨等。

人们在长期实践和观察中发现，以类相从在植物药中也存在，如以枝达肢的桂枝、桑枝，以皮行皮的桑皮、大腹皮、姜皮、茯苓皮，以心清心的莲子心、连翘心、竹叶心，以藤通络的海风藤、络石藤、鸡血藤、忍冬藤等，这方面的探求不能作为研究药物效用的依据，而是一种经验总结，所以无甚大的意义，但也可供我们参考。

4. 外来经验

外来经验主要是指海外传入的经验，最早的要算 562 年知聪和尚赴日本，以后 676 年鉴真和尚赴日本，这样进行了中日医药交流，引进了外来经验。除日本外，我们还与朝鲜、印度等国进行医药交流，引进了许多中药如檀香、沉香、诃子、龙脑香、象牙、犀角、安南子等，大大地丰富了中药，因而这些药物效用也随之由外传入。在清代赵学敏《本草纲目拾遗》中记载了许多外来药，如西洋参、番泻叶、胡椒等。赵学敏的另一著作《串雅内外编》对中国民间走方医用药经验进行总结和收集，补充了外来经验，因此从外来经验而得到药物效用，清代赵学敏作出了很大贡献。

有意识地探求，这是当今研究药物效用主要的，也是唯一的方法；由于自古以来历史条件和科学文化水平的限制，因此这方面的内容并不丰富，但今后随着人们对中药的进一步发现和认识，这方面将有大量资料产生，有待我们去收集总结。

略述中药功效的变移

现存中医药书籍记载的中药功效，多是古代医药家在实践中摸索和总结出来的。随着科学技术的现代化，对中药的不断研究，因此产生了中药功效的变移，有的由主功变作次功，有的由次功变为主功，有的增加了新功效，有的否定了原定功效，如此变移，不胜枚举。如大黄为通下之品，而近代认为，大黄为止血佳品，且善治一切血证。对上消化道出血，其止血功效达 90% 以上。对一切血瘀之证，其有活血化瘀之功，如在下瘀血汤、抵当汤中应用。对血虚羸瘦，其有祛瘀生新的作用，如在大黄䗪虫丸中应用，从这个角度来说，大黄还可能有扶正祛邪之功。从此可以看出大黄功效的变移。认识中药功效变移，对于临床医生开阔视野，打开用药思路有一定的启迪。现就中药功效变移的诸因素简述如下。

一、药物的炮制

中药炮制的主要目的是增加和改变药物功效，以适应临床需要，如《本草蒙筌》说："酒制升提，姜制发散，入盐走肾脏，仍使软坚，用醋注肝经，且资住痛，童便制除劣性降下，米泔制去燥性和中，乳制滋润回枯，助生阴血，蜜制甘缓难化，增益元阳。"以半夏为例，生半夏可致失声和呕吐，经煮熟或姜汁制后，则无此不良反应，而变成和胃止呕、化痰止咳之品，如二陈汤中的半夏、小半夏汤中的半夏等。白芍需炒后入药，可减少对胃的刺激，以达到养血柔肝、缓急止痛的目的；若用酒炒则增强其活血养血之功，如四物汤中常用酒白芍。杜仲常用于肾虚腰痛，如要引药至腰则需盐水炒。炙黄芪、炙甘草、炙升麻、炙桂枝、炙麻黄等蜜炙之后，增其甘缓补中、解毒缓急的功效。醋炒延胡索则理气止痛功更胜。因此药物的炮制大大地增强和改变了药物功效。江浙医家喜用以药制药的炮制方法，如蒲黄炒五灵脂、红花拌炒丝瓜络、蛤粉炒阿胶等，这样起协同作用，增强了药物原有功效，如红花拌炒丝瓜络则活血通络，擅长止胁肋之痛。

药物炮制后往往增加了新的功效，这新的功效有的却与其传统功效完全相反，我们常称为药物的正负功或双向调节作用，如生首乌有润便缓下之功，是泻药，而制首乌则补血黑发，是补益之品，七宝美髯丹即用制首乌补肾养血，乌须黑发。有的是产生新的功效，如杜仲生用补腰膝，壮筋骨；炒后有明显降血压的功效，因此凡用于降血压须用炒杜仲。又如白芥子，为了提高其化痰之功，一般须炒后入药，否则降低疗效，因此炒制是中药功效变移的一大因素。

二、药物的配伍

单味中药有时其功效与配伍时发挥的作用大相径庭，药物配伍时须按照一定组方原则如君、臣、佐、使相互配合，并非简单凑合，即所谓七情合和，即"有单行者，有相须者，有相使者，有相恶者，有相反者，有相杀者，凡此七情，合和视之，当用相须相使者良，勿用相恶相反者。若有毒宜制，可用相畏相杀者，不尔，勿合用也"。此《神农本草经》所言，其中除单行者外，其余都是配伍关系。药物配伍之后，产生了重要功效的变移，如五苓散、四苓散中茯苓，单用其渗水利湿作用很小，配伍之后利尿作用却十分显著。半夏配生姜化痰饮作用大大增强，单味药则次之。大黄为通泻药，茵陈为芳香化浊药，两药配伍有明显的利湿退黄作用，治疗胆囊炎、胆石症、黄疸病常用的茵陈蒿汤就是如此配伍，但若单用则功不强。

有的药物配伍之后即消除了原有部分功效，如人们所熟知的人参配莱菔子或萝卜则无补气之功，所以过服人参或用人参不当，可用莱菔子解之。而有的产生了新的功效，或加强了原有功效，如张景岳用熟地黄，其药法之精湛值得我们深入研究，张氏用熟地黄配伍他药比较透彻地体现了熟地黄功效，熟地黄不但有滋阴补肾之功，而且有助阳益气之效。而现代药理研究认为，熟地黄有降血糖、抗真菌、抗炎、保肝、治疗风湿病的功效，所以称张氏为"张熟地"非贬之词也。当归补血汤用黄芪五份配当归一份而起补气养血之功，若单用其一味药，则补气养血之功大逊，而配伍之后则均体现了补气养血之效，其中还揭示了配伍比例的关系，因此有些药物配伍的功效变移与剂量有关，如六味地黄丸、保产无忧散的药物配伍剂量就显得十分严格和重要。

三、药理的研究

近代中医药家企图用现代科学实验来研究中药药理，这无疑对中医药事业发展有很大的促进作用；但通过药理研究发现的中药功效，只有部分可以应用于临床，因此要依据临床实际。如远志，据传统本草记载是安神定志药，但经药理研究证明远志具有祛痰的功效，用小鼠酚红试验证明其祛痰作用强于桔梗，而其祛痰成分主要在皮内，木质部分无祛痰作用，因此用于祛痰需去远志心而用远志筒。故远志可以治疗慢性支气管炎，近年用远志酊以镇咳祛痰。药理研究使一部分中药成为西医学所常用的药品，如小檗碱、龙胆酊、陈皮苷、陈皮酊、丹参片（针）等，我们应考虑是否要将药理研究的结果应用于临床配伍，以扩大其使用范畴。

药理研究还包括复方研究，复方研究更加切合临床实际。如有人对当归芦荟丸治疗慢性粒细胞白血病的疗效进行分析，从组方各药分类实验，证实主要是青黛的功效，对青黛进一步提纯得到靛玉红，因此青黛在试治白血病方面，在辨证基础上可配伍应用，能提高临床疗效。又如近年对葛根进行了复方研究，如葛根汤可治疗高血压项背强证候的患者。复方研究有多种方法，一般认为，应从"药对"着手研究比较实际，药对即二药的配伍，如黄芩、黄连单用的抗菌效果差于二药的配伍效果，所以重视近代药对的药理研究成果，能提高我们的诊疗水平。

四、文献的发掘

有许多药理研究的成果，其实在我国古代中医药文献上早有记载，如远志的祛痰作用，在《滇南本草》就有"散痰涎"的记载。因此发掘和研究古代中医药文献，能知道和应用中药的新功效，这也是中药功效变移的一个因素。

《神农本草经》不是一人一时的著作，它集中了许多人的经验，这些经验有人用文字记载下来，我们能否逐一去研究呢？我们可以从原始的古代文献来探索药物的功效，为人类健康服务；《本草纲目》是历来本草的一大集成，内容丰富，取之不竭，这是我们研究药物功效最好的文献巨著之一。此外，要重视古今临床医家对用药经验的收集，如近年来（20世纪80年代）国内著名中医朱良春在《上海中医药杂志》发表的《医海拾贝》介绍了许多药物的新功效。如苍术治胃下垂，是从《备急千金要方》治澼囊得到的启发。在《神农本草经》中记载了人参功效，已大部分应用于临床，如补益元气、安神益志等；以后《名医别录》又补述了人参"调中、止消渴"，说明其可治消渴，有生津止渴之功，消渴类似于近代的糖尿病。实验和临床证明：人参对正常血糖及因注射肾上腺素和高渗葡萄糖引起的高血糖均有抑制作用，因此可以消除三消症状。这样扩大了人参的使用范围。

对于当今许多疑难杂症，无法找到对症、理想的药物，我想通过文献发掘，了解中药功效的变移，可从中找到一些新药。如肿瘤，用鹅血治疗，目前已制成鹅血片试用，并证明有较好疗效，而在我国医药文献中早有记载，鹅血可治噎膈、反胃。从噎膈、反胃的记载，可以分析鹅血善治消化系统肿瘤，目前鹅血片也被证明有此功和擅长消化系统肿瘤的治疗。

以上粗略地分析了中药功效变移诸因素，集中到一个目的，就是扩大中药的使用范畴，亦为临床解难提供线索。

浅谈产生中药正负功效的诸因素

中药的正负之功，这是中药所具有的一大特色，许多中药具有这种作用。所谓正负功效是指同一种药物能治疗性质相反的病证，即起到正反两方面的治疗作用，使人体阴阳偏颇归复于常。如人参既能补阴也能助阳；既益气也能补血；既能动血，也能止血。具有如人参样正负功效的药物尚有多种，如黄芪能固表止汗，又能托疮排脓；能补气且能利湿，一补一消则一正一负。泽泻利水通淋，又补阴之不足，近代研究它不但能降脂化痰，且对阴虚者有治疗作用。三七、花蕊石、紫草、藕节、血余炭等除能活血化瘀外，又能止血。薏苡仁、茯苓、赤小豆能健脾兼能利湿，鸡内金、谷芽、麦芽、山楂能消食兼能和胃。如此药物不胜枚举，这些药物的正负功效是自身独有的。药物的正负功效除自身独有外，还与多方因素的作用有关。

一、药物剂量之多寡

药物剂量的大小直接影响药物的作用。中药的正负功效与药量多寡密切相关，举例如下。

大黄：常用量为 10g 左右，后下入煎则有通里攻下的作用，久煎则泻下力弱。据近人临床经验，如用量大于 30g 则泻下力反缓，久服之则泻下力甚微或不泻。因此要取其通下之功者，以 5～10g 后下或开水冲泡为最佳。大黄量大久煎则通下力弱，量小后下则通下力强。

红花：有活血调经之功。李时珍认为，红花能行男子血脉，通女子经水，多则行血，少则养血。常用量 10～15g，多则

30g，少则 3～5g。

黄连：有清热燥湿、泻火解毒之功。常用量 10g 以内，若一次用量在 15g 以上则偏大，须防苦寒败胃，小剂量则味苦健胃。目前西药有用黄连合龙胆草制成的苦味健胃剂。

熟地黄：有滋补肝肾、养血益精之功。常用量为 10～15g。张锡纯《医学衷中参西录》中说："少用则作闷，多用则不闷。"此提示医者，用熟地黄不必拘泥于量大碍胃之说。明代张景岳善用熟地黄，有张熟地之称，他说："阴虚而神散者，非熟地之守，不足以聚之；阴虚而火升者，非熟地之重，不足以降之；阴虚而躁动者，非熟地之静，不足以镇之；阴虚而刚急者，非熟地之甘，不足以缓之。"这说明熟地黄有"聚之""降之""镇之""缓之"之功，其正负之功不言而喻。

白术：有健脾益气、燥湿止泻之功，一般用量为 10～15g，有报道"重用白术治疗便秘 34 例"，每次用 30～50g，有很好的通便作用。故大量则通便，常用量则健脾止泻。

红枣：有健脾调中之功。临床经验证明常用量一次 7～10枚（约 30g）则健脾止泻；若用量过大或以枣代食常致便溏泄泻。

扁豆：有健脾化湿之功。一般用 10～15g，若量过大，一次用 30～60g 则腹胀纳呆，脾失健运，故常用量健脾，过量碍胃。

麦芽：有健脾消食之功。据临床运用证明一般用量 10～15g 则健脾消食，生乳多乳；若大剂量 30～60g 则有回乳之力。

枳壳：破气散结，以消中脘痞满之证，如枳实丸之类；若加大剂量，一次在 30g 以上则有提升中气之功，临床和实验证明能治胃下垂和子宫脱垂之证。

其他尚有柏子仁、山药等功效亦随剂量大小而变。

二、药用部位之不同

同一药物由于药用部位的不同，亦表现出正负之功。这类药物的正负功效在古代医药中颇被重视，现代由于药源缺乏，品种锐减，已很少注意这类药物的正负功效了。现举例如下。

当归：有全当归、当归身、当归尾、当归头之分。当归头止血，当归身补血，当归尾活血，全当归和血；其中止血与活血、补血与活血为一物的正负之功。

黄芪：固表益气，健脾补中，若用黄芪皮能利水透表，一补一泻为同一药物的正负之功。

麻黄：发汗解表，平喘利尿，若用其根则收敛止汗。

人参：大补元气，若用其芦头则祛邪外出，一补一泻。

生姜：和中止呕，发汗解表，若用其皮则利水渗湿，治表又治里。

其他如茯苓、杏仁、附子等均因药用部位的不同而产生正负之功。

三、炮制方法之不同

炮制是改善药性的重要方法，同一药物通过不同的炮制方法，而成为具有正负功效的药物。举例如下。

蒲黄：生用活血化瘀，如失笑散；炒用止血，如《沈氏尊生书》之蒲黄散。

首乌：制熟后能补肝肾，益精血，以补益为主；生用能通大便，解疮毒，以祛邪为先。

大黄：炒炭或制大黄则通泻力弱，生用则峻泻通便。炒大黄止血效佳，酒大黄祛瘀功胜。近代研究和临床经验认为：大黄粉有止血凉血、祛瘀生新的作用，治疗消化道出血有良效。大黄虽为祛邪之品，然又治五劳虚极羸弱之大黄䗪虫丸证，故有泻邪而兼补之正负功效。

石膏：生石膏辛凉透热，用于阳明证；煅石膏吸湿收敛，用于外科疮疡。

地黄：生地黄经制熟后为熟地黄，能温补肝肾；生地黄可滋阴凉血。炮制后则寒温有别。

酸枣仁：养血安神。李时珍认为：生用治好眠，熟用治不寐。不同炮制，功用迥异，然目前临床应用已无此严格区分，多以炒酸枣仁入药以治失眠之证。

南星：生南星、制南星苦温辛烈，有祛风涤痰之功，燥湿通络之能；经牛胆汁拌制为胆南星则味辛苦性凉，用于痰热惊风之证。炮制前后虽均能搜风祛痰，然温凉有别。

其他如甘草、半夏、远志、生姜等经不同炮制后均能表现出正负之功。

四、药物道地之不同

同一类药物，由于产地不同，禀受天地之气有异，从而带来药物性味的改变，这类药物亦多具有正负功效。举例如下。

菊花：有甘菊、野菊之分。甘菊多家种栽培，有清肝明目之功，可用于肝肾阴虚，肝阳上亢之证；野菊多野生，有清热解毒之功，多用于疔疮肿毒，风热内盛之证。

杏仁：有苦杏仁、甜杏仁之分。苦杏仁产于江苏、安徽；甜杏仁产于河北、山东。苦杏仁苦温泻肺，多用于实邪内阻的咳喘痰嗽之证；甜杏仁甘平润肺，多用于肺虚劳咳之证。

产地不同的同一属药物，品种不同，如川牛膝、怀牛膝，川贝母、象贝母，杜红花、藏红花等。对这些必须加以区分，虽有正负之功，但不是因产地之别，而是因药物品种之异。

以上所述影响中药正负功效的四方面因素，仅是举其主要的，如煎药方法不同、季节气候变异等因素亦可影响药物的性能，有些亦因此而产生中药的正负功效。为了有目的地取得药物正负之功，扩大药物使用范围，通过了解这些因素，可以从药物剂量、药用部位、炮制、产地等方面对药物进行必要选择，以适应病证治疗的需要。这四方面有的可以集中反映在一种药物上，有的则受其中两或三方面因素影响，如大黄有剂量、炮制两方面影响其正负功效，因此要从临床实际出发，或通过实验研究以明确影响药物正负功效的种种因素，这样有助于在临床正确地使用药物。

西医学研究认为，中药有双向调节作用，如人参能使血压高的人血压降低，又能使血压低的人血压升高；能使白细胞低的人白细胞升高，又能使白细胞高的人白细胞降低；等等。这种双向调节作用是中药所特有的。本书讨论的是从中药传统的认识来研究中药的正功与负功，与双向调节有相似之处，这种正负功是中药的一大特色。

谈中药柜的陈布式

中药配方部的主要组成部分是中药柜，传统中药柜是木制抽斗式的组合柜，俗称"百眼柜"，"百眼"以形容其药斗之多。中药柜的排列形式，我们称为中药柜的陈布式。合理、科学地陈布中药柜，对于提高调剂质量和工作效率均起着很大作用。为此，根据历来中药柜的陈布形式，结合近几年来改进及各地配方部的实际情况，谈几种中药柜的陈布式。

一、离心式

离心式是指中药柜（台）向四周靠壁的离心陈布的排列形式。传统的中药配方部多采用这种陈布式，它中间宽敞，有回旋余地，适用于大、中、小各种规模的配方部。按其排列形式一般分三型：一为方矩形，即四周排列中药柜，中间放置调剂台（又称柜台），调剂台四周可多人配方，适用于大型配方部；二为曲尺形，即中药柜与调剂台呈曲尺形组合，中药柜与调剂台各占曲尺形的两面，两面调剂台可多人配方，适用于中型配方部；三为一字形，即三面排列中药柜，一面作为调剂台，调剂台呈一字形排列，因此配方只局限于一面，适用于小型配方部。这三种类型可根据配方部规模大小和实际需要进行取舍。

离心式的三种类型，方矩形采光差，需要宽敞的配方场地，还需另设接方、划价台；曲尺形与一字形可自然采光，无需灯光在白天照明，同时调剂台可移作接方、划价台；因此常用的是曲尺形与一字形两种离心式陈布。三种类型的选取并非一定由配方部大小来定，有些大型配方部也采用曲尺形陈布式，因此要根据实际情况定。

二、分幢式

分幢式是指数幢或十几幢中药柜，分幢陈布的排列形式。它根据配方需要和规模大小，林立 3 ～ 5 幢或 7 ～ 8 幢，甚至十几幢，每幢中药柜设置 50 ～ 100 只药斗，并按场地呈纵横陈布。分幢式陈布一般分两种类型：一是按斗谱分幢，如根据物性特点按动物、植物、矿物类分幢，亦可按方药配伍、用药特色等分幢。二是根据配方人员分幢，采取一人一幢或一人数幢，这种分幢式对于大型中药配方部很适用，不但提高工效，亦便于检查质量，而根据临床需要亦可随时增减。

分幢式，基本上每一幢是一个独立完整的单体，因此它要求有宽敞场地以不至于影响配方人员的工作，因而只适用于大规模的配方部，对于中小型配方部是不适宜的。在分幢排列时注意井然有序，既便于较多配方人员进出往来，又有较紧凑的排列次序，一般可采用的形式有"非"字形、"回"字形、"卍"字形等，以供分幢排列时参考。

三、中心式

中心式是指以一字形双面药斗组成的中药柜为中心陈布的排列形式。中心药柜安置于配方部中心，其药斗需特殊制作，一般如火柴盒式，可来回抽动，两个方向使用。以此为中心，四周即配以调剂台，此中心药柜作为共同配方之用。这种陈布式可充分利用场地，提高药斗使用率，值得推广。

考虑药柜的稳固性，双面来回抽动的药斗，一般较普通药斗长 10 ～ 15cm 为佳，中药柜高度与普通药柜一样，数幢呈一字形排列而成为中心药柜，一般中心药柜与调剂台呈"日"字形安置，即中间为中心药柜，四周为调剂台，这种中心式陈布法适用于各类配方部，是今后中药柜改革方向之一。其优点：①药斗能一斗两用，减少一半药斗数量而不降低配方效率。②中心药柜设在中心，四周来回取药方便，占地少，空间大，一柜两用。为了配药的方便，中心柜可放置常用药物，各人调剂台放置用得少的药物。

四、镜台式

镜台式是特制的如梳妆台式样的小型中药柜，按配方人数陈布的排列形式。这种镜台式中药柜与调剂台常组合一起，实行一人一台的工作方法，每台配有常用药物以应付一般方剂的配方，因此药斗小，药品种齐全，并须随时添加。这种镜台式陈布法有以下几个优点：①它可以改变长期以来站立配方的缺点，可实行坐配。②一人一台实行责任到人，便于检查质量。③体积小，取药配方比用大型药柜方便。④可根据配方部大小和配方人数多少随时增减，同时体积小便于移动药柜和盘点存药。但这种配方台，目前没有固定式样和规格，常自行设计。

以上四种中药柜的陈布式，只是一般传统配方部采用的情况，而这四种形式常组合运用，如离心式与中心式可联合陈布，使大型配方部大大提高工作效率；中心式与镜台式亦可联合陈布，以中心药柜来补充镜台式配方的不足；分幢式与离心式亦常联合陈布，许多古老大药房常是这样。因此以四种形式分述，目的之一是使其相互结合运用。配方部的好坏，效率高低，药柜陈布非常重要，它不但是一个技术性很强的问题，而且是一门学问，值得进一步探索。目前由于机械配方和计算机配方的出现，虽减轻了手工配方，但从较长一段时间考虑，手工配方仍显得十分重要。因此探讨中药柜陈布式亦不可忽视。

简述中药房斗谱的设计法

传统的中药配方部多将药物存放在斗（抽斗）、瓶、罐、箱及某些特殊的器具里，尤以"斗"占多数。斗谱，是中药配方部门存放药斗的安置程式。斗谱的合理设计，对于提高中药房的调剂质量、防止配方差错、减小劳动强度、提高工作效率等都有直接影响。如何合理设计斗谱是一门带有技术性、科学性的管理学问。根据各地中药配方部的不同斗谱，简述几种斗谱设计法，以供中药房参考使用。

一、按用药特色设计法

按用药特色设计法，是按本地区、本医院临床医生的用药特色安置药斗的设计方法。所谓用药特色，一般有专科用药与习惯用药两种情况。专科为骨伤科、外科、妇科、儿科、眼科、喉科等，均有自己的用药特色。如骨伤科用药，一般以活血化瘀、消肿止痛、强筋健骨的药物居多，因此在斗谱设计上要将此类药物安置在显眼、方便的位置上，药量吞吐量大的，药斗相应要大。习惯用药，多指某些有一定威望的医生的习惯性用药，常以内科为主，如有惯用青蒿、桂枝、熟地黄及参、术、芪者，有喜用六味地黄丸、二陈汤类者，这些喜用、惯用的药物在安置上一是要方便取用，二是要增大容量。作为一家配方部，一定要了解临床医生用药特色，并按其用药特色设计斗谱，这将有助于提高调剂的工作效率。

按用药特色设计斗谱，不是一开始就可以办到的，必须通过调剂员较长时间接方、配方的摸索，逐步调整药斗，最后才成为按用药特色设计的斗谱，因此凡历史较久的医院，医生又相对稳定的，大都是这种形式的斗谱。在设计斗谱时，也可以征求主要临床医生的意见，然后按照他们提供的用药情况进行设计。

二、按用药多寡设计法

按用药多寡设计法，是按最常用（所谓热门药）、常用、少用、极少用、备用等5档用药量的不同来设计安置药斗的方法。这种设计法具有一定季节性、地域性及惯用性。如夏令最常用清暑利湿、芳香化浊的药物，如藿香、佩兰、荷叶、青蒿、扁豆、六一散、香薷等，也有用益气生津的沙参、玉竹、石斛、黄芪、西洋参之属，少用麻黄、桂枝、附子、肉桂等；冬令最常用温补气血、温肾助阳的药物，如黄芪、当归、党参、白术、熟地黄等。在斗谱设计上就要考虑这种因季节性变化所造成的用药多寡情况。由于地域的差异，人们对药物认识不同，从而也造成用药多寡，如平原、水网地带，地气卑湿，夏月喜用当地所生长的荷叶梗、花、露，而山区喜用别直参、阿胶、鹿角胶等。配方部门要在斗谱设计上做适当安置。

三、按物性特点设计法

按物性特点设计法，是根据药用动物、植物、矿物及其用药部位不同的物性特点，分门别类地安置药斗的方法。如植物性药物，按叶、根、花、穗、果、壳、皮、仁、籽、络、枝等的不同，予以分别安置药斗。动物可分脏、腑、皮、筋、肉、血及组织器官等。矿物可分金石、贝介及金属、非金属等。按不同物性设计斗谱，给配方带来很大方便，如槐花散方，由侧柏（叶）、荆芥（穗）、枳实（壳）、槐（花）四药组成，即可从叶、穗、壳、花四类药斗中配药成方；又如五仁汤，即可以从"仁"

类药斗中配药成方。药物都有一定物性，所以根据物性特点设计斗谱，是一种实用、可取的方法。物性除上述外，尚有水、酒、蜜、汁、液、露、胶等，可以归为一类，分别用特制容器存放。

四、按中药功效设计法

实际上这是按照现代新编的《中药学》的章、节顺序安置药斗的方法。因为一般《中药学》教材的章、节均按功效归类，所以又可以称之为按中药功效设计法。这种方法对一般教学医院或实习医院的中药配方部很适用，使学生既便于配方又熟悉药性和药斗，是既容易又较实用的一种设计方法。

五、按方剂配伍设计法

按方剂配伍设计法，是按最常用或通用、惯用的一类方剂配伍安置药斗的方法。这种方法切合临床实际，如十全大补汤、六味地黄汤、二陈汤、败毒散等，在斗谱设计上按此方剂配伍安置药斗，有利于配方之便。方剂配伍设计法的主要着眼点是方剂中的药对、药组（两味药为对，三味药为组），如两味药配伍的药对：麻黄饮中的麻黄、桂枝，桂枝汤中的桂枝、白芍，桑菊饮中的桑叶、菊花；三味药配伍的药组：三仁汤中的杏仁、蔻仁、薏苡仁，三才汤中的天冬、熟地黄、人参。按常用方剂配伍方法安排药斗可使调剂员熟悉方剂，与临床医生密切配合。

六、联合设计法

联合设计法，是指上述5种斗谱设计法中，任意选择几种联合设计斗谱的方法。这种方法其实是上述5种方法的灵活运用。如第一、第二两种斗谱设计法的联合，既可以利用医生用药特色，又可了解某类药物的用药多寡，两者联合设计之后，可大大提高配方工作效率。又如第一至第四种设计法，如能结合第五种设计法，则既反映配方部斗谱特色，又体现了药物的配伍运用，这为临床、配方都增加了方便。所以要设计一种合理、科学的，适合本地区、本医院用药情况的斗谱，以上5种设计方法都得有目的地选择和运用，不能单一地采用一种设计法，这实际上是目前常用的一种斗谱设计方法。

　　如何合理地发挥中药房效益？斗谱设计是非常重要的一环。中医药工作者历来对斗谱设计没有引起足够的重视，也未做过系统的归纳，现略做阐述，以抛砖引玉。

漫话内服汤剂中饮片的特殊炮制

近读《柳宝诒医案》《丁甘仁医案》《全国名医验案类编》，发现在他们的处方用药中，有一个比较突出的经验，即某些中药饮片在内服汤剂中的特殊炮制。所谓特殊炮制，就是在传统炮制基础上，根据病证需要，医者提出相应的炮制方法。它在一定程度上扩大了炮制范围，如鲜生地黄烘干、晒干为生地黄，蒸至内外黑润为熟地黄等，这属于传统炮制方法。而在《柳宝诒医案》中却有鲜生地黄用薄荷同打，鲜生地黄与淡豆豉同捣，鲜生地黄与薄荷、生姜同打，等等，这就扩大了传统炮制范围。像这种炮制方法，我们称为特殊炮制。

近代和现代的处方中，这种特殊炮制已很少见，其原因：一是医者对这种医家的经验没有认真研究，用药力求简单；二是配方部门对这种特殊炮制无法应付，只求配方简单。因此，有必要对这个问题做一粗略讨论，以光复旧物，扩大新知。

特殊炮制是临床医家的一种用药经验，其目的有以下几点：①解决临证时用药的矛盾。如白芍用川熟附煎汁炒，在《柳宝诒医案》中为"温下以托邪，清胃以除热，两面兼顾"之法，又有生地黄与附片拌炒，鲜生地黄与淡豆豉同捣为"大剂养阴托邪之中，佐以鼓蕴阳气之意"。这种炮制方式，既解决了寒温并用的矛盾，又达到了阴阳并调的目的。②全面照顾证候，增强药物疗效。在《全国名医验案类编》中，用党参拌炒升麻，增强提补中气之功；川黄连拌炒苍术，增强清热燥湿之效。其他如粳米炒党参，则党参补气健脾之功更胜；阿胶用地榆炭炒，则阿胶止血之功更好；丝瓜络拌炒红花，则活血通络，擅长治胁肋疼痛；银杏肉与明矾同捣，则擅长涤痰化痰；川黄柏用秋石水拌炒，善入肾补肾。③经炮制使药物直达病所。川黄柏用秋石水拌炒是一例。在《丁甘仁医案》中，如全瓜蒌用玄明粉水拌炒，既宣畅气机，又能导热下行，达到通腑泄热的目的。用玄明粉拌炒，就能起到引导诸药归入大肠的作用。其他如灯心草拌青黛，善清泻心火；酸枣仁拌炒猪胆汁，善清心安神。此种炮制分别以灯心草、酸枣仁引药入心。可见，让某种药物发挥引经报使的作用，是特殊炮制的一个目的。另外，为了减少或消除药物不良反应，纠正药物之偏性，往往也需要特殊炮制。如熟地黄拌砂仁，以减少熟地黄黏腻之性，增强其滋阴补肾之力；生南星拌炒生姜，以减南星之毒性。

特殊炮制方法，大致有如下几种。

一、以药制药

此法是常见的特殊炮制方法，也是一般传统炮制所少用的。如《柳选四家医案》中治痛经一案，在"养血以调经，理气以止痛""补肝之虚，助脾之运"的处方中，用药：熟地黄六两分三份，一份砂仁拌炒松，一份姜汁炒焦，一份陈酒煮烂；当归三两分三份，一份吴茱萸一钱煎汁炒，一份茴香一钱煎汁炒，一份酒炒；白芍二两分二份，一份肉桂一钱煎汁炒，一份炙甘草三钱煎汁炒；香附四两分四份，一份黑栀三钱煎汁炒，其他三份分别以盐水、醋、酒炒。这几味药就是用特殊方法炮制的。在这些以药制药的炮制方法中，传统方法常用姜汁、酒、醋、盐水炮制；特殊炮制则用吴茱萸、肉桂、炙甘草、黑栀子、茴香、砂仁等常用中药来炮制。以药制药的方式有三种，即拌、炒、捣。拌，如青黛拌灯心草、朱砂拌茯苓、朱砂拌玄参、红花拌丝瓜络等。炒，如生地黄蛤粉炒、酸枣仁川黄连炒、阿胶牡蛎炒、阿胶蛤粉炒等。有的是既拌又炒，如牛膝附子煎汁拌炒、牛膝红花煎汁炒、小枳实玄明粉化水拌炒等。捣，如滑石杏仁捣、银杏明矾同捣、鲜生地黄薄荷同捣、飞滑石红花同捣等。

二、以药磨汁

这是将常用中药磨汁冲服或同煎的一种方法。一般磨汁的药物属于贵重的药物，如犀角或沉香磨汁冲服，也有因质地坚硬而磨汁的，如小枳实、参三七、鹿角磨汁等。磨汁的目的，一能减少药物损耗，二能控制药物剂量，三是便于服用。所以以药磨汁也是临床医生常用的炮制方法之一。

三、以药化药

即以药煎汁或液汁化服药物。如以竹沥化服牛黄清心丸，以治痰迷心窍。其他如用白茅根汁、荸荠汁、梨汁、藕汁、芦根汁等化服药物，也为医者所习用。如用白茅根汁冲服琥珀末治尿血，用藕节汁冲三七治血证，淡竹叶煎汁送服珍珠粉安神宁心，梨汁冲服川贝母粉治咳嗽，等等。也有用各种露如青蒿露、藿香露、荷叶露、金银花露化服药物的。这些特殊应用都值得我们进一步探讨。

特殊炮制，这是医生对配方部门的特殊要求。医生不能故弄玄虚，人为造成麻烦，而对于有意义、有临床价值的炮制经验要遵循，对于前人的经验要分析，要根据实际情况灵活运用，而不能盲目仿照。这些经验，大量地反映在明清医家的医案中，因此我们读医案时要引以为重，把有用的经验继承下来。

略谈内服中成药在汤剂中的应用

汤剂，是将中药饮片加水煎煮，滤取药汁的药剂。由于临证可随症加减，应用灵活变通，既可内服又可外用，故是古今医者应用最广泛的剂型之一。中成药，是制药部门按照一定配方和工艺制成的药剂，一般有丸、散、膏、丹、酒剂、搽剂、锭剂，近年来发展为糖浆剂、片剂、冲剂。这些药剂用药针对性强，不易随症加减，但便于服用、携带。临床医者，在实践中根据病情需要，结合汤剂与中成药两者之长，常将内服中成药在汤剂中应用，其应用方式各有妙谛。

一、包煎入药

包煎入药，就是将中成药用纱布或特殊的包裹物（如荷叶之类）包扎后，与饮片同煎，一般以丸、散剂入汤剂为多。对于丸、散包煎入汤剂，明清以来医家多用之，尤以江浙医家最为频繁用。在变证或证候复杂的情况下，为了全面照顾"按证用药"，同时又不至于处方繁杂，因此用丸剂入药来缓冲这个矛盾，如湿毒内蕴的夏日暑温证，证候层出不穷，临床医家在芳香化浊、祛暑化湿的汤剂中常用甘露消毒丸（丸剂）包煎入药，这样不但增强了原饮片处方的功效，而且发挥了甘露消毒丸化湿解毒的特殊功用，其他如香连丸、木香槟榔丸、枳实导滞丸、保和丸等都有同样用法。某些患者，不能吞服丸剂，但又必须用丸剂配合治疗，在这种情况下，常用丸剂包煎入药，则两全其美，如中风昏迷，痰涎壅盛，灌服汤剂已比较困难，如再要加服涤痰开闭的礞石滚痰丸、指迷茯苓丸就更感棘手，因此常将此类丸剂包煎入药，这种应用方法之妙，《丁甘仁医案》中常见。丸者缓也，作用和缓而持久，因此对于某些慢性病或虚损病证，在许多补益性的汤剂中，用补益性丸剂包煎入药，如六味地黄丸、补中益气丸、虎潜丸、三才封髓丹等。尤其在兼证复杂、对立的情况下多用之，如阴阳俱虚、肝肾两亏、气血不足、寒热不调、上虚下实、肝脾不和等，以汤剂与丸剂的配合来解决对立的双方，如在补脾为主的参苓白术散的汤剂中，为了照顾肾阴的不足，许多医家常用六味地黄丸包煎入药，这样在健脾益气方中，补肾之品更能发挥其效用。湿热内阻的二便不利之证，如利小便则大便更不利，因此常在清化湿热的汤剂中加清宁丸或枳实导滞丸以清肠通便，这样丸剂入汤剂之后，二便自能通调。丸剂包煎入药，实际上是一种巧妙的给药方法，使丸剂在汤剂中发挥作用。

散剂入药，最常用的是内服比较困难，或根本不能内服，或必须进行煎煮的一类散剂。如习用的六一散及其类方鸡苏散、益元散、碧玉散等，它们不能直接口服，必须经过煎煮才能发挥效用。还有如古方银翘散、藿香正气散之类，这些散剂应用方便，临床多制成散剂备用，而这类散剂用时常需煎煮才能发挥更好的效用，因此医家常在疏风散热方中加银翘散包煎入药，或在祛暑化湿方中加藿香正气散包煎入药。

二、磨汁冲服

磨汁冲服，就是将中成药用消毒后的清水磨成药汁，然后冲入煎取的药汁中内服的方法。磨汁的中成药一般药专效宏，是药品贵重的一类急救药或速效药。汤者荡也，有快速荡涤之意，因此有些急难重症，除用汤剂外常用丸或丹磨汁配合冲服，以推波助澜，速取其效。如胸痹心痛之证，常用理气宽胸、缓急止痛之剂如苏合香丸磨汁冲服，则汤、丸接济，标本兼治。又如玉枢丹，在夏日中暑中恶时，处于辟秽解毒方中以磨汁冲服，则有止呕解毒之功，起到急则治标的效果。

磨汁的中成药，用药精良，制作精细，质坚味浓，有效成分高，是常备的急救药品，如包煎入药则药品损耗大，而效果降低。取现磨现冲的方法入汤剂，可按病情轻重、年龄、耐药程度磨取一定药量，有的用一粒，有的用半粒不定，便于灵活变通使用，按证用药，是临床医家常用的一种方法。

三、药汁兑服

药汁兑服，是将煎取汤剂的药汁兑服中成药的一种方法。这类中成药在调配汤剂饮片时常与饮片一起配方，但用小纸另包，并注明服法，即用药汁送服。或另配一瓶（或一包）中成药，嘱患者用药汁兑服。用药汁兑服的中成药有两大类，一类是常用的丸剂或散剂，为了提高药效，如同包煎入药一样，解决临证中的复杂证候，用汤、丸配合，所不同的是这些中成药一是容易口服给药，二是患者可以口服药。如夏日中暑，除汤剂外，常配伍纯阳正气丸兑服；阳虚胃寒又兼便秘者，常处以温肾壮阳剂外，再配半硫丸吞服；肾虚足痿除配补肾壮筋、益髓健胃之剂外，常用虎潜丸兑服；夜寐不宁除安神定志剂外，常配琥珀多寐丸或柏子养心丸兑服；肾虚气喘常用补肾纳气方外，再吞黑锡丹以镇摄等。这类中成药是比较普通的丸剂或散剂。另一类是贵重药品的兑服，如猴枣散、珠黄散、紫雪丹、至宝丹、再造丸等；这类药品不能煎煮，也无法磨汁，只能入口用药汁兑服。如久咳失声、咽喉疼痛用清利咽喉方外，再用猴枣散兑服，则效果迥别，如单用猴枣散，则药无法迅速到达病所，而借助汤剂则可速达咽喉，因此如用这类药品配合汤剂则药效更佳。人参再造丸、安宫牛黄丸在用药前需将大粒的丸剂研细兑服，如中风后遗症中，用补阳还五汤外，配人参再造丸为医家所习用，人参再造丸的服用如用酒送则于中风不利，因此需配汤剂兑服才是一种切合病情的巧妙途径。

内服中成药在汤剂中的应用，近几年各地情况不一，认识也各不相同。有的医者认为汤剂中用中成药是浪费，是多余，因此力求不用或少用；有的医者却不然，认为这是一种巧妙的配伍，是临床经验结晶，不能忽视，查一下清末民初近代医家的医案，如《丁甘仁医案》《黄文东医案》，均有这方面的记载，有待我们进一步去总结。

略说食补与药补

　　"药食同源"是药物起源的一种传说。其实《黄帝内经》对药、食异同早有明确记载，《素问·脏气法时论》说："毒药攻邪，五谷为养，五果为助，五畜为益，五菜为充，气味合而服之，以补精益气。"这里"毒药"是指治疗性药物，以攻邪治病为主；而"谷""果""畜""菜"是指食疗性食物，以调养机体为主。药食合而用之则"补精益气"。由此可知，古代医家已注意到食与药之不同和食与药之协同作用。随着康复医学的兴起，为使那些慢性疾病或急性疾病之后遗症患者早日康复，因此引来"食疗和补益"热，许多专著相应问世，为此笔者从康复角度谈谈食补与药补的有关问题。

一、食补与药补的关系

　　食补，是用具有补益作用的食物，以增强体质，康复人体的一种食物疗法。在正常情况下，人们需要的营养物质大都从食物中取得，以满足人体正常生命活动的需求；而当病后致虚，或年老致虚、幼儿体弱，则除了正常食物外，还需要选择一些能起到补益作用，康复人体的食物。这种食物营养人体的作用较普通食物要强，这些食物有人称为补品，如龙眼养心脾、荔枝益脾胃、银耳补肺阴、鳖能滋阴、鳗善助阳等。药补，是用补益药或补益剂，以增强体质，康复人体的一种治疗方法。它针对人体虚弱的病机，选择相应的方药，以纠正阴阳、脏腑、气血津液的盛衰，使机体平衡而康复。如阴虚者补阴潜阳，药如阿胶、熟地黄，方如六味地黄丸、大补阴丸；阳虚者补阳益阴，药如鹿茸、蛤蚧，方如肾气丸、右归丸；血虚者补血，药如当归、白芍，方如四物汤；气虚者补气，药如人参、黄芪，方如四君子汤、十全大补汤。这些补益方、药被人称为补药。

食补之品，就一般而言，性味平和，功效中庸无偏激之弊，其补益之力和缓，是介于普通食物与药物间的一种食品。药补之品，就一般而言，功效明确，具有补偏救弊的治疗作用。但食补与药补，实是难分难解，往往药食相兼，密切相关。如银耳可以作为食补品，也是一种药补品，其他如燕窝、龙眼、大枣、莲子、核桃、百合、扁豆等都是药食之品。有的植物或动物，其某一部分为食补品，而另一部分为药补品，如鳖肉是食补品，鳖甲、鳖血为药补品，其他如龟、鹿、虎、狗、牛、羊等动物均是食补之品，但龟甲、鹿角、虎骨、狗肾、牛蹄、羊肝等却为药补之品。因此药补与食补往往是相兼而存在；但在使用和选择时，药补和食补是有所不同的，有其一定的使用原则。

二、食补与药补的使用原则

食补是一种"无为而治"的补益方法，药补是针对性的补益疗法，由于药、食有其性质上的区别和特点，因此在使用上有一定原则，一般有如下几点可供我们参考。

1. 先食补后药补

《太平圣惠方》说："夫食能排邪而安脏腑，清神爽志，以资血气，若能食用平疴，适情遣病者，可谓上工矣。"饮食是正常人每日不可或缺的营养物质，与机体最能融洽，也最易发挥其功效，用食物以疗其虚则作用显，不良反应小，最易为人们所接受。唐代孙思邈《备急千金要方》中也说："凡欲治疗，先以食疗，既食疗不愈，后乃用药疗。"所以凡诸虚者，先用食补之品调养，如食养不愈，再考虑药补。

2. 平人当食补，病人当药补

《素问·平人气象论》说："平人者，不病也，当以不病调病人，医不病。""平人"是指无疾病可见，无须医治的正常人；"病人"是患有疾病或疾病愈后未完全康复的人。平人按一般而言，也不必食补，但由于人之禀赋的不同，素体强弱有别，同时为了抗病延年，因此也需要除普通食物之外的食补品以增强体质。《灵枢·论痛》说："筋骨之强弱，肌肉之坚脆，皮肤之厚薄，腠理之疏密，各不同……肠胃之厚薄、坚脆亦不等。"故使弱为强，由脆变坚，使薄为厚，由疏为密，这就要因时因人地选择具有补益之功的食品，以潜移默化地提高人体各个部分功能，这就是一种积极调养的方法。患者或病后未能康复者，凡虚者，必可从阴阳、气血、脏腑等方面进行辨证，从而应用相应的治疗药物，这就是药补，而由于其针对性强，补力峻而补偏救弊，对疾病转愈和病后康复将起积极作用，故凡患者宜药补。

3. 喜食为补，引药自救

人体内部某一部分缺乏，往往反映到饮食好恶，如津液亏损者，多要滋补津液之品，喜食诸如夏天之西瓜、冬天之甘蔗等多汁液之品，因此人们有一种"喜食为补"的说法，《黄帝内经》有所谓"导之以其所便，开之以其所苦"之说，顺应人的好恶以选择食补之品，如有人冬天喜食狗肉、牛肉补阳，有人却喜食羊肉助阳；有人虽平日筋骨不强，需要壮筋强骨之品（如牛筋、猪蹄）补之，但平素脾胃不健，不能运化吸收，因此需要用适合其脾胃功能的食物以补之，如莲肉、核桃也同样能起到作用，且还有助脾胃之功，尤其是小儿筋骨不健，脚膝软弱，可用莲肉、核桃、芝麻等食补品调养，颇能见功。因此"喜食为补"是值得提倡的食补疗法。

药补是医生针对患者所选择的补益疗法。但病至虚候出现，往往出现"引药自救"的现象。医生在治疗疾病中，凡病开始出现转愈之机，或在疾病康复阶段，患者自己提出要求补药治之，这是"引药自救"的现象，是病情转愈的好兆，如素来乏力、卧床，难以康复的病体，自觉吃参类或滋补膏类有味，喜服，并向医生索求，这说明其已有一定接受滋补的能力，也说明胃气开始复苏，所谓"虚不受补"从反面佐证"引药自救"是药补的一个原则。

以上告诉我们药补与食补在应用上有一定原则，不能混同乱投。

张从正对补法有新的见解，他说："补者，以谷肉果菜养口体者也。"又说："夫养生当论食补，治病当论药攻。"在食补与药补中，我们要时时注意这个准则。在药食补益人体时要运用以上几条原则，使补益疗法发挥康复机体的作用。在运用食补与药补时还需注意诸如胃气的强弱、季节气候的变化、地土方宜的不同及民族习惯的差异等。清代程国彭曾在《医学心悟·论补法》中说："药补不如食补。我则曰：食补不如精补，精补不如神补。"凡身体虚弱，食补与药补确实不可少，然而调摄精神、注意运动也是十分重要的，因此我们在认识食补与药补的同时也要注意这些问题，以臻完备。

浅述虫类药的扶正作用

虫类药是动物药的一部分，习称的虫类药除入药的昆虫外，还包括小型动物类药物；临床医家多称虫蚁之品。因其形态多丑陋，作用多峻烈，人被叮咬多有不良反应等，故人多将其认作祛邪伤正之品，而忽视其扶正补益之功，致使虫类药在扶正方面的作用，研究和应用不深。为了深化对虫类药扶正作用的认识，笔者略谈虫类药的扶正作用。

一、补益以扶正

补益以扶正，是指补益脏腑、气血、阴阳等之虚损，从而达到扶助正气的目的。这些虫类药，为补益之品，无攻邪之力，多为纯补之药，多收载在中药专著的补益药类中。如蛤蚧，《本草纲目》曰："补肺气，定喘止咳，功同人参；益阴血，助精扶赢，功同羊肉。"这是一味温补肺肾之佳品。海马，《本草纲目》曰："暖水脏，壮阳道。"《本经逢原》曰："阳虚多用之，可代蛤蚧。"这是一味甘温壮阳、补肾益气之品，常用于阳痿、遗尿、虚喘等。其他如桑螵蛸治遗精、遗尿；蚕蛹治疳积，童劳，助痘浆乳汁；海参滋阴，补血，健阳，润燥，调经，养胎，利产。这些虫类药具有动物药特有的"血肉有情"的特性，补益扶正之作用较本草类峻烈，针对性也较强；同时这些虫类药在自然界分布也较广，但至今被认识的不多；补益类虫类药，在中药专著中收载很少，而多散载在食物类专著中，如《随息居饮食谱·鳞介类》中收载了不少具有补益扶正作用的虫类药。例如，虾"通督壮阳，下乳汁，补胃气"，蟹"补骨髓，利肢节，续绝伤，滋肝阴，充胃液，养筋活血"，蝗虫"暖胃助阳，健脾运食"。在古今食物类专著中，可以发现这些补益以扶正的虫类药，以扩大补益药的种类，发挥虫类药补而峻烈，收效卓著的特性。这些药物往往无不良反应，多是纯补之品，用治无积无邪，能够受纳的虚证。如有积有邪之虚证当取用祛邪兼扶正的虫类药。

二、祛邪兼扶正

祛邪兼扶正，是指用既有祛邪作用，又有补益之功的虫类药，治疗本虚标实，或虚实并兼之证。如田螺，外用敷脐有利尿之功，王孟英载："小便不通，腹胀如鼓，大田螺，盐半匕，生捣敷脐下一寸三分。"现治急性肾炎小便不利有效。而田螺肉煮熟食之有补益人体之功，尤其在清明节，田螺肥壮，最益人体，故有"清明螺，抵只鹅"之谚，临床作为肾炎患者的食疗是很理想的。鳗，王孟英载："补虚损，杀劳虫。"现作为肺结核的食疗，有很好的辅助治疗作用。肺结核古称肺痨、虚劳，由痨虫（结核分枝杆菌）蚀肺致病，表现为虚损之象，而鳗有杀痨虫、补虚损的祛邪兼扶正之功，颇合病情。其他如蟑螂具有破瘀化积、解毒消肿之功，对小儿疳积的虚中夹实之证用之效果显著，"蟑螂去头足翅，新瓦焙干，常食之"（《百草镜》）使小儿纳旺积消，达到祛邪兼扶正的作用。这类药物在虫类药中所占比例较大，但有许多没有被人们所认识。如蜈蚣、全蝎，历代本草专著多谓是息风定惊、解毒祛瘀、搜风剔邪之峻品，此类药不但祛邪甚速，然亦有祛邪补益之功。朱良春说："蜈蚣粉内服治疗骨结核时，二周后首先觉饮食增加，面色转红，续服之，体重、精神均增长。由此证明，蜈蚣不但无毒性，尚有增强体质的作用。"全蝎，据最近报道，其产地如山东、河北等地用全蝎作膳，有较高的营养价值，因此全蝎并非极毒之品。恽铁樵对蜈蚣、全蝎之异同说："此数种虫药之中，亦有等级，蜈蚣最猛，全蝎最平。"可知全蝎之祛邪攻毒作用逊于蜈蚣，无怪乎全蝎可作膳而蜈蚣乃为药。

水蛭，自楚惠王吞蛭记载至张仲景所订的水蛭数方看，如《伤寒论》抵当汤方用水蛭30枚之多，皆谓攻瘀破积之品，并告诫：虚证不宜用。然而张锡纯认为："破瘀血而不伤新血，专入血分而不损气分。"又认为："其味咸为水味，色黑为水色，气腐为水气，纯系水之精华生成。"笔者临床应用的体会亦是如此，水蛭除了水蛭素能阻碍血液凝固外，其主要含有蛋白质，故对人体有一定营养作用。久用或一次用量在10g者也未见不良反应，故水蛭可以说是祛邪兼扶正之良药。其他如露蜂房，既能祛风定痉、解毒散肿以祛邪；又能壮阳益肾以扶正，用治阳痿不举，遗尿失禁疗效卓著。九香虫，既能疏肝郁、散滞气以祛邪；又能补脾肾、壮元阳以扶正。地龙，其祛邪之功更胜，能泄热定惊，行水解毒，平喘通络，镇肝降逆，以治中风、高热、哮喘、痹证等，但近年来地龙已进入药膳队伍，人们认为其有较高营养价值，如地龙菜肴、地龙酒已问世，并为人所欢迎。至于蛇类作膳，粤地成为佳肴，而其祛邪作用为医所习用。因此在许多虫类药中，明确其祛邪作用的同时要进一步探求其扶正方面的功效，不使医者、患者望而生畏。

三、祛邪以扶正

祛邪以扶正，是指应用通过祛邪的途径达到扶正目的的虫类药，主要治疗邪实之证，或虚实夹杂并以实为主的病证。如仲景大黄䗪虫丸治"五劳虚极羸瘦，腹满不能食"的内有瘀血之证，方中用䗪虫半升，主要用䗪虫以祛瘀生新，推陈致新，达到祛邪以扶正的目的。䗪虫有活血散瘀、消癥破坚、疗伤定痛之功，凡血瘀经闭，癥瘕积聚，跌打损伤，血瘀化痛，用之均有良效，故仲景大黄䗪虫丸用此取其祛瘀之功，达到补虚扶正的目的。后世有用䗪虫、首乌、白及为丸，治疗肺结核的，其义同大黄䗪虫丸。有人谓：土鳖虫（䗪虫）可用于虚证。其本身无补虚之功，通过推陈致新而达到补虚扶正的作用。蜣螂虫，有破癥积、通二便、定痉痫、拔毒生肌、散肿活血之功，可内服外用，用途甚广，清代王孟英、叶天士善用、喜用此品。王氏以其治气结津枯之便秘，主要通过散气输津的作用达到通便之效能。叶氏以其治周痹，主要取其走窜经络、散结通经的作用，以疗久病入络之痹证。蜈蚣，功专清热解毒，化痰平喘，破瘀通经，多服令人阳痿。然其治虚证瘰疬结核，久病下肢溃疡确有效果，其作用也是通过祛邪达到扶正治病的目的。斑蝥，为祛邪之剧品，一般只作外用，很少内服，其外用之功通过发泡使血气流畅，达到祛邪、引药的目的。如治疗支气管哮喘，用冬病夏治膏贴敷穴位，其中用斑蝥发泡，贴药之后，体质增强，病渐得愈。总之，这些虫类药，祛邪为其主功，以祛除疾病因素而达到扶正的目的，其性多偏，或温燥辛热，或寒凉黏腻，因此常常配伍应用，以补偏救弊，减少不良反应，用量需由少到多递增或减。

综上所述，虫类药的扶正作用主要是这三种类型。通过认识补益以扶正的虫类药，以扩大目前补益药的范畴及品种，尤其是将饮食物中有明显补益作用的虫类药吸收入补益药类。祛邪兼扶正，是目前多数虫类药所具有的特性，但人们的认识尚待深入，认识这类药物的双向作用，对于医者大胆使用虫类药有一定推动作用。祛邪以扶正的虫类药，效专性猛，功专攻邪，邪去正复，可达到扶正的目的。认识了虫类药扶正的这三种类型，对于世俗惧怕虫类药之"伤正"的偏见，有扭正眼目的作用。

吴鞠通论伪药

清代吴鞠通，江苏淮阴人，为温热病大家，著《温病条辨》《吴鞠通医案》等，晚年有《医医病书》之小作，短小精悍，颇能启人眼目，其中有"伪药论"专篇，尽击古今医药界之卑陋。

吴氏认为古时因"医者，自采药，详辨其形、色、气、味，屡试确当者，方敢为人医病"，故所用之药无假。如明代李时珍亲自采药、尝药、试药，然后才给人治病，并将其药物功效、主治载入巨著《本草纲目》，故信而有征。清代之所以出现伪劣药品，吴氏列举了以下几种情况：一为药商之诈伪。贩卖药物的商贾从中作祟，出现伪药。他说："近日药肆买之药行，药行买之客人，客人买之大码头坐客，坐客买之各省山农，其中诈伪，不可悉数。"这是产生伪劣药品之渊薮，也是危害最大、最广者。二为医者之贪便。党参可以代人参之用，张仲景书中所言人参，皆是以党参用之。而医者贪便无知，以假伪劣品，认作党参（潞党、西党）用之。吴氏说："黄河以南所用之党参，系青州软苗防风；本京所用之党参系北口荠苨，间有山西潞州之防风荠苨，美称之曰：潞党、西党。按上党所产之参，与辽产无二形，其价亦相若……且党参果可代用，何必以重价买人参哉？何世医金不知之，而必以党参代人参之用？岂真不知哉？以为便于行也。不知医便于行而用假药，是欺病人也。"三为药肆之无知。药店于患者不负责，不辨真伪，无知无识，欺医欺患。吴氏说："近日药肆中所备之石莲子，系野树之子，黑壳黄肉无心，其味极苦，最能泻人……滑脱之病，反用极苦泻之，不死不止。赤小豆即五谷中之小豆，皮肉俱赤。近日药肆中用广中半红半黑之野豆，色可爱而性大非，断不堪用。"其他吴氏还举了新绛纱以帽帻代之等例。这些伪劣药品，主要是药店无知不辨真伪所致。四为道地之不真。道地药材，货真价实，疗效卓著。若药不道地，吴氏也认为是伪劣之品，他列举四君子汤说："人参既难得真，茯苓系安苓，白术系种术，只余甘草一味，又不敢重用，将挟何术以取效乎？"因此，药不道地即使不是伪药，也属劣品。如人参，江南种之，大如萝卜，无补气之功，就是明证。所以吴氏将药不道地也认作伪药是有道理的。

伪劣药品，是医者之大敌，患者之祸首，吴鞠通专篇论伪药，说明当时伪药之害匪浅，需各界引起注意，所以他在文末总结道："其他伪药，不可尽述，有心者自考之可也。"就是告诫医疗工作者要共同监督，对今天某些地区、药厂、商店、医院出现了伪劣药品，国家医药管理部门应采取强有力的措施，以消灭、杜绝这些伪劣药品危害人们健康。对照吴氏之论，于古今无不相同也，说明伪劣药的出现有其历史性，我们要铲除这历史根源。

药店的命名

过去药店多设于街市，医院、诊所里设药店者不多，中药店又称国药店或国药号。药店是人们配方售药之所，古时常有医生侍诊，这种医生俗称坐堂医生，是由药店聘请社会上有一定名望之医生为其店坐堂，以扩大生意。为何称其坐堂医生？因当时药店多以"堂"称，如北京同仁堂、杭州胡庆余堂、绍兴震元堂等，亦有"斋""室""铺"称者，如丹成斋、春光药室、同德药铺等。药店命名，不同于一般商贾招牌，其含义之深广别有妙趣，现采述如下。

一、标长寿延年之意

延年益寿为人们所向往，为了迎合人心，并阐明本店旨在使人长寿延年，故以长寿延年之词美其店，名如延龄堂、鹤年堂、大年堂、震元堂、长春堂、寿林堂等。

二、明济民救苦之旨

药店售药以济民疗疾，救病贫之苦，虽以商店买卖形式经售，然与一般商贾唯利是图有别，故突出了药店的特殊性，以此命名的如广济堂、济生堂、宏济堂、保善堂等。

三、倡仁义道德之风

售药古今有真假，药之真假直接影响疾病的治疗，轻则于病不效，重则伤生害命，因此在古时要人讲究仁义道德，药店尤为注重这一点，使人们信赖，如仁德堂、至善堂、咸德堂、义德堂、同仁堂、广德堂、光生堂等。

四、用地名、店址为名

以地名为店名者，往往这个地名有一定历史和社会影响，为人们所熟悉，这样使人们按地名览药店，似有以店址为名之意，如大山堂、永安堂（永安巷处）、文昌堂（文昌阁处）等。

五、其他

有的药店命名方法不一定按上述几条，有请有学问的人像人取名一样取的，如知一堂、天一堂、天生堂、保和堂、光裕堂等，有以某一件有意义的事而取之，有以自己名字或某一志向而取，各式各样，不胜枚举。

药店命名之后，多请书法家或名家题签后制为匾额高挂在店堂之上，其制作之精美可知此店之富有，被称为店之眉目。

"屡用达药"小议

我国历史悠久，名医辈出，形成各种医学流派。一个学术流派的产生，多从临床实践中来。反映其流派的学术思想，除理论上有独特的见解外，在辨证用药上往往有一整套用药特点，有其善用、喜用、惯用的某些方药，从而形成了独特的用药习惯，南齐褚澄《褚氏遗书·辨书》中有"屡用达药"之说。达药，谓通晓药性的药物；屡用，谓善用、喜用、惯用那些通晓药性的药物。作为一个临床医家都能屡用达药。

治病是否取效，既在于辨证精确，又在于熟悉药性，能辨证而不善用药，非但不效，且多贻害，因此凡为医学大家，则既能精确辨证，又能屡用达药。汉代张仲景长于辨证，创辨证施治之先河，《伤寒杂病论》中以善用桂枝著称，桂枝汤为群方之冠。而后，金元四大家中朱丹溪喜用知母、黄柏，越鞠、二陈；李东垣繁用人参、白术、黄芪之属。明代张景岳大倡温补学说，用药常不离熟地黄，后世有"张熟地"之号。清代王清任强调补气活血，多用桃仁、红花、黄芪。如此不胜枚举。然而，在历史上也出现过贬近于毁的境地，如主张寒凉的章虚谷辈，攻击张景岳谓"不识六气之变"；尊经崇古的陈修园非斥更甚，责其"景岳方诚庸陋之甚也"等。对《医林改错》的攻击，更是人人皆知。但不管如何，景岳学说仍得到发扬；《医林改错》印行三十余版，说明王清任学说深得后世重视。

历来医家用药特点的形成大致有以下几个因素：①所处自然环境；②时疫流行；③社会风俗；④治病对象；⑤纠正时弊；⑥师承影响。这六个方面可几方面同时影响，促使其形成独有的用药特点。如丹溪以滋阴清火为法，并用知柏、大补阴丸之属，立"阳有余而阴不足论"，成为后世滋阴派的代表。从自然环境来说，江南"湿热相火为病甚多"；从纠正时弊来说，丹溪所处时代，《太平惠民和剂局方》盛行，医者滥用辛热燥烈之药而造成伤阴劫液之弊，为纠正时弊而创滋阴降火之说。东垣著《脾胃论》，一是社会动乱，二是时疫流行多伤脾胃，三是为纠正当时医者硬搬《伤寒论》诸方以套治内伤各证，而重损脾胃的时弊。著《温疫论》的吴又可，由于时疫流行，提出了"戾气学说"，在治疗上贯穿"客邪贵乎早逐"的原则，其善用大黄的经验是很宝贵的，他认为"三承气功效俱在大黄""大黄本非破气药，以其润而最降，故能逐邪拔毒"。各家宝贵用药经验，我们要认真总结，而切不可诋毁之。

近代医家有善用附子的祝味菊，人有祝附子之称，继承其学说的有陈苏生；还有善用石膏、青蒿、桂枝的，如浙江许勉斋善用桂枝，用量至 250g，有许桂枝之号。章太炎善用虫类药，朱良春继承师学，并著成《虫类药的应用》一书，广为流传。凡临床大家皆不拘一家之说，然亦必然有其特色，因此学习其特色是我们汲取前人经验的主要手段。

用药谚语选录

　　用药谚语，有出于医者，有出于民间，是对惯用药物功效的高度概括，灵动、活泼，易为人们所记忆。收集用药谚语，对于我们记取方药很有用。今特录数条，以备参考。

　　1. 头痛用川芎，腰痛用杜仲，脚痛用牛膝

　　按：头痛用川芎，还有云"头痛用防风"者。盖血虚、血瘀头痛，可用川芎，川芎治头痛轻则 5g，重则 30g，其效卓著。外感头痛，即用防风。腰痛用杜仲即指肾虚腰痛而言。脚痛用牛膝，指肝肾不足，脚膝酸痛，用怀牛膝补肝肾以强筋骨则脚痛自愈。

　　2. 细辛不过钱，过钱手掌打一千

　　按：细辛用量不能过大，一般以一钱为限，即 3g，若超过一钱则要受到惩罚。但这并非千古铁律，根据病情亦可用量超过一钱。目前亦可用到 5 ～ 10g。

　　3. 若要通，路路通。若要通，用木通

　　按：路路通长于疏肝通络；木通专于利水通淋，说明均有通利之功。但木通不可过量，易损肾脏，一般以 10g 为限。

　　4. 穿山甲与王不留，妇人吃了乳常流

　　按：穿山甲、王不留行有通乳之卓效，故有"妇人吃了乳常流"之谚语，但临床尚需配合黄芪、党参等补气益血之品；或佐以富有营养的食品，如虾仁、鲫鱼、猪肺、猪蹄等。

　　5. 若要疯气好，岩蚕、鱼鳖草

　　按：风湿痹痛俗称"疯气"。岩蚕、鱼鳖草系民间草药，《浙江民间草药》有记载，具有祛风活血之功，以疗风湿痹痛。此两味药同用，具有治风湿痹痛之功效。

6. 有人识得千里光，一生一世不生疮

按：千里光有很好的清热解毒之功，专治疮毒，此有过誉之言，然说明了它解毒治疮之功效的卓著。又有谚语曰"识得千里光，全家不生疮"，其含义相同。

7. 家有半边莲，可以和蛇眠

按：半边莲，解毒利湿，专治蛇咬伤，因此把它形容成"和蛇眠"，说明功于治蛇伤之谓。

8. 七叶一枝花，深山是我家；疮疡若遇着，好似手拿来

按：七叶一枝花，有解毒之功，长于深山高地，专治疮伤肿痛。"好似手拿来"说明治疗疮毒用本品之容易，亦说明了它治疗效果之显著。

9. 威灵仙，白糖和酒煎，拳头打一千，骨头软如棉

按：此说明了威灵仙的用药方法及功效，白糖即白砂糖，酒即黄酒，同煎后服，具有祛风活络之功。"骨头软如棉"是说明其有软骨之功，临床具有治疗鱼骨鲠喉的功效。浙江中医药大学马莲湘用威灵仙配合金钱草治疗肾结石，也是取其软坚之功。又有谚语曰"铁脚威灵仙，砂糖和醋煎，一口咽入喉，鱼骨软如棉"，说明了威灵仙治鱼骨鲠喉的具体方法和效果。

10. 打得满地爬，快寻祖师麻

按：祖师麻为瑞香科植物黄瑞香的根皮或茎皮，有祛风除湿、止痛散瘀之功，主治风湿痹痛，四肢麻木，跌打损伤。其对外伤疼痛有很好的止痛活血之效，故有"打得满地爬，快寻祖师麻"的谚语。一般用量10g左右，性味辛苦温，有小毒，局部外用能使皮肤起泡，因此可作为发泡剂使用。

11. 家有地榆皮，不怕烧脱皮，家有地榆炭，不怕皮烧烂

按：地榆有凉血止血、清热解毒之功，治烧伤其功独擅。方法：地榆炒炭存性，研粉，用麻油调成 50％ 软膏，涂于创面，每日数次。又有谚曰"千人烧伤一治法，除过地榆没姓啥"，其义相同。

12. 三月茵陈四月蒿，五月六月当柴烧

按：此言说明了茵陈采收药用最佳时期。茵陈又称茵陈蒿，三月、四月采收作药，则药效佳良，待五月、六月采收已是无用之材，只能作柴烧，不能入药了。

13. 宁得一把五加，不要金玉满车

按：五加皮有祛风湿、壮筋骨、活血祛瘀、祛邪补益、扶正补虚之功。五加科植物如人参，为大补元气之品。刺五加有人参样作用。五加的价值甚高，故有此谚。

14. 知母贝母款冬花，止咳化痰一把抓

按：知母、贝母为二母散，功专清肺、化痰，加款冬花则止咳之功更胜。三者配伍，相得益彰，则咳止痰化。

15. 丹参一味，功同四物

按：《本草纲目》说："丹参，按《妇人明理论》云，四物汤治妇人病，不问产前产后，经水多少，皆可通用，惟一味丹参散，主治与之相同。盖丹参能破宿血，补新血，安生胎，落死胎，止崩中带下，调经脉，其功大类当归、地黄、芎、芍药故也。"此语其实是此论的概括。然而事实上，在临床上运用是有所区别的。

16. 上床萝卜下床姜

按：萝卜消食开胃，生姜温中散寒。李东垣曰："上床萝卜下床姜，姜能开胃，萝卜消食也。"上床静卧则需助运之品，下床活动则需御寒之药，故用萝卜助运、姜御寒。

17. 冬天萝卜地人参

按：冬天的萝卜甘而鲜美，人们习惯于饭中煮萝卜，有健脾

消食之功，其效可与人参媲美，故有此喻。又有"饭焐萝卜地人参"之谚，或"十月萝卜小人参"之说，其义同。

18. 粥谚一束

若要皮肤好，煮粥加红枣；若要不失眠，煮粥加白莲；气短体虚弱，煮粥加山药；心虚气不足，龙眼煨米粥；肠胃腹泻症，胡桃米粥炖；头昏多汗症，米粥掺苡仁；要治口臭症，荔枝与粥炖；清退高热症，煮粥加芦根；口渴心烦躁，粥加猕猴桃；便秘补中气，藕粥很相宜；夏令防中暑，荷叶用粥煮；若要双目明，粥中加决明；欲得水肿消，赤豆煮粥好；若要补虚弱，肉骨头煮粥；欲增血小板，花生同煮烂；血压高头晕，胡萝卜粥用；要保肝功好，杞子煮粥妙；防治足气病，糙米煮粥炖。

以上药粥谚语一束可供临床参考应用。粥易于消化吸收，四季均可，老幼皆宜，是养生治病的良药，因此特辑粥谚一束。

用药谚语，在民间流传甚广，均为人们口头之作，这需要我们下工夫去收集、整理，其中包含着人们的用药经验，因此值得医者重视和研究。

医者顾市

昔年师曰："医者，在诊余闲暇之际常需环顾街市，尤其蔬菜市场更需多加留意，则可知四时之变更，以应病证治疗之用。若市上多笋之时，适逢疮疡难溃之证，嘱病家取笋尖（毛笋尖更佳）数只同煎，则可收透脓溃肤之效；市上芹菜、马兰、荠菜等，可嘱高血压患者作为饮食治疗。如此药食之品，新鲜应食，于病颇为有利。"中医治病强调四时之变化；人与自然相应，病与四时亦相应。如夏季暑气行令，多清暑生津之品，如藿香、佩兰、青蒿、西瓜之类。秋季燥气行令，多清燥润肺之品，如桑叶、甘菊、沙参、玉竹、麦冬之属。冬季寒气行令，多温补肝肾之品，如熟地黄、萸肉、五味子、莲子、芡实等。春季风气行令，多平肝祛风之品，如青木香、马兰头、荠菜、茵陈等。药食同源，古方多为厨下之品，因此市井所售之菜、瓜、果、谷及飞禽、走兽、游鱼之类，无不与治病有关。如"冬鳖夏鳗"之说，颇得人们信赖，冬季吃鳖，有滋阴益肾之功；夏月食鳗，有补气养肺之效，历验不鲜。近来有许多饮食疗法专著问世，因此昔年师教，确为有得之谈，医者顾市于医不无小补尔。

《慈溪魏氏验案类编初集》中云："医之方药，无所不可，故不必拘一格以求备，亦不必得一方而自矜。"已故浙江名医范文甫，善观四季之变化，详察四时之物化，以应治病之需要，昔治绍兴某秋温大热一案云："百药不能退，幸不化燥，延余到绍……查前医皆用白虎、苇茎汤之类。无懈可击，亦无别法可想。适彼处多栽荷花，叶上露珠可爱，此夕嘱备毛巾煎透四块，绞极燥，撩竹竿上稻田中，汲露水煎药，二日而热退。"范氏善于因地制宜，以绍兴水乡，地处卑湿，又多荷之特点，用荷露清凉疏透，养阴生津，兼取其升清化浊之功，用之而病霍然，可见范氏治病不拘一格，因机活法，平日悉心留意与医有关者，适时运用而收效卓著，足堪后世效法。鲜荷叶产于夏，鲜藕取于秋冬，忆及1979年11月笔者治徐某咯血一案：徐某，年近五旬，反复咯血十余年，经 X 射线检查为支气管扩张之咯血。症见：咯血盈碗，咽痒口干，咳嗽痰稠色黄，剧咳则血随痰出，遇劳宿疾辄发，昔日用西药止血剂有效，近日用之少效，时时咯血或痰中带血一周余。时值街市鲜藕应市，我别无他法，嘱其鲜藕连节绞汁并加适量白糖一日饮 200mL，连服 3～5 日。3 日后由患者家属所告，血止痰清。再嘱其每日啖鲜藕一节（200g 左右）以善后。荷类治病之功甚为人们所重视，悉一老妪年近七旬，面黄肌瘦，大便溏泻已有十余年，用土霉素后可暂时取效，后用莲子（去心）加冰糖同炖极烂，服一年余，久患之痼疾告愈。

医者顾市，还常见出售中草药者，然颇多假品，以次充好者有之，以假乱真者不鲜，如有红薯干、马铃薯干充天麻出售，桔梗当人参出售，王八（鳖）当克蛇龟（黄缘闭壳龟）出售，五花八门，不胜枚举，医者识此，则可知药之真假，以除病家药误之苦。医者顾市，求知无穷，以醒那些深居简出，自负清高，蜷居高堂之医者。

引药自救

渴则引水自救，饥则引食自救，得病则引药自救，自救之能，人与其他生物皆有。刘因《读药书漫记》云："天生此一世人，而一世事固能办也，盖亦足乎已而无待于外也。岭南多毒，湖南多气，而有姜橘茱萸以治气，鱼鳖螺蚬治湿气而生于水，麝香羚羊治石毒而生于山；盖不能有胜彼之气则不能生于其气之中，而物之与是气俱生者，夫固必使有用于是气也。"这说明了天人相应、人与自然休戚相关，自然界许多药物的产生和发现无不如此；我们的祖先在寻找饮食中，在不断的经验教训中长期积累，才逐渐认识药物的治病作用。由偶然的发现，直至有目的地寻觅。在药物的寻觅过程中，可以发现许多生物，它们在适应自然界变化的过程中，在患病的时候，具有引药自救的能力，人们在这些生物的引药自救中，详细观察，从而又发现了一些药物，并移作治疗人类疾病，多能取效。笔者曾见一科普读物介绍关于动物医生的故事，如黑熊牙痛，能自取烂泥敷患处面颊部，以达到消肿止痛的治疗作用；白鹤能自疗脚外伤。我们平日还可见到鸡啄食石子，以助消化；猪食黄壤土以增加体内铁质和矿物质。如此种种动物的自然本能，无不反映生物具有引药自救以疗疾的能力，认识这种现象对我们发现中药和中药的效用都会有所启迪。现代新型学科仿生学如何在中药研究中应用和发挥积极的作用？这是中药研究工作者值得思考的问题。

笔者曾闻热痱草（又名月味草）治疗蜈蚣咬伤的故事：一农夫在山上砍柴，时值晌午，忽见蜈蚣与蜥蜴格斗，不相上下，后蜈蚣乘蜥蜴不备，将其腰部咬伤并迅速逃窜。蜥蜴受伤，似有疼痛不已之象，并四周环顾，后慢慢爬至热痱草处停下，然后反复在此草上来回摩擦，移时病愈而悠然离去。农夫见之，取其草，归家藏之。某夏日，农夫席地午睡，突然足背遭蜈蚣咬伤，疼痛肿胀，忽悟所藏之草，命家人去山上按样采来，用鲜品外搽之，随即肿消痛止而愈，后人们知道热痱草具有解蜈蚣之毒的功效。

方书中尚有一则治蜈蚣咬伤的验方：用雄鸡涎外涂伤口，立愈。此方来由是雄鸡平素喜啄食活蜈蚣为食物，不中毒，故取其涎治蜈蚣之毒，临床用之亦然。又如鱼骨鲠喉用鸭涎吞服，肉骨鲠喉用狗涎吞服，其义同上。

由上可知，许多生物如飞禽、走兽、虫类等，皆有引药自救、防病治病的本能，若医者平时能细加留意，反复推敲，并进行临床验证、科学实验，自可发现更多的中药，扩大药物的效用，以丰富中药宝库。

引药自救，在人类也是同样的，对医生诊断病情轻重也可作为参考。平素不喜服药者，一般轻病小恙总不愿服药，往往依靠自身抗病能力而病得愈，然而当病重危急之时，就出现引药自救的现象，要求治疗，要求服药。在偏僻山区笔者曾遇一年逾八旬的老人，平日有病，总不愿治疗，即使医生上门也是婉言谢绝，家人配药予服，也不肯入口，似乎生来医药与他无缘，他也自信健康无恙。某一日，这位老人突然改变了过去不愿求医的习惯，嘱其家人陪他去看病，要求吃中药，经多方检查为胃癌。待其出现引药自救已晚矣！所以素不喜求医问药，突然出现引药自救，于老年人是一种不祥之兆。这亦是临床所常见的现象，值得医者引起重视。

中药调剂配方中小包装应用的思考

在当今一些门诊量大的中医医院，为了配方的快捷、方便，减少工作量，多采用小包装配方。所谓小包装，即有中药饮片公司，或专业厂商，将中药饮片预先包装成 3g、6g，或 5g、15g 等小型包装，改变传统的散装饮片的成袋包装。调剂时，取消了用戥秤取药配方的方法，代之以直接取小包装的药进行调剂配方，这样一来，医生开药时每味药的药量必须配合其小包装的剂量，否则就得改量或拆装。如医生一味中药开 10g，那就得改成 9g，因为小包装是 3g 一包，这样看似方便，其实给医生增加了麻烦。有一次，我开陈皮，一般常用为陈皮开 5g，配以甘草 5g，以调和诸药与脾胃。而中药房回话说：要开 15g，因为小包装只有 15g 一包的。我回应：不行！必须是 5g，药量大了不行，药房要改变小包装，拆封分 5g，所余部分由患者或药房来承担。实行小包装配方，我认为利大于弊，值得思考。

一、每味中药的用药剂量灵活

一味药的用量多少绝对不是千篇一律的，有童叟、男女之别，有新病、旧疾之异，有外感、内伤之分等，所以用药之量应该因人、因病而异。如用熟地黄，若肾阳虚，胃纳强，可用至 30 ~ 60g；若脾胃弱，用至 15 ~ 20g，还得配砂仁 3 ~ 6g，如果小包装只有 3g 或 5g 那就不能精确配方了，药方剂量不精确就会影响疗效。若要硬着头皮去配方，就得要医生改成小包装剂量，这样削足适履的做法是不适合中医辨证施治原则的。

二、医生的用药经验不容忽视

我在许多古医籍中看到,如名医医案中记载的疾病证治,同一病证的不同用药,其中除药味不同外,主要是剂量的变化,虽有时是 1g 之差,但起的变化却很大(现代所谓蝴蝶效应)。如经常碰到的老年性便秘一证,我们常用番泻叶(后下)来治疗,有的老年人 1g 就起作用,有的要 3g 甚至 5g 才会泻下,若不注意这 1g 或 2g 的增减,那如何对症下药呢?倘若应用小包装,一律用 3g,有的可能泻得很厉害,使病情加重,有的可能无动于衷,不泻反而引起腹胀。又如刘寄奴这味药,1 ~ 3g 泡茶代饮有很好的清暑开胃功效,若没有用药经验,常开 10g,或应用小包装开 9g,泡茶饮服,则苦不堪言。这就是不同剂量的应用,即使小量变化,也会出现大的变化和不良反应。

三、认识"汉方之秘在于剂量"

中医不仅历史悠久,而且内涵精深,在人类的文明、繁衍、健康中起了不可估量的作用。在日本,他们也研究应用中医药,称我国的中医药为汉方,他们在很早前曾扬言:"中医药方面,三十年要超过中国⋯⋯"其实,这无非是吹牛而已,几十年都过去了,他们对汉方的应用和研究还在原地踏步。但他们认识到"汉方之秘在于剂量",认为用药时剂量多少非常重要,这是中医之秘,不可忽视。用药剂量,确实很重要,这个认识是完全正确的,我国其实也很重视。古有"细辛不过钱,过钱手掌打一千"之谚,说明细辛用量一般不能超过一钱(中医药剂量的旧制),超过一钱就要受惩罚。可是有些中医药工作者却漠视了,这是多么严重的问题!

四、中药调剂必须服务于医生

任何一个医疗单位，其定位应该是一切为了患者，为患者服务。在为患者服务中，医生是在第一线为患者服务的，然后才是服务于医生的各个部门和人员，如中西药房、各类医技科室、后勤部门、行政管理部门等。所以中药配方部的定位应该很明确——为医生所开的处方（包括药味、药量、炮制、医嘱等）调剂配方，但目前情况令人失望，该炙的、该炒的、该酒制的等，一律免了，否则无药或干脆退方。实行小包装后连医生用药剂量也得听他们的，你开10g，要你改9g或12g才配方，至于11g、13g更不好使，出现本末倒置现象，这也是一个严重问题，是医院服务方向的问题，必须及时更正。

五、药品安全卫生的隐患不能避免

过去的开放式散装饮片，一看、一闻，或手一摸、口一尝等，就能知道药品的真假伪劣，或霉变、虫蛀的情况。实现小包装后，过去的经验检测全免了，因为全是包封好的小包装塑料袋，不可能拆开来检测，这样使得一些投机奸商、不法分子有机可乘，以次充好、以假乱真，这些现象时可发生，这样药品的安全卫生受到严重威胁。就是包装用的塑料袋的质量，有时也成为威胁药品安全卫生的隐患。过去用大袋或专用器具装的饮片，时间长了有专人负责定期检查、定期翻晒，随时随地检查药品质量。而实行小包装后，谁还会一小袋一小袋去检查，只有患者拆封后才会发现、知道药品是好是坏。

六、小包装的实施也带来环保问题

这是一个以小见大的问题，是患者反映给我的真实情况。他们说：一剂药中有几十个小包装袋，如党参30g，用3g装有10袋，用5g装有6袋，一张处方十几味药，可想而知有多少塑料袋丢弃，这些小包装的塑料袋，其降解时间、是否能降解都是问题和未知数，所以小包装也给环保带来了问题。这个问题不知环保部门知道否？现在对用于食品的塑料制品有明确规定，有的可用，有的不能用，有的有毒，有的无毒，而用于治病的药物包装更显得重要，也不知有关部门做了检测没有？如果有毒的小包装混入其中，这不仅是环保的问题，而且是安全卫生的大问题了。

其实，小包装不是现代发明的，也不是提高配方效率的好方法，在古代就有备用的小包装，如从古代沿用至今的六一散，以及它的类方益元散、碧玉散、鸡苏散等，都有10g（古时约三钱）一袋的小包装，在夏天是常用的热门药。用了这样的小包装提高了工作效率，空时包装好，忙时可随时取用，这种小包装是配合传统戥秤配方的方式应用的，它也提高了工作效率。当今完全采用小包装配方实属不当，严重影响了配方质量和疗效。有人认为小包装称量准确，过去的戥秤配方称量不准确，其实不然，正确与否关键在调剂员，即人的问题，一是工作态度，二是配方技巧。为了调配正确，每次配方需调整好定盘戥，以确定戥子的平衡度，做到"校正衡器，齐眉对戥，递减分戥，准确称量，按质处理，照方配药，该捣则捣，该包则包，顺序排放，井然有序，横方横放，竖方竖放，一药一堆，以利校对"。做到这些，不但配方正确而且效率提高，疗效也能得到保证，减少差错，医患满意。

当今推出小包装配方，有许多还没有规范化，没有检测标准，良莠不齐，这方面一定要完善。如饮片小包装的保质期；有的药可密封包装，有的密封后几天内就会霉变；包装袋的检测，哪些无毒可用，哪些有毒不能用；有的中药质重又硬而带刺，小包装后在运输过程中容易破裂……这些问题都得思考。这样才能提高调剂配方的效率，做到快捷而无误，做到医患满意，提高医疗质量。

我认为，必须在继承做好传统中药配方的基础上，适量应用小包装，千万不能"一刀切"，而一律使用小包装配方。同时，小包装也要拆量使用，如一味药的剂量是 10g 或 11g，必须满足配方的需要，擅自改方或要求医生改方都是不允许的。

在中药配方上的改革是多方面的。在 20 世纪 80 年代，有人用过计算机配方，在键盘输入某药，就送给某药，但剂量变化难解决，后不了了之；有人用人工配合计算机，能提高效率，但每个人一台计算机成本太高又繁复。所以一定要在继承传统的基础上，提高工作效率，以人为本，科学管理。如何使新一代的中药调剂师能了解、继承前辈药师们的经验，如中药质量、真伪、等级、品种、炮制技巧等呢？在中药的手工技艺方面，有许多可以继承发扬的东西，如切片技术，附子、槟榔切片，切得薄如纸，并能飞上天……今天有几个年轻中药调剂师能做到？如果中药一律用小包装配方，那中药调剂工作根本无技术含量可言，只要能发药就行了。

中药小包装调剂（配方）也是中医药行业中的改革，也是一件新鲜事物，今天提出的一些思考是以临床实践为依据，对临证所见所闻的一些问题做深层次的思考，目的是使小包装调剂（配方）更完善，以便更好地提高医疗质量，使医患满意。

中医药如何防治普通感冒、流感、禽流感

　　普通感冒、流感、禽流感是当今西医的疾病名称，中医没有这种病名，但自古以来有这类疾病的记载并有丰富的治疗经验，如《伤寒论》《温病条辨》《温热论》《温疫论》《通俗伤寒论》等，这些古代名著中都有大量、系统的论述，有极丰富的治疗经验，在古代防治这些疾病中发挥了很大的作用，所以也可以说是古代防治这类疾病的经验总结，我们可以查阅这些名著，今天尤其可以借鉴和应用，以进一步发挥它们的作用。

一、中西医的认识

　　普通感冒即常见的一般感冒，是由鼻病毒、冠状病毒等多种病毒引起的，一年四季均可发生。它以散发为主，传染率只有10%，不会引起大流行，全身症状轻，发热低，有的甚至不发热，常见从鼻干、打喷嚏开始，继则出现流涕、鼻塞、咳嗽等，一个人可反复感冒，很少危及生命，一周左右可以自愈，中医多称为伤风，或称感冒。流感是流行性感冒的简称，是由人流感病毒引起的，起病急骤、传播快、发病率高，传染率可达50%，常引起暴发流行，多出现在冬春季，全身症状重，可出现寒战高热，全身不适，肌肉、关节酸痛，病情较重，恢复较慢，易出现并发症，如肺炎等，可因并发症而导致死亡，但患病后产生强免疫力，可维持8～12个月。禽流感是一般只发生于禽类中的流感病毒偶然感染人类引起的疾病。它主要通过人与禽类及其排泄物接触而感染，因此在人群中流行前，常有禽类患病而死亡的预警，它往往是散发的，多在禽类禽流感暴发地区出现。禽流

感病毒可分为高致病性禽流感病毒、低致病性禽流感病毒、无致病性禽流感病毒。流感病毒可分为甲（A）、乙（B）、丙（C）三型，其中甲型流感依据流感病毒血凝素蛋白（HA）不同可分为1～16种亚型，根据病毒神经氨酸酶蛋白（NA）不同可分为1～9种亚型，HA不同的亚型可与NA不同的亚型相互结合形成不同的流感病毒。禽类是所有这些流感病毒的中间宿主，H7N9禽流感病毒既往仅在禽间发现，现发现也能感染人类。

流感与禽流感由于病情严重，常见高热，发病急骤，具有传染性，古代医家把它们另列为温病或时疫，或称为瘟疫、温疫，最具代表性的是明代吴又可的《温疫论》中的论述。该书论述了温疫与伤寒的不同，大胆地提出"守古法不合今病"的独特见解；创"杂气"学说，丰富和发展了温病的病因学说。杂气为一种致病物质，其为病重者又称为疠气。温疫是感触疠气而引起的，邪从口鼻而入。在治疗上主张以祛邪为第一要义。所以《温疫论》不仅发展和推动了温病学说，而且对当今出现的急性传染病的认识和治疗都有一定的指导意义。流感及禽流感的一系列症状，按中医辨治在该书中亦有记载，值得进一步去探索和研究。

二、中医药的防治

1. 预防

普通感冒、流感、禽流感的发病与人体正气的强弱密切相关，《黄帝内经》中指出"正气存内，邪不可干""邪之所凑，其气必虚"，说明病邪是乘虚而入的。当时令邪气存在时，若人的正气不足，则病邪入侵而患病，而被病邪入侵者，多为正气虚者。在这里要做到三方面的预防工作：一是防止病邪入侵：做好个人及环境卫生，如勤洗手，注意室内通风，不接触飞禽，尤其是死禽，不去公共场所，外出戴口罩等。二是增强人体抗病力：

增强体质，锻炼身体，注意营养和饮食卫生等。三是及时发现和及时治疗：在疾病流行时要严密注意疫情的情况，一有疑似症状要立即就诊，要知道这种病，你是"伤不起"的。

在预防中要运用中西药预防，在中药的预防中要因地制宜，群策群力，充分发挥中医药的作用，尤其是长期在民间应用的有效的方法，如端午节佩戴香囊以辟邪、防止岚瘴之气的方法值得推广。在 20 世纪 80 年代，我的同学（金戈）在浙江省义乌市中医院从事小儿科，当时他曾自制香囊对时行感冒进行防治（应用中药自订方剂，并大批缝制成香囊在各地分送儿童佩戴），收到很好的效果，基本上是千人一方的方法，即凡幼儿园及小学学生均用同一香囊，不做大的变化，后用于成人佩戴也有一定防治效果。所以在当今流行感冒、禽流感发生的时候可以试用。香囊方现撷取一方以供参考：山奈 10g，白芷 15g，苍术 15g，石菖蒲 10g，雄黄 8g，细辛 10g，冰片 3g，灵猫香 0.5g（麝香 0.01g），共研细末，制成香粉，密闭保存于玻璃瓶中。制作香囊时，用消毒棉一粒（如普通红枣大），蘸上香粉，放入香袋中然后缝制而成。此香囊方对流感、白喉、水痘等时行疫病有一定的预防作用。这是一种外治之法，有普遍的适用性，其实是起到祛除邪毒、消毒杀菌的预防作用，可以不变或少变，千人一方。但对于通过内服中草药的方法来预防，就不能千人一方了，必须根据地域、气候、节气变化、个体差异等的不同，遵照中医辨证论治的精神和不同药性进行选择，要注意个体的变化，或病邪性质，用对应的中草药。如金银花、大青叶、板蓝根、鱼腥草这四种中草药，我认为对防治各类病邪都有较好的作用，可以单独用，或配伍用。如鱼腥草，在云南、贵州等岭南之地的百姓有吃鱼腥草根的习俗，原因之一是防治岚瘴之气，此草对肺热邪毒有针对性的作用，所以可在流感及禽流感的防治中发挥作用。但在应用时要注意辨证论治的精神，如有胃寒欲吐者可加紫苏、生姜，这样配伍后不仅在解毒上起到协同作用，而且又能温中止呕，再配伍山海螺则解毒祛肺热之功更佳。

2. 治疗

普通感冒、流感、禽流感的中医药治疗必须遵循辨证论治的原则，尤其对普通感冒的治疗，虽然多为表证，但一定要分清阴阳、寒热、虚实。当前有一些中成药或中西药复合的感冒药，如银翘解毒片、桑菊感冒片、感冒清胶囊、感冒灵等，有些人不加辨证，认为凡感冒者即用，要知道这些中成药大都是清热解毒、疏风解表之品，对风热型感冒，或风寒化热者有效，所以有些患者自行购药盲目服用效果不好，有的出现虚虚实实之弊。若用中药汤剂，就得分辨感冒的各种类型进行辨证论治，如风寒感冒者用辛温解表之剂，如葱豉汤之类；风热感冒者用辛凉解表之剂，如银翘散之类；若在夏天因暑热感冒者用清暑化湿之剂，如藿香正气散之类……还有夹虚、夹实的应兼顾治疗，所以普通感冒一定要注意辨证论治，若治不得法，或误治、延治就会变症百出，或伴发其他疾病，因为普通感冒往往是许多急性热病的祸首或先驱病证。

流感或禽流感是时行疫病，国家对这些流行病十分重视，各卫生部门齐心协力地进行防治，尤其西医方面用了大量的人力、物力、财力进行科学的实验，研制疫苗，但一旦得病，在严密控制的前提下，中医的介入也不可忽视。而且在群防群治中，中医治疗有一定的疗效。根据中医古今医家的认识，尤其是明代吴又可《温疫论》中的经验和近现代中医名家的见解，治疗大致可从以下五方面入手。

（1）要祛邪为先

即明代吴又可对温疫的治疗大法，他认为这是治时疫的第一要义。祛除病邪为重要的、居首的、不可忽视的方法，具体来说是清热解毒、疏风解表，以防入里，或通里攻下，祛邪外出为主。方如普济消毒饮、清瘟败毒饮，或承气汤之属。药如金银花、黄芩、板蓝根、人中黄、人中白、鱼腥草、大黄之类。

（2）用截断扭转之法

即单刀直入，直捣病所。这是已故著名中医学家姜春华治疗急性热病的独特创见。一旦发生外感时疫，不要死守"卫气营血"或"三焦"的温病传变辨证，或《伤寒论》的六经传变辨证，这种尾随其后的治疗往往贻误病机。

（3）中西结合，各自发挥自己的优势

如中医治疗急性重症的三宝（至宝丹、紫雪丹、安宫牛黄丸）；中医药的扶正祛邪治疗，如人参救急、三七止血、麝香开窍等，都是古今疗效确凿的治疗经验，值得光复应用。

（4）注意发病的时令气候变化

一般就是指中医的"六淫之邪"，即风、寒、暑、湿、燥、火，以及四季的气候特点与六淫的关系，即春主风，夏主暑（火），长夏主湿，秋主燥，冬主寒，具体反映在用药上的不同。

（5）了解发病地域的地理特点

这点非常重要，因为我国地域辽阔，各地的地理环境是不同的，如西北地区偏寒而燥，东南之地偏温而湿，有的是同一个地区由于海拔不同，会出现不同的气候，有的同一个地方和时候可以出现四季的变化，如边疆地区不是有"早穿皮袄午穿纱，怀抱火炉吃西瓜"之谚。20世纪60年代著名中医蒲辅周防治乙脑的方剂，在北方用之有效，而在南方移用之则无效了，其中的奥秘是地域、气候变化与疾病的关系密切。

三、认识上的误区

对中医药防治急性疾病方面，存在着一些误区。

1. 中医只能治慢性病，西医才能治急性疾病。其实不然，几千年来中医药文献的记载，从《黄帝内经》开始至《伤寒论》，再到清代温病学派的出现，都记载了大量急性热病的治疗理论和经验；几千年来中华民族的繁荣昌盛全靠中医药的贡献，所以现在有人说："我认为中国哪里只有四大发明，如果要说发明，中医药应该是其中之一。"那时不仅有慢性病，而且有许多是急性病，而西医传入中国至今还不到 300 年。

2. 中医科学性不强，西医才科学。什么是科学？能治好病就是科学，几千年沿用不衰就是科学，从人身上的经验中积累的经验比动物实验要科学得多，如从"神农一日尝七十二种毒"知道毒药能治病、华佗的麻沸散可麻醉止痛等，这都是在人体直接经验中得到的治疗方法。先进的科学技术不仅西医可用，中医及其他学科和专业也可用，如射线的深部透视在医学上表现为如 X 射线的应用，中、西医皆可用于诊断，并非西医的专利，更不是西医发明的，这点人人应该明白。

3. 中医抽象模糊，西医真实精确。中医是以实践作为检验真理的标准，许多理论、经验都是从实践中来的，所以是唯物、朴素、原始的，它以客观表现来推测人体的内在变化，故中医有"有诸内必形于外"的认识，这种认识是具体、明确的。西医所谓真实精确，其实是指所用的医疗仪器的表象和实验数据，其实这是认识疾病的第二手资料，万一仪器失灵，岂不是误治了吗？况且中医同样可以使用这些仪器。

4. 中医治疗方法原始而慢，西医治疗方法先进而快。这是当今一些人的认识，其实对于许多疾病，中医方法不但简单原始，而且疗效快捷，如小儿感冒发热，用西药无效，热度不退，用中医药辨证论治，我的经验是采用自订三阳汤为主，可以说一剂知，二剂退，三剂愈。

5.对中医、中药认识的偏颇，偏重于中药而轻视中医理论。有人认为中药是有用的，尤其是中药中的滋补药，很得人心，如西洋参、冬虫夏草、别直参、阿胶等，但要请中医看病吃中药就怕苦、怕麻烦。他们认为中药是可以接受的，请中医看病是没有必要的，要知道"皮之不存毛将焉附"，没有中医理论作为指导是无法运用中药的，中药必须在中医药理论指导下才能正确应用。因为中药的四气五味、升降浮沉、功效、主治、禁忌等是在中医理论指导下产生的，要用好、用对中药，必须先学好中医理论，不能本末倒置，有的人喜好西洋参，无论虚实寒热一概服，为什么有人吃了胃口反而不好，甚至胃痛，原因是胃中虚寒，虚虚实实。

我建议国家卫生行政部门，在继承发扬中医药学的今天，要重视中医对急重病的治疗，请一些有真才实学、经验丰富、一直都在临床第一线的老中医参加急性疾病的防治。当今的禽流感防治，中医药界同仁也要积极参与，发挥中医特色，为人类保健服务。

第二章 药海拾贝

仲景黄连阿胶汤药法小议

　　黄连阿胶汤，仲景《伤寒论》以治少阴热化证中阴虚火旺的证候。药用：黄连、黄芩、芍药、鸡子黄、阿胶。用法：上五味，以水六升，先煮三物，取二升，去渣，内胶烊尽，小冷，内鸡子黄，搅冷相得，温服七合，日三服。其中鸡子黄的用法，许多报道未有详明，因此亦有用不得法而致泻者。某医，治陈妇之阴虚不寐证，脉弦细，舌光绛，心烦，不寐已有数年，用黄连阿胶汤似为对证，遂开此方。医者嘱其将药煎好并炖烊阿胶兑入，取生鸡蛋一只，嘱去蛋清，取蛋黄，冲入药汁。服后即日肠鸣腹痛，腹泻，而致虚虚之弊。后邀余诊治，视方为《伤寒论》方，查证为阴虚火旺不寐证，方证合拍，询问其服药前食过何物？答："无服不洁饮食。"再视其盛药之杯，见蛋黄黏糊杯壁，方悟，此鸡子黄用不得法所致。于是再疏原方，详明鸡子黄之用法：鸡蛋一只，煮熟，去壳和蛋白，则得鸡子黄一枚，用此煮熟的鸡子黄冲入药汁。病家按法服用，再服黄连阿胶汤方，则未见腹泻，夜寐已安。医者对用药、煎药方法必须详告病家，对古方的运用，不能囫囵吞枣，要细细琢磨，方得这鸡子黄如是真谛，才可大胆去试用。

　　有云：鸡子黄即去蛋清的蛋黄，冲入药汁，自然变熟。其实仲景明言"小冷，内鸡子黄"，即药汁待稍温，再加鸡子黄，这鸡子黄如是生蛋黄如何能变熟？故必是先煮熟，去蛋白所得的鸡子黄无疑。前者所以腹泻是因服了半生不熟蛋黄之故，这亦无疑了。

冷粥止巴豆致泻有伟效

巴豆辛温大毒，为峻下逐水之品，有戡乱劫病之功，斩关夺门之力；用之得当，有推陈致新之效，用之不当，则犯伤阴耗液之弊。一般用于体实邪盛臌胀腹水盈盈者，或寒凝结滞肠胃积实坚坚者。常用 0.5 ～ 1g 巴豆去壳取仁去油为霜吞服，服之则有立竿见影之伟效。

1972 年笔者曾治潘某臌胀案：患者素体壮实，年近五旬，因建房造屋，节衣缩食，操劳过度，疲极伤肝；复加恼怒，不思纳食，肝脾遂致两伤；房屋落成则体日衰，腹日大，纳日差，就诊于西医，经多方检查为肝硬化。腹水中等，面颊有蜘蛛痣，肝掌，衄血；用西药利尿剂、护肝药等治疗，初用有效，经治年余，用西药乏效而转中医治疗。西医学认为，肾脏功能损害，不胜任利尿。症见：面色黑胀，腹胀青筋暴露，脐平，四肢瘦削；二便不畅，尿色深红，大便溏薄。证属本虚标实，肝脾血瘀之证。拟活血化瘀，养血柔肝以扶正；利水逐饮以祛邪。在祛邪中用番泻叶、桃花、大黄、玄明粉等泻下，初用有功，久用乏效，改用巴豆霜，服则峻泻无度，终致脱肛，精神衰败，而成亡阴亡阳之变，改用西药补液才得缓解。后查仲景书中关于"三物白散"有记载"利过不止进冷粥一杯"。三物白散中有桔梗、贝母、巴豆，方中唯巴豆峻泻。故可知用巴豆泻下太过可用冷粥来止，但用之太晚，虽用西药补液，竟泻下过度，肝肾二败而亡。

1980 年笔者治陈妇，年四十余，患臌胀十余年，反复发作，多次治愈，现腹胀膨膨，急需攻下逐水以宽一时。念巴豆之攻下力峻，故用巴豆霜 0.5g（吞），并嘱冷粥备置一碗，以防泻下无度。患者服后，畅下一次，腹宽大半，逐用冷粥服之，则泻渐止。以后用此法重复数次，配合扶正之药，则臌胀渐消。

"巴豆性烈为最上，偏与牵牛不顺情"，这是十九畏歌中说明巴豆与牵牛有相互抑制的作用，然经验证明，巴豆性烈为最上，偏与冷粥不顺情；冷粥有止泻之功与巴豆相逆，此为医者所必知也；冷粥即粳米煮烂为粥，冷却后为冷粥，热粥无此功。冷粥治巴豆之峻泻有利无弊，又有护胃养脾之效，可为良善之法也。

西瓜能作汗

西瓜为夏令佳品，不但清凉甘甜可口，而且营养丰富，营养价值甚高。远在四千年前，古埃及人开始栽培西瓜，我国西瓜是由国外传入的，《本草纲目》说："西瓜自五代时始入中国。"说明西瓜在我国亦有较长历史。在长期临床应用中，前辈医家说"西瓜性寒解热，有天生白虎汤之号"（《食物本草》），西瓜除其衣入药外，皮、籽亦可入药，可以说是夏令药食之宝。

白虎汤，系仲景《伤寒论》中主方，由石膏、知母、粳米、甘草四药组成，善清阳明气分实热。后世将其与银翘散比较，列为辛凉重剂。方中石膏为主药，其性辛甘大寒，具有透达肌表、疏解退热之功，虽治大热、大渴、大汗、脉洪大之实热证，然其退热之功在于热从汗解之理，因伍粳米、甘草、知母滋阴增液，则津液充盛，作汗而不伤阴。前人喻西瓜为天生之白虎汤，以示西瓜有白虎汤之功。故西瓜作汗之理与白虎汤热从汗解义同。

西瓜，甘寒养阴。滋阴能作汗，此医药之常理，明代张景岳知之最确，他说："阳根于阴，汗化于液，从补血而散，而云腾致雨之妙，则仲景犹所未及。"并用雪梨浆治火盛水涸，大渴便结，营卫热闭，不能作汗之瘟疫热盛之证。后世吴又可、张锡纯均有经验可以明证。西瓜之作汗犹如雪梨之作汗，故西瓜作汗之理明甚！

余夏日啖西瓜，无汗则汗出微微，有汗则大汗淋漓，因夏月暑天，气候炎热，人多有出汗解热之自调能力，故西瓜作汗多被人所不知。试以凉爽之机，自身无汗之时，啖食西瓜三四块，必有汗从肌表而出，而自觉凉快之感。某年暑季我与友人同游避暑水乡，谈及西瓜作汗之见解，其初未解，后购得西瓜三四千克，在深夜凉快之际，同食之，则均觉全身汗出微微，斯信此说，并谓："白虎汤亦有作汗之能，医所不知是因为白虎汤证本有'大汗出'，白虎汤之作汗与白虎汤证之出汗未分之故。"此说，前医所未明，吾乃从西瓜作汗中悟出，前辈谓西瓜是天生白虎汤确乃有识之见，而白虎汤与西瓜作汗解热，当明此理，这才不失白虎汤解热之真谛！后世谓辛凉重剂之本义！医者不可不明此理。若认此说为妄言，请君一试。

《傅青主女科》中关于荆芥的运用

　　《傅青主女科》是在中医妇科中较有影响，并有一定临床指导价值的妇科专著。理法严谨，辨治详尽，与各类妇科专著相比有其独到之处。其在组方遣药上，颇多心传，其中关于"荆芥"的运用，涉猎全书凡二十余处之多，故有引起我们重视和谈论的必要。

　　荆芥性味辛温，为发表、祛风、理血之品，入肝、肺二经。其在妇科临床中的运用，除《神农本草经》记载"下瘀血"外，较早的为《普济本事方》中华佗愈风散，方中用荆芥穗（经焙过）一两，研细末，每服6g，温酒调下（用豆淋酒），或以荆芥穗捣筛，用末6g，童便一酒盅冲服，以治产后血晕。其后各家本草及妇科专著均有论述。关于荆芥在《傅青主女科》的运用，多以炒荆芥或荆芥炭入药，故少用其发表之性，而专主于祛风、理血之功，且其入肝、肺二经；《神农本草经》记载"破结聚气"，《本草经疏》释为"破结聚气者，辛温解散之力也"，《日华子本草》亦谓"消食下气"，《本草纲目》认为荆芥除长于祛风邪、散瘀血外，也说"破结气"，从诸家认识及荆芥入肺经，肺主气的生理功能，说明了它具有行气之功。张山雷认为："荆芥味微辛，而带芳香，其气甚清，质又轻扬。"《眼科龙木论》用荆芥治"头目诸疾"，《食性本草》亦说"荆芥，主头旋目眩、手足筋急"之证，李时珍指出其为"风病、血病之要药"，《本草备要》亦谓"荆芥，功本治风，又兼治血者，以其入风木之脏即是藏血之地也"，风木之脏即肝也，风入肝，藏血，开窍于目，又主筋，从上可知其调肝之功。故荆芥尚能行气、调肝。现从荆芥祛风、理血、行气、调肝四方面功效，结合书中经、带、胎、产、崩诸病中的运用阐述如下。

一、经病

妇人经来断续，或先后无定期，书中认为"经水出诸肾，而肝为肾之子"，母子同病则出现"肝郁则肾亦郁矣，肾郁而气必不宣，前后之，或断或续，正肾之或通或闭耳"，因此用疏肝开肾之定经汤，而使经水自有一定之期。方中用炒荆芥穗，配柴胡以疏肝之气。

年老经水复来，乃为血崩之征兆，书中认为，老年"经不宜行而行者，乃肝不藏，脾不统之故"，治疗上需"大补肝脾之气与血"，才使经血得止，方用安老汤。此方黑荆芥伍阿胶、木耳炭以止血、补血，同时黑荆芥又助香附调肝脾之气，则使大队补气养血之品补而不滞，使补中有疏，补中有调，同时亦达到补气摄血、补血止血则经水自止的目的。

经前腹痛吐血，乃肝气上逆所致，书中认为"反复颠倒，未免太伤肾气，必须于补肾之中用顺气之法始为得当"，方用顺经汤。方中黑荆芥穗引血归经以止血，且寓有顺气调肝以降逆之义。与此方有同一意义，以治月经过多的加减四物汤中的黑荆芥，书中眉批云："荆芥穗炭能引血归经，方妙极不可轻易加减。"并在书中还说："四物汤乃补血之神品，加白术、荆芥，补中有利。"

因此，从经病诸证中运用荆芥看，主要取其行气、调肝、止血之功。

二、带病

带下责之于湿，书中明言"带下俱是湿证"。治湿之法，有利湿、燥湿、祛风胜湿诸法，而带病多由脾气之虚，肝气之郁，湿气之侵，热毒之逼而成，书中认为"白带乃湿盛而火衰，肝郁而气弱，则脾土受伤，湿土之气下陷，是以脾精不守，不能化荣血以为经水，反变成白滑之物"。在治疗上，宜大补脾胃之气，稍佐以疏肝之品，方用完带汤。方中黑荆芥穗配柴胡以疏肝之气，使"风木不闭塞于地中，则地气自升腾于天上，脾气健而湿气消，自无白带之患矣"。且"开提肝木之气，则肝血不燥，何至不克脾土"，并与陈皮等品使"寓补于散之中，寄消于升之内"。因此在治带中用黑荆芥穗，主要取其祛风胜湿以治带之功，并能疏肝悦脾，使水湿带浊分消而去，则经自调，带自愈。后人有取其治带用风药荆芥之义，以治带下阴痒颇有良效，伍以藁本更见奇功。

三、胎病

书中三处记载不同方名的同一方剂，即保产无忧散，以治胎前诸病。书中说"未产能安，临产能催，偶伤胎气，腰疼腹痛，甚至见红不止，势欲小产，危急之际，一服即愈，再服全安"，或"有未足月，忽然胎动，一服即安"，并治"横生逆产"等证，因此胎前之胎气不安，或胎位不正，用本方多有良效。后世妇科医家亦多推崇之，并认为不宜加减此方，主张原方套用。方中用荆芥穗，主要取其行气调肝之功，气行则血行，肝调则诸郁自解，因此可谓胎前之良方，书中有"临月先服一服，保护无虞"。

四、产病

产有小产与正产，未足月而产，为小产；行房小产，血崩不止，书中认为"火动是标，气脱是本"，若"不急固其气，则气散不能速回，而血何止！不大补其精，则水涸不能速长，而火且益炽"，治宜补气补精，以其"补气自能摄血，补精自能止血"，方用固气填精汤。方中炒荆芥配三七活血止血，使血止而不留瘀；同时祛血中之风，以防血虚生风而有痉厥之变。

子死产门而不下，宜速推送而出，则可免母死之虞。推送之法，书中认为"补血以生水，补气以生血，使气血两旺，死子可出而存命也"，方用救母丹。方中全当归补血，人参补气，益母草下死胎，赤石脂下瘀血，荆芥穗助以升降气机，且可防止出血过多，所谓"气血两旺，则上能升而下能降，气能推而血能送"，则死胎下而母自安。与此方同义的送胞汤，方中黑荆芥穗以"引血归经"，以防胞衣下后出血过多，同时亦能调畅气机，以助胞衣娩出。

产后血晕为气虚血脱之变，治当大补气血，而"血乃有形之物，难以速生，气乃无形之物，易于迅长，补气以生血，不更易于补血以生血乎"。因此书中立补气解晕汤治之，方中除人参、黄芪、当归补气养血外，用荆芥穗、姜炭引血归经，止血祛瘀。同时血晕为内风之征兆，荆芥穗可祛血中之风，以防血虚动风之变。与此有同义的救脱活母汤，方中黑荆芥穗引血归经，配阿胶以止血固脱，亦防血散气亡而有厥脱之变。

产后少腹作痛，书中认为"瘀血未散，结作成团而作疼"，在治疗上指出："破血之药……虽瘀血可消，毕竟耗损难免，不若于补血之中，以行瘀之法。"方用散瘀定疼汤。方中黑荆芥穗行气解郁，疏肝散结，以助诸药活血祛瘀以定疼。

五、血崩

崩为妇科中急危重症，可发生于经、产、胎诸病中，对于血崩的治疗，有塞流、澄源、复旧三步治疗原则。书中用黑荆芥穗主要取其理血止血、引血归经之功，在妇人交合流血不止的治疗中用引精止血汤。该方除用补气补精之药外，用"芥穗引败血出于血管之内"，并佐黑姜以止血。

郁结血崩，多由肝郁气结，肝火内炽，血不能藏所致，治当平肝解郁则血自止，书中用平肝开郁止血汤，其中荆芥配柴胡以疏肝解郁，助三七活血止血，则肝平郁解血崩止。

产后出血或小产出血或月经过多，皆可能变为血崩，其中如安老汤、加减四物汤、固气填精汤等，方中用黑荆芥穗皆取其引血归经、理气止血之功。

从以上书中所述的常见妇科疾病中运用荆芥的经验可以看出，荆芥在妇科中，不但在血崩中有止血塞流之功，而且在调经、治带、胎前、产后诸病中都有一定的应用价值，其祛风、理血、调肝、行气的功效是其治疗妇科诸病的主要依据，习常用于外感风寒表证的皆取其辛温解表之性，与妇科中应用大相径庭，临床常须识此，才能充分发挥荆芥的作用。

桑叶疗崩漏溯源

桑叶，因其味苦甘性寒，入肝、肺二经，擅长祛风清热，故后世本草书多将其归类于清凉解表类；临床上亦多用于风热表证，如桑菊饮、桑杏汤之类。然用于治疗妇科疾病，桑叶有独到之功，如崩漏之证，伍用桑叶颇能见功。

一、理论探索

《素问·阴阳别论》云："阴虚阳搏，谓之崩。"阴虚血热，阳热亢盛，灼伤冲任，迫血妄行可致崩漏。《素问·六元正纪大论》曰："风胜乃摇，血乃大温，其病血崩。"血崩乃为月经过多如山崩溃之候，血藏于肝，统于脾，因此王冰在注释《素问·五脏生成》时说："肝藏血……肝主血海。"此说明了崩漏与肝有着密切联系。故崩漏之证责其因有三：一为风邪乘虚，客于胞中；二为肝经有热，热迫血行；三为阴虚阳搏，迫血妄行。求其本为虚，查其标为实，故崩漏为本虚标实之证。虚有阴虚、阳虚、脾虚之别；实有风盛、火旺、血瘀之异；但治崩之法均同，即塞流、澄源、复旧。因此从三步法分析，清热、平肝、祛风为治崩漏之大法。

风为阳邪，其性开泄。《素问·阴阳应象大论》说："风胜则动。"《素问·风论》谓："风者善行而数变。"风邪客于胞宫，扰动血室，则经血如崩，故经水不调，如崩如漏，或超前落后，多责之于风，武之望《济阴纲目》有"论经不调风邪客于胞中"之说，他引宋代陈良甫之论："妇人月水不调，由风邪乘虚客于胞中，而伤冲任之脉，损手太阳少阴之经，盖冲任之脉皆起于胞中，为经络之海。"

　　肝与女子关系最密，前贤有谓"女子以肝为先天"，肝为藏血之脏，在天为风，在地为木，在志为怒，体阴用阳，性喜条达，若多郁善怒，皆能伤肝，肝火内炽或肝阳亢盛则热扰血海，血失其位而崩漏下血。

　　热有虚、实之分，但无论虚实均能动血，严用和说："夫血之妄行，未有不因热之所发，盖血得热则淖溢。"张景岳亦云："血本阴精，不宜动也，而动则为病……盖动者多由于火，火盛则迫血妄行。"故热邪内盛，灼伤冲任必致崩漏。

　　在"风""肝""热"三者之中，"热"为病机之根本。如风邪乘虚，"风盛乃摇，血乃大温，其病血崩"，所论"血乃大温"即其变为热。肝经有热如肝阳亢盛，怒动肝火，肝郁化火为一派阳热亢盛之证；而肝阳亢极，热动肝风；或血虚风盛亦见风候，因此三者之间，围绕着"热"的根本病机，故清肝经之热，则风自灭，血自宁，崩自愈。

　　清热、平肝、祛风，从桑叶的性味、归经、功效、主治来看，用以治疗崩漏颇合病机。桑叶虽以祛风清热为主功，但亦有滋阴平肝、凉血止血之次功，《本草经疏》曰："桑叶，甘所以益血，寒所以凉血，甘寒相合，故下气而益阴。"《重庆堂随笔》认为："已肝热妄行之崩漏，胎前诸病，由于肝热者尤为要药。"《本草从新》记载有"滋燥、凉血、止血"之功。所以桑叶治疗崩漏有卓效，为妇科医家所重视，并广为运用于临床，尤其明清医家多有论述和记录，足供我们临床参考和应用。

二、诸家实践

　　崩漏的治疗，历来已有比较完整的步骤。如《济阴纲目》引方氏曰："治崩次第，初用止血以塞其流，中用清热凉血以证其源，末用补血以还其旧，若只塞其流而不澄其源，则滔天之势不能遏，若只澄其源而不复其旧，则孤子之阳无以立，故本末勿遗，前后不紊，方可言治也。"从治崩的三步法看，桑叶不但能止血塞其流，亦可清热凉血以澄其源，且能润燥补血以复其旧，故自始至终均可配伍运用以疗崩漏。清代医家对此颇为重视，记载较详细的为《傅青主女科》，在"年老血崩"篇中所立加减当归补血汤，方中当归一两（酒洗）、黄芪一两（生用）、三七根末三钱、桑叶十四片，水煎服。并曰："二剂而血少止，四剂不再发……"又说："夫补血汤乃气血两补之神剂，三七根乃止血之圣药，加入桑叶者，所以滋肾之阴，又有收敛之妙耳。"又说："用此方以止其暂时之漏，实有奇功。"此方虽黄芪、当归为补气养血之剂，但其性甘温益气，另佐以桑叶甘苦性寒之品，即一滋阴养血，以制归芪之甘温，二助三七活血凉血以止血，起到相得益彰之效。在"血海太热血崩"篇中的清海丸，药有十四味，炼蜜为丸，其中方内桑叶一斤，此方"补阴而无浮动之虑，缩血而无寒凉之苦，日计不足，月计有余，潜移默夺，子宫清凉，而血海自固"。前后两方，加减当归补血汤，即温热方中用桑叶之范例，清海丸，即寒凉方中用桑叶之典型；桑叶虽本性寒凉，但配伍得宜，均能起到止血塞流、清热澄流、滋阴复旧的作用，故从傅氏的经验，凡治血崩，均可配伍运用。

自傅氏之后，近代妇科医家屡见报道，并载入妇科专著中。《裘笑梅妇科经验选》一书中，有自创经验方治疗中气下陷的崩漏，方曰固气补血汤。除用人参、白术、茯苓、甘草、当归、地黄、萸肉、三七外，亦加桑叶一味，细玩此方实脱胎于傅氏加减当归补血汤。同时此书中还特别强调："止血药可选用：鲜生地黄、牡丹皮、桑叶……"

《何子淮女科经验集》一书中，在"崩漏"篇中说："经来崩下，宜清源遏流，药用桑叶、炒白芍、荷叶……"在其所列"血崩案"中指出："年近五十，岁在更年，女子七七天癸竭，肝肾亏，水涸火炎，血海为之沸腾，而致妄行崩下。方用桑叶、牡丹皮、甘菊、槐米、竹茹等清肝凉血、宁静血海，以抑沸腾之势。"本案即仿《傅青主女科》中加减当归补血汤与清海丸之义；从"年近五十"系老年血崩之证，傅氏立有加减当归补血汤；从血海有热，傅氏创制清海丸，故论述病机和立方遣药均宗傅氏。方中重用桑叶 15g，前后两诊均不弃桑叶，调治 4 个周期而愈。

《陈氏妇科秘要》关于"崩漏"的自拟方育阴潜阳固冲汤中，亦用桑叶止血以疗崩。

关于桑叶治疗崩漏，据《医林荟萃》第四辑中《钱氏女科学术经验简介》一文介绍，其可谓是最早的记载和运用。绍兴钱氏女科为浙江世传女科之一，钱氏自南宋以来，代有名家，其"调经善用风药"。桑叶善于祛风清热，故以治月经不调，除用桑叶外，还用藁本、白芷、防风之类，这对于历代妇科医家惯用风药荆芥有所发展和创新。钱氏崩漏方即突出了桑叶的作用，并常配甘菊以治崩漏，钱氏云："血崩之因多为喜怒劳役伤肝，导致血热沸奔，顺肝经下行，暴则为崩，缓则为漏，斯症平肝清热凉血之品当首选，故谓桑叶、甘菊为治崩漏之功臣。"因此溯其源者为钱氏，创其用者为傅氏，验证于临床者为今世各家之实践。

三、体会

桑叶疗崩漏，根据近代药理研究，如日本村尾静夫，证明桑叶及蚕体内含有麦角甾醇；我国杨思福测定每 100g 干桑叶中含维生素 B_1 460μg，鲜品含有维生素 B_1 140μg，其他尚含有叶酸、维生素 B_{12}、维生素 C 等，这些有效成分可能直接起到止血治崩漏的作用。笔者认为，对于崩漏证无论虚实寒热，桑叶均可配伍运用，这方面傅青主已做了示范的说明。在中医辨证的基础上，适当配伍桑叶可以增强治疗崩漏的作用，因此是一种较理想的治崩漏首选药物，可供妇科医家临床参考。

1930年薛愚做了"桑叶及蚕茧之分析"，认为两者有相同的有效成分，只不过有含量多寡之别。这给我们启示，前人用蚕丝治疗崩漏经验的来龙去脉。关于用蚕丝治疗崩漏历代妇科专著多有记载，如《叶氏女科》在"崩漏不止证治"中云："血崩日久不止加新丝绵。"亦有用"黄绢"，用"蚕茧"治疗，其治崩之机制可能与桑叶有相似之处。

关于用风药调经以治崩漏的经验，历代妇科专著惯用炒荆芥随症加入，但荆芥毕竟是辛温发散之品，虽有祛风之功，但远不如桑叶祛风清热、凉血止血合拍病机，且桑叶、荆芥，一寒一热，作为妇科风药调经，随症施治，可补荆芥之不逮。因此，笔者认为，凡虚寒性崩漏，可考虑炒荆芥为主药，血热性崩漏可选用桑叶为主药，但两药亦可配伍运用，尤其是桑叶，在崩漏证中均可应用。

荆芥疗崩漏一般需炒炭入药，似有炭药止血的作用，但桑叶疗崩漏无需炒用，故可避炭药固涩凝血之弊，且桑叶止血而畅流，用之无弊端，诚可谓疗崩漏之良品也。

略述张锡纯配伍应用龙骨、牡蛎的经验

自称得力于"南章（章次公）北张（张锡纯）"的朱良春认为："《医学衷中参西录》中的许多有效方剂，我应用于临床，发挥了良好的作用……真有百读不厌之慨。"张锡纯的《医学衷中参西录》为作者一生的临床经验总结，对辨证论治、选药立方，注重实践，讲求疗效，并有不少独创见解。读张氏此书，以上诸评诚非虚言！其中对药物配伍应用尤多新见。现将《医学衷中参西录》中龙骨、牡蛎配伍应用的经验归纳如下，以供临床参考。

龙骨、牡蛎为寻常之品，在《医学衷中参西录》中有"龙骨解"与"牡蛎解"专篇论述，它们各自的功效为"龙骨，味淡，微辛，性平。质最黏涩，具有翕收之力，故能收敛元气、镇安精神、固涩滑脱"；"牡蛎，味咸而涩，性微凉。能软坚化痰，善消瘰疬，止呃逆，固精气，治女子崩带"。在临床上张氏常配伍应用，很少单独入药，这也是诸药应用中较常用的一对药物，龙骨、牡蛎配伍应用之后其功效较单独运用更为卓著，可谓相得益彰，从中也可以看出张氏对这对药物的新认识和新见解。

1. 敛正不敛邪

龙骨、牡蛎都有固涩收敛之功，但在表现出收敛作用时，有明显的选择性，即收敛耗散之正气，不敛要祛之邪气，故收敛而不碍祛邪。在张氏所订的清肾汤中用龙骨、牡蛎以治"小便频数疼涩，遗精白浊，脉洪滑有力，确系实热者"。有问："龙骨牡蛎收涩之品也……此方治小便频数疼涩亦用之，独不虑其收涩之性有碍于疼涩乎？"张氏答曰："龙骨、牡蛎敛正气而不敛邪气，凡心气耗散，肺气息贲，肝气浮越，肾气滑脱，用之皆有捷效。即证兼瘀、兼疼或兼外感，放胆用之，毫无妨碍。"因此张氏在澄化汤、理血汤、膏淋汤等方中皆用之，其所治证候，皆为实证或虚中夹实之证。龙骨、牡蛎收敛正气，张氏所论心气、肺气、肝气、肾气之耗散能收而敛之，其实脾气之虚也能收而敛之，且同时兼能祛邪，这为我们临床使用开阔了视野，其"放胆用之，毫无妨碍"八字为经验之谈，对我们是有力的借鉴。

2. 收敛且开通

龙骨、牡蛎的收敛作用，为历来本草所载，为医所悉知。收敛与开通为正负之功，如在收敛时尚有开通之功，则收敛而不闭塞。张氏在十全育真汤中用龙骨、牡蛎时说："若取其收涩之性，能助黄芪以固元气……若取其开通之性，又能助三棱、莪术以消融瘀滞也。"张氏订十全育真汤是仿仲景治痨瘵，用大黄䗪虫丸之义，在补益药中加活血行瘀之品；而其中用龙骨、牡蛎一是取其收敛元气，二是取其开通之力。补络补管汤"治咳血吐血，久不愈者"。张氏在方中用龙骨、牡蛎时说："性皆收涩，又兼具开通之力，故能补肺络与胃中血管，以成止血之功，而又不致有遽止之患，致留瘀血为恙也。"取龙骨、牡蛎开通之功，在理血汤中又有另一种含义，即如方中所说："龙骨、牡蛎以固其滑脱而兼能化其凝滞。"就是在血淋、溺血、便血欲脱之时除用龙骨、牡蛎固其脱外，还要防其固涩而有凝滞之变。故如此者，在清带汤中张氏有言道明："此方用龙骨、牡蛎以固脱……而愚拟此方，则又别有会心也，尝考《神农本草经》龙骨善开癥瘕，牡蛎善消鼠瘘，是二药为收涩之品，而兼具开通之力也；乌鲗骨即海螵蛸，茜芦即茜草，是二药为开通之品，而实具收涩之力也。四药汇集成方，其能开通者，兼能收涩；能收涩者，兼能开通，相助为理，相得益彰。"由此可知，龙骨、牡蛎与一般收涩之品迥异，其开通之功，为张氏所倡明。

3. 镇肝兼养肝

龙骨、牡蛎具有镇摄敛涩肝风、肝火、肝气、肝阳之主功，具有滋阴养肝之次功。"牡蛎解"中说："龙骨、牡蛎，若专取其收涩可以煅用。若用以滋阴……皆不可煅。"在十全育真汤中说："若取其凉润之性，能助知母以滋真阴。"因此大凡取其滋阴养肝之性者，皆用生者。张氏所订的著名方剂镇肝熄风汤，专治内风扰动之证，其订此方引《黄帝内经》"诸风掉眩，皆属于肝"之论，他说："复深究病之本源，用龙骨、牡蛎、龟甲、芍药以镇息肝风，赭石以降胃降冲，玄参、天冬以清肺气，肺中清肃之气下行，自能镇制肝木。"如此配伍，一是取龙骨、牡蛎镇肝息风之性；二是发挥龙骨、牡蛎滋阴养肝之力，可谓配伍得宜。建瓴汤，也是张氏自订名方，此方取风引汤（《金匮要略》）之义，方中龙骨、牡蛎配地黄平肝阳、养肝阴，伍赭石平肝气、降血逆。其他如调气养神汤治"思虑过度，伤其神明……心肝之血，消耗日甚，以致心火肝气上冲头部，扰乱神经"，此方为养神明、滋心血、理肝气、清虚热之剂，方中用龙骨、牡蛎伍龙眼肉养肝兼镇肝。张氏认为："与龙骨、牡蛎之善于敛摄肝火肝气者同用，则肝火肝气自不夹心火上升以扰乱神经也。"因此龙骨、牡蛎虽镇肝之功为独擅，然而镇摄而不伤肝，且有养肝之功，诚为镇肝之良药。

4. 降纳又平冲

龙骨、牡蛎是降胃气、纳肾气、平冲固冲之良品。在参赭镇气汤中龙骨、牡蛎伍赭石，以平摄阴阳两虚，喘逆迫促欲脱之势。亦治肾虚不纳，冲气上干而致胃气不降之证。如镇冲降胃汤中明言："龙骨、牡蛎不但取其能敛冲，且又能镇肝，固冲气上冲之由。"滋阴清降汤用龙骨、牡蛎配地黄、三七以治失血过多，阴分亏损，虚阳上扰，冲气上干之证。保元寒降汤用龙骨、牡蛎治血随气脱，喘促咳逆，上盛下虚之证。这些均说明在固脱平冲救逆中龙骨、牡蛎起了一定作用。在妇科病中，龙骨、牡蛎固摄冲脉之气，以治血崩或经水过多，带下不止等危重之症，如固冲汤、安冲汤、清带汤等皆取其固冲、平肝、调治冲脉之功。此时龙骨、牡蛎皆需用煅者为佳。

5. 安魂魄宁心

龙骨入肝以安魂，牡蛎入肺以定魂，魂魄为心神之左辅右弼，故常用龙骨、牡蛎以安魂魄、宁心神。如定心汤治心虚怔忡，用龙骨、牡蛎伍萸肉，张氏认为："大能收敛心气之耗散，并三焦之气化亦可因之团聚。"安魂汤治心中气血虚损，兼心下停有痰饮致惊悸不眠，纯以"龙骨、牡蛎以安魂魄"。就安心神而言，龙骨优于牡蛎，然两者合用则其效更彰。

6. 治痰之神品

龙骨、牡蛎"为治痰之神品"，言出陈修园，主要治疗"至虚而兼实之痰"。张氏在龙蚝理痰汤中说"实痰宜开""虚痰宜补""至虚而兼实之痰，则必一药之中，能开痰亦能补虚，其药乃为对证，若此方之龙骨、牡蛎是也""惟龙骨、牡蛎能宁心固肾，安神清热，而二药并用，陈修园又称为治痰之神品，诚为见道之言"。龙骨、牡蛎治痰之义，一是取其软坚化痰以祛实，即祛痰浊；二是滋阴益肾以补水，此谓"肾虚水泛为痰"之义也。因此，凡肾虚水泛为痰，脾虚湿滞酿痰，皆可用之。就治痰之功，牡蛎优于龙骨，然以两者配伍应用为治痰之神品，乃陈、张二氏之独见。

以上将张锡纯龙骨、牡蛎配伍应用的经验做一小结。从中可以扩大我们的应用范畴，使此寻常之品不寻常，充分发挥其效用。此需认识张氏的配伍应用，才可明其义而广其用。

介绍谷振声用枳实治疗老年性便秘的经验

　　老年性便秘多为习惯性便秘，因此又称老年人习惯性便秘，临床颇为常见。枳实通腑破结，理气通便。仲景诸方，只有枳实，并无枳壳。根据文献记载，唐宋以前枳实、枳壳是不分用的，寇宗奭谓："枳实、枳壳一物也。"然枳实与枳壳其药理作用有峻、缓之别。《神农本草经》说："枳实除寒热，热结。"《名医别录》说："枳实，破结实，消胀满。"张洁古亦认为："枳实，破积坚。"由此可知，古人对枳实药理作用的认识是"破结气，消胀满"。名方枳实导滞丸，其用枳实就宗此义。

　　根据西医学研究，如《现代实用中药学》中说："枳实治便秘，能使胃肠运动收缩节律有力。"这就是说枳实通便主要是促进肠蠕动，弛缓肠平滑肌；其通便所表现的药效，中医即所谓导滞通腑的功效，危亦林在《世医得效方》中说："治大便不通，枳实、皂角子等分，为末，饭为丸，米饮汤下。"浙江温州医科大学谷振声深明枳实的药理作用，以治老年人习惯性便秘，收效卓著。如卓某，女，83岁。1982年7月因胃出血，住院治疗，经中西医医治一旬后出院。一旬以来未大便，初则干燥难解，继则不大便已六七天。自觉腹胀满，每到厕欲便，虚坐努责，大便难下，痛楚难言。请谷振声诊治，诊见：消瘦，但精神尚可，言语清楚，舌红绛，但口不干，舌尚湿润，食纳尚可，寐亦佳，脉来沉细，重按之沉细中带有弦滑。证属气血渐衰，津液枯竭，气滞湿阻，结滞不行之象，为虚中夹实之证；治从破气导滞。顾破气导滞之品，必常伤阴劫液，故非上乘，姑以枳实一味，药少力专，既有破气通便之效，又无燥湿伤阴之弊。嘱购枳实30g，分

5 日服，每次 6g，水煎服。2 剂后，大便畅行，腹满顿除，续服 3 剂，大便畅顺，2 年来未见复发，诸证若失。

谷振声认为：枳实一味，用以通腑是从仲景方中悟出。仲景有大承气汤、小承气汤、大柴胡汤、枳实栀子豉汤、栀子厚朴汤等，各方临床诸证，均有"便秘"一证，由此可见，经验首先从仲景中来，而临证应用有效无非验证而已。从证分析大都有气阻腑实的证候，重者大便秘结，五六日不下，甚至十日以上不下，轻者表现为腹胀满，甚者腹硬而痛。枳实破气力专，然无伤阴之虞，临证凡非纯虚之证，虚中夹实，气阻便结者，可大胆使用，而一味枳实价廉效宏，值得推广，一般用量在 6～10g，不宜过大。对老年人习惯性便秘者效著，对一般中青年凡气阻便结，腑气不通者亦可运用，小儿便秘亦不例外，但用量可减为成人的 1/4～1/2。

古今竹叶谈

淡竹叶是常用中药。现今药材部门供应和中药房配方之淡竹叶，非淡竹之叶。李时珍《本草纲目》所载亦谓淡竹叶不是淡竹之叶。淡竹叶为多年生草本植物，又称竹叶麦冬，药名为 *Lophatherum gracile* Brongn，形态与竹大相径庭。目前有单用其叶者，亦有全草入药者。各地药房凡药方开"淡竹叶"均付此品，而无淡竹之叶。如需用淡竹之叶，一般处方开"鲜竹叶"，药房均嘱病家自采另加。

古之竹叶，品种颇多，据《竹谱详录》所载，有董竹、淡竹、苦竹等，系多年生常绿苞木，竿高 6～10m，呈圆筒形，中空有节，节上生枝，枝端长叶，其地下茎俗称为笋；竹的药用部分较多，除竹叶外，如竹茹、竹沥、天竺黄、凤凰尾（虫笋）、雷丸等亦入药。淡竹之叶即古之竹叶，古时亦有称为淡竹叶；苦竹之叶称苦竹叶，均入药，《备急千金要方》谓："清胃热用淡竹叶，泻肝火用苦竹叶。"《伤寒论》中竹叶石膏汤，《金匮要略》之竹叶汤，即用淡竹之叶，方中用以清胃热。竹之茎秆，除去外皮后，刮下中间层即为竹茹，如《金匮要略》之竹皮大丸，《备急千金要方》之淡竹茹汤等。而今之淡竹叶却无竹茹可取。竹茹之药沿用至今，古今相同，然古代淡竹叶与今淡竹叶则迥异，虽功效相似，然毕竟为两物，不能混淆。

综上所述，今之淡竹叶，非古时淡竹之叶及苦竹和董竹之叶。而淡竹之叶，古时入药常用，今因淡竹叶入药，而两药功效相近，故淡竹之叶常不备用。然民间仍不乏应用，以广药源。

韭菜籽止顽固性呃逆

韭菜籽为百合科多年生草本植物韭菜的种子，质坚硬，有葱味，性味辛甘温，有温肾助阳之力，以治下焦虚冷之证，诸如遗精、遗尿、白浊、白带等。至于用此品止顽固性呃逆，查有关方书均未有记载，然其止呃逆之功，足可引起临床医家重视。

要说其治顽固性呃逆，这里有一个有趣的传闻：某村，一中年男子，突然呃逆不止，用西药、中药、针灸治疗，只能暂缓几分钟，昼夜不休，饮食有碍，呃声咯咯，家人不知所措，诸医束手无策，但系小痒，又非危及生命，然病已拖了七八天，故只好转上级医院治疗，由县到地区医院，用一般中西止呃药均无效，最后只好嘱其去省医院诊治。病家心急如焚，立即赴省城求医，未及门诊，暂居旅舍，同房有一位旅客，见其体质尚可，故问其何病来省医院诊治，患者将病情及治疗经过一一相告。那旅客告诉其一方，即用韭菜籽研粉吞服，有止呃逆之功，并嘱其向药店买5分钱韭菜籽，研细吞下，移时呃逆渐止，至第二天亦未复发。患者虽呃止，但心中疑团未解，故仍在旅馆留宿三天，三天中均未再发，欣然回乡。此虽系传闻，但告诉我们韭菜籽有较好的止呃逆功效。

韭菜籽治呃逆是否真有此卓效，还得反复实验验证。1980年秋，俞某，年已八旬，然耳聪目尚明，素体尚可，一日因饱食遇冷，则呃逆不止，当地医院针内关、足三里治疗只能暂缓一时，后转本院治疗，初用针灸（耳针）未效，配合西药阿托品、氯丙嗪亦未能愈，用丁香柿蒂汤、橘皮竹茹汤加补肾纳气之品亦不见功。忽悟，传闻中韭菜籽有止顽固性呃逆之效，又思其高年肾气必虚，恐是肾阳不足，不能纳气归肾之呃逆，故放胆用韭菜籽 5g 研细吞服（分 2 次），一剂而告愈。此后凡遇呃逆必用此单方试治，经治十余例均见效，可知本品疗效之可靠，真所谓"单方易得，一效难求"。

　　用韭菜籽治呃逆，以研细生用吞服为宜，但因其质坚硬，不易手工研细，可考虑机械粉碎备用。剂量一般为 5g，分 2 次吞，1～2 剂为限。无论寒热虚实，男女老少皆可使用，只需在剂量上稍事增减，或配合汤剂同用，以使辨证用药与专病专方相结合，不至于顾此失彼，达到病愈体健之目的。

石菖蒲治鹅口疮

鹅口疮为小儿常见的口腔疾患，以其口腔、舌上满布白屑，故又称雪口；状如鹅口，故名曰鹅口疮。本病多由心脾积热或虚火上炎，复因口腔不洁，或因局部感染所引发；临床所见，常伴随着肠胃积垢，秽毒内蕴之证。石菖蒲芳香化浊，解毒辟秽，用以治疗本病颇合病机。

某年端午，我回乡里过节，按传统习惯家家户户采艾、菖蒲以辟秽祛邪，正欢度佳节之际，邻居邀我诊病。患儿才4岁，数天前感冒发热，现外感已解，唯大便不畅，欲食不得，叫扰啼哭，视口舌白屑满布，证属肠胃湿浊未清，即开一方以清化湿热，芳香辟秽，药用石菖蒲、藿香、川黄连、竹叶、甘草等。病家持方，觉远水救不得近火，问是否另有办法？我随即告之："方中有石菖蒲一味，此药今天大家都有，可即取鲜根2支（约10g）煎汤内服，恐怕有些好处。"病家听后，遵嘱照办。小孩因吵扰不宁，下咽入胃甚少，然约过1小时，小孩较前安静得多，并数次索食，似乎此药单用有效。翌日，小孩满口白屑全消，诸症若失，未再服其他方药而愈。嗣后，对石菖蒲之偶见，笔之于书，以作临床验证之用。

这是偶然的巧合，抑或是石菖蒲真有此功？查阅了较多方药专著，均未有记载。久思之，鉴于本品无毒，鹅口疮之病机与石菖蒲之功效，药证相合，因此我决定进行有目的的试治，以探其真谛。凡明确诊断为鹅口疮者，即处以石菖蒲10g水煎服，1日1剂，2剂为限。药后查访，均有疗效，并颇受病家欢迎，但据病家普遍反映，因其气味芳烈，小儿往往拒绝服下，因此只能入口，多不下胃，但疗效一样。此后我再试以石菖蒲煎液漱口的办法治疗，收效确实一样。10 余年来经治百余例均见效。因此凡此病者均用石菖蒲 10g（干、鲜品量同），以水煎漱口（咽下内服亦无妨）的办法治疗，从偶然到必然，而成为治鹅口疮之专方。

石菖蒲，系天南星科，多年生草本。其中有水菖蒲者，系端午所用之菖蒲，与石菖蒲功用相似。还有称九节菖蒲者，但九节菖蒲系毛茛科，两者必须严格区分。用治鹅口疮者系天南星科的菖蒲。本品秉芳香清冽之气，辟秽浊不正之邪，缪仲淳认为其为"通心脾二经之要药"。因鹅口疮多系心脾积热，秽浊内蕴之证，口为脾之窍，心为舌之窍，故口舌之病，用本品能中的，本品无疑是治疗口舌满布白屑之证的良药妙品也。

芫花、甘草疗冻疮

"本草明言十八反，半蒌贝蔹及攻乌，藻戟芫遂俱战草，诸参辛芍叛藜芦。"这是十八反歌。所谓反则相反之意，是指两种药物合用时可能发生不良反应，这是事物间变化的一个方面，事物变化的另一个方面是"相反相成"，相得益彰，收效更著。前贤亦有明言，并积累有一定实践经验，如张仲景治疗痰饮留结的甘遂半夏汤，甘遂、甘草两药同用几千年；近年屡见报道海藻、甘草合用治疗甲状腺肿大、甲状腺肿瘤、淋巴结核、气管炎、哮喘等病，都取得不同程度的疗效，故医者不能拘泥一格而自缠。十八反所言之相反，多指两种相反药物配伍后内服而言，至于外用是否相反，很少有人验证。芫花、甘草为十八反所言的相反药物，然两药合用外洗治疗冻疮，证明无不良反应，且有显著疗效。

1979 年冬，我编辑《绍兴中医》创刊号，其间收到退休西医鲁某的验方：芫花 15g、甘草 10g 水煎趁热外洗，治疗已溃、未溃之冻疮均有良效。时值寒冬，患冻疮者颇多，虽方药甚众，然疗效不显，如未溃用辣茄外洗，已溃用狗油外涂，其他有冻疮膏、冻疮油之类。我有一种陋见"难治之证，方药甚众；方药多者，往往为难疗之疾"。虽见此方亦不在乎，且以为两药相反对已溃者是否有毒，心里亦存疑问。后来遇鲁医生，他说："此方我已经用数十年，用之颇效，又无刺激皮肤之弊，因我是西医，未知药理，故特问之。"嗣后我将该方选入刊用，并经临床试验运用，收效确实非凡。后《中成药研究》亦特载此方，使用至今，屡验不鲜，诚属良方也。

芫花、甘草同煎外洗，从临床治疗所见，未溃而肿、痛、痒者，有消肿、止痛、止痒之效；已溃者则有清洁疮口、敛疮生肌之功，绝无发生皮肤吸收中毒之害，其效果之可靠，非一般冻疮药可比拟。市售冻疮药以芳香刺激性药物为主药，取其走窜之力，以促进血液循环，似有一定道理，亦可谓一般治冻疮之通例，但移时则消，终不能愈；若已溃者且有增加疼痛之弊。用此两药治冻疮则有出类拔萃之誉，然其治疗冻疮之机制至今未明，或是其相反相成的相激作用而致此之伟效哉！

八角金盘治尿石病之效验

尿石病按其结石所在部位分为肾、输尿管、膀胱结石。从临床表现看属中医学淋证之热淋、血淋、石淋、砂淋等范畴。本病《金匮要略》描述颇为切实，曰："淋之为病，小便如粟状，小腹弦急，痛引脐中。"并指出其病机为"热在下焦"。从尿石病的突然绞痛、小便出血、尿感灼热、排出结石四个主症分析，除热和痛外，尚有出血和排石两个主要矛盾。由于排石引起出血伴随着绞痛，要治疗这个疾病，首先要去其结石，石去病除，血止痛解。以民间草药八角金盘为主，组成一方，十余年应用于临床，收效满意，并整理 20 例记录较详的病案加以分析讨论。

一、组方依据

据民间秘传所得单用八角金盘块根研吞 5～10g 有排石的作用。查《浙江民间草药》记载："可治砂淋、血淋。"考《中药大辞典》，八角金盘又名山荷叶，有"清热解毒，化痰散结，祛瘀消肿"之功。此功效与尿石病病机颇为合拍，故以此品为主药，根据其三大功效，分别配伍相应药物以补单味药力之不足，加冬葵子、滑石、芦根以增强其化痰利水之功；加益母草、琥珀以增强其祛痰散结之力；加赤小豆增其清热解毒之效能；并辅以陈皮、甘草梢理气和胃，以防诸药寒凉败胃之弊。这样组成一方：八角金盘 5～10g（研吞）或 10～15g（煎），益母草 10～30g，琥珀 3～5g（吞），冬葵子 10g，滑石 10～15g，芦根 30～60g，赤小豆 30g，陈皮 5g，甘草梢 5g。以此方随症加减运用。具体加减法：热重灼痛者加川黄柏 10g，焦山栀 10g；

血尿重者加白茅根 30g，女贞子 15g，旱莲草 15g；腰痛明显者加川续断 10g，怀牛膝 10g，桑寄生 10g。

二、临床经验

1979 ～ 1981 年记录完整并均经西医确诊为尿石病者 20 例，其中门诊 16 例，住院 4 例。职业：农民 12 例，工人 3 例，教师 3 例，职员 2 例。年龄：20 ～ 30 岁 8 例，30 ～ 40 岁 8 例，40 ～ 50 岁 2 例，50 岁以上 2 例。

20 例患者均有绞痛、血尿、排石等病史及症状。经治后结果：见到排石者 10 例，血尿转阴，疼痛解除者 8 例，2 例血尿不消失但明显减少。

病例介绍如下。

1. 肾结石

陈某，男，32 岁，工人。1979 年 10 月突然腰部如刀绞样疼痛，移时解出桃红色血尿而入院。经西医检查，体温、血压正常，肾区叩痛明显。尿色淡红，尿检：红细胞满野，蛋白（＋）。诊断为肾结石（肾绞痛），予解疼止痛剂并结合补液抗菌治疗，疼痛、血尿一直不止，邀中医会诊。患者素体尚健，腰部叩之痛甚，小便涩少，尿淡红色，脉弦紧，舌红苔白薄。予自拟八角金盘汤：八角金盘 10g，琥珀 5g（吞），益母草 30g，冬葵子 10g，赤小豆 30g，飞滑石 30g，芦根 30g，陈皮 5g，甘草梢 5g，大黄 5g（后下），3 剂。3 剂后排出绿豆大小和砂样结石数粒而痛解，再进 5 剂原方去大黄而告愈，至今 3 年随访未发。

2. 输尿管结石

陈某，男，20 岁，农民。2 天前突然右侧腰腹部剧痛伴小便灼热，去县人民医院急诊，经多方检查诊断为输尿管上段结石。予解痉止痛，即日痛止，并带中西药回家。回家后，当夜 10 时许，剧痛如前，当地卫生院未阅县医院诊断，误认为急性阑尾炎，嘱其急送本院做阑尾手术。患者面色苍白，头汗淋漓，一派痛苦貌，右侧麦氏点附近压痛较敏感，但无发热，脉弦紧，舌红苔白根微黄。以西药解痉止痛，补液，结合针灸足三里，痛未解。翌日3时加用杜冷丁（哌替啶）100mg，痛稍减。并予八角金盘汤加大黄5g（后下），枳壳10g，川厚朴10g，服下1剂，二便俱下，疼痛顿解。嘱其再住院2天观察，病情稳定，共住院4天出院。2个月后偶然相遇问之，未见复发。

3. 膀胱结石

吕某，女，45岁，职员。患者过去因膀胱结石而进行手术取石，取出鹅蛋大小结石，近年来又觉排尿困难，涩痛，悉闻本院有治结石良方，托本地亲属代诉处方，即处以八角金盘汤一方，嘱服3～5剂，并观察排石情况。事隔2年余，患者亲自来院求诊并取出当年破旧处方说："自服此方之后每能排出黄豆大小结石数粒，凡自觉排尿有碍即旧方照服3～5剂见效。"并说此方转抄应用多人都有不同程度的排石效果。

三、结语

尿石病，患者不孤，方药甚众，收效不一，西药治疗及手术取石容易复发，收效并不理想。用中医药治疗本病大有潜力，但从目前排石方来看多着眼于利尿通淋，这果然亦为上策，通过利尿冲刷尿路而起到排石作用，然而这种方法多偏于其物理作用，能否在中药中寻找出一种溶石、碎石的药物？这需从尿石的形成来探索，尿石是人体水液代谢的病理产物日久积聚而成，水液代谢的病理产物主要是痰、饮、水、湿，如蕴积日久，留滞体内，则是致石的主要原因，所以化痰软坚、利水渗湿实是不可忽视的一个方面。而痰水与气血又是互相影响的，气行则血行，气滞则血瘀，气结则痰生，气滞则水留，因此痰水瘀血在气的作用下休戚相关，根据这个道理，活血化瘀亦能起到消除痰湿的作用，所以本方在选用活血化瘀药时往往取用既能利水又能活血之品，如益母草、琥珀之类。

据以上分析，化痰利水以软坚、活血化瘀以排石是治疗本病之大法，八角金盘正具有这两大功效，所以可以收到预期效果。所配伍之品从不同角度加以辅佐，使之起到相得益彰的作用。在一般情况下无需大增删，可按原方套用，此所谓"一病必有一主方，一方必有一主药"（徐灵胎）是也。

小牛脚底皮之效用

据说初生之犊不会行走，需生下时由兽医割除胼底状脚底皮，才能步履；割下之小牛脚底皮，过去多弃而丢之。据民间秘传，有用此物烘干研末内服者，以治虚损之证；并认为本品有补虚扶正、强壮体质之功，故亦有见而藏之以补虚者；或乞于兽医留存，制药治病者。目前民间传用，本品可治妇女脚底痛、男子遗精、足痿及消化系统癌症，尤其对癌肿的治疗更引起人们重视。现寻踪访迹，将其试治癌症的作用予以介绍。

沈某，男，50余岁，供销社职工。1967年因黄疸伴上腹部肿块，久治不愈，而转浙江某医院。患者素体丰肥，无任何嗜好（如烟、酒、茶等），起病已数月，纳食极差，肿块日增，黄疸加深，体重由70kg骤降至40kg，骨瘦如柴，可谓奄奄一息。经医院会诊为胰腺肿瘤，建议剖腹探查。患者家属同意医院建议，经剖腹探查确诊为胰腺头癌，未经任何手术治疗，关腹缝合，嘱速回家，建议用中草药治疗。家属颇为失望，以为生机无望，准备一切后事。回家后，据悉，小牛脚底皮炖黄毛雌鸡可治本病，即托人四处采集，服后精神似觉好转，纳食渐进，患者自觉本品有良效，要求再服，这样前后服十余次，其症若失，至今健在，体重增至如前。1975年原住院医院的肿瘤科医师专程来采访，以总结治疗经过，在用小牛脚底皮前和中途亦用过其他抗癌解毒的中草药，但据患者亲身体会其所以能生存主要是因为小牛脚底皮。

小牛脚底皮一只（即一只小牛的四只脚底皮），黄毛雌鸡一只（羽毛黄为佳、约0.5kg的雌鸡）同炖，服鸡和汤及小牛脚底皮，视食欲大小，可一次或分次服完，可一日或分两三日服完。

后又以这种方法治疗另一结肠癌患者，延长了其带瘤生存时间。患者徐某，木工，经绍兴地区医院手术及病理报告确诊为晚期结肠癌。回家后转本院治疗，并用化疗继续治疗，但患者已日趋垂危，已经不能继续化疗，决定停用，改用上述方法，连服2只，病情大为好转，又继服之，病情稳定，并能参加木工工作和钓鱼。前后2年，后因省医疗队下乡，患者请医疗队同志诊治，经诊断后，认为需完成一个化疗的疗程，患者应诺，继续化疗，然打第三针时（氟尿嘧啶）致一蹶不振，此后日衰月败，终至病亡。

从治癌经验中证明，小牛脚底皮具有扶正祛邪之功，是一种较好的补益剂，不但有防病补虚之效，而且有治病疗疾之能。其性味甘平，无毒，无不良反应，因此是一种理想的、有希望的抗癌辅助剂，值得临床进一步验证。目前临床运用的是水牛的小牛脚底皮，黄牛或其他品种牛亦可用，但据称以水牛为上；可以单服，亦可配鸡同服。目前主要用于消化系统癌肿，无论早、中、晚期均可用，其他癌肿亦可试治，以扩大其试用范围。本品亦可配合其他抗癌药同用，以增强疗效。

桃花的奇迹

明代李时珍著《本草纲目》，在"桃"条中有载："范纯佑女丧夫发狂，闭之室中，夜断窗棂，登桃树上食桃花几尽。及旦，家人接下，自是遂愈也。"李时珍认为，此病因惊恐伤肝，痰夹瘀血，遂至发狂，桃花有利痰散瘀之功，其义与东汉医圣张仲景用桃仁承气汤治蓄血发狂类同。

桃花，为有情之物，宋代汪藻《春日》诗云："桃花嫣然出篱笑，似开未开最有情。"桃花治愈了范某之女的狂证，解除了人间疾苦，给人们带来了欢乐，乃是医家病家之情友，治病疗疾之良药。惜古今乏人问津，鲜人所晓，药肆售缺，医者少备，故诚如宋代杨万里诗云"落红满路无人惜"之情。此说明历来人们对桃花侧重于观赏，而忽视其药用。

其实，桃花治病胜于有情，是解除人类精神、肉体上痛苦之佳花。其性味苦平，无毒，有利水、活血、通便之功，主治水肿、脚气、痰饮、积滞、二便不利、月经闭止等证。如治脚气、痰饮：桃花（阴干）捣为散，用黄酒适量吞服，一般 10g，加酒一匙，以下利为度，泻后用糜粥调养，此方即《外台秘要》中的桃花散。《备急千金要方》中治大便难，一般是指老年性习惯性便秘，可用桃花研末，用开水一次吞 5g。肝硬化腹水，腹胀如鼓者，除养肝护肝外，平素每日吞桃花 3～5g，以通利二便，有宽胀消肿之效，此品较之其他泻药为佳，一无峻下之弊，药停即止，而无腹痛之忧；二利小便，使二便畅利；三其味虽苦但常带甘淡，无甚苦涩之感；四桃花药源丰富，稍一留心，随处可得。除此之外，桃花有解毒、活血、消肿之次功。《圣济总录》载：

用早晨鲜桃花，承有露水者采取，用醋同研，绞取汁，外涂，以治痈疽发背。《孟诜方》载用未开桃花阴干，与紫桑椹等份为末，再用猪油调和外涂，以治疗秃疮（头癣）。《海上集验方》载：治黄水疮，用桃花细末敷之，并用开水调服 1 ～ 3g，日 3 次。因此，桃花是治病良药，人类情友，我们在观赏之余，勿忘其治病之厥功伟效。

感冒良方"神仙粥"

《岳美中医话集》记载着一张"老人伤风夹寒"的感冒良方——神仙粥。神仙粥的组成有歌曰:"一把糯米煮成汤,七个葱头七片姜;煮熟兑入半杯醋,伤风感冒保平康。"岳美中认为:"此方的主药是米醋,无醋发不出汗,米醋既治感冒,又能预防流感,安全有效,价廉易得,值得推广。"

神仙粥,为古代医学验方,性味辛温,有祛风散寒之功。制法:用糯米三两(90g)、带须葱白七根、生姜七片,小火煨15分钟左右,熬熟后兑入米醋100mL左右,去葱、姜,趁热饮下,盖被取微汗。此方对风寒感冒,抵抗力稍差的人用之颇效。

神仙粥方,在明代李诩《戒庵老人漫笔》有载,专治风寒感冒,见头痛身痛,骨节酸痛,恶寒发热等风寒束表之证。用糯米一盅,生姜五六片,河水两碗,于砂锅内一二滚,次入带须葱白五、七个,煮至米熟,再加米醋半小盏,入内和匀,取起,趁热吃粥,或只吃粥汤亦可,盖被睡之,微微出汗为度。方中糯米健胃补中以益气扶正,葱、姜辛温发散以祛风散寒,复加米醋酸收,使之散不伤正,散中有收,组方合理妙趣。醋,据近代研究表明对感冒病毒有杀灭作用,如在感冒流行季节,室内放醋,则可防止感冒发生,因此组方也十分科学。

神仙粥,又为食疗妙方,药食同用,易为病家所接受。对老、幼、体弱、感冒初起畏寒发热者用之甚宜。此方冬季服用有胜麻黄汤之功,却无麻黄汤之弊;麻黄汤易发汗太过,此方发散中有收,因而凡医者和患者均可照方使用,至于方中药量可视病情适当增删。

何首乌与七宝美髯丹

相传明代嘉靖皇帝早年无子，后遇一道人邵应节，以何首乌、茯苓、牛膝、当归、枸杞子、菟丝子、补骨脂等七味药制成七宝美髯丹，献于皇上服饵，后连生皇嗣，于是何首乌从此天下大行，誉满中华了。

说起何首乌，还有一段传说。《图经本草》载：唐代何能嗣患不育症，五十八岁尚无子女，体质虚弱，倦卧山野间，忽见有藤两株相互交缠，且时开时缠，很觉奇怪，于是好奇地取藤之块根蒸熟食之，数月后，发渐黑，体日强，十年内连生数子，子延秀活到一百六十岁，孙子首乌寿一百三十岁头发仍是乌黑，于是何首乌由此得名天下了。何首乌是延年益寿、返老还童之妙药，这确实不假，据李时珍《本草纲目》所载：宋代怀州官员李治，年七十余，尚步履轻健，面色红润，神采奕奕，饮食不衰，一武臣见之甚怪，问其有何健身之术，李治告之曰："服何首乌丸也。"并传其方，其方为：赤白何首乌各半斤，米泔浸三液，竹刀刮去皮，切焙，石臼为末，炼蜜为丸，如梧子大，每空心温酒下五十丸。因此，何首乌是益寿延年之品，难怪何首乌延寿片、首乌酒、首乌强身片应运而生了。

首乌尤对老年人有特殊效用，它能降低血清胆固醇，有防止动脉粥样硬化和冠心病的作用，因此是常见老年病者的良友。生首乌还有泻下作用，但作用缓而不峻，且有补益之功，因此对于老年性习惯性便秘是理想的药物，可平日取生首乌30～50g煎服。首乌生能泻，制后即补，故是补中有泻之品，使之补而不滞，尤适宜于老人使用。用于补益剂的均取制首乌，七宝美髯丹中首乌需九蒸九晒，为方中之主药。在首乌制剂中历史悠久，疗效显著，为人们所喜用的首推七宝美髯丹，凡未老先衰，头发早白，腰膝酸软，男女不育等其均有可靠疗效；对于老年肾虚，随时服之也有裨益。此丸药房有售，亦可自行配制。七宝美髯丹药性平和，四季皆宜，尤对老年人有特殊效用，久服之，确能老者还少，轻劲多力，不失为传统古方中的佼佼者。

黄花菜——忘忧安神母亲花，降脂抗癌做佳肴

　　黄花菜，又称金针菜、萱草、地人参、镇心丹、下奶药、忘忧草、宜男等，为百合科植物萱草、黄花萱草或小萱草的花苞；性味甘平，生用有小毒；有养血平肝、利尿消肿、清热解毒、宁心安神之功。现代研究发现，黄花菜能显著降低血清胆固醇的含量，有利于高血压患者的康复，是高血压患者的保健蔬菜。其有效成分能抑制癌细胞的生长，丰富的粗纤维能促进排便，可作为防止大肠癌的食品，是人们日常应用的保健蔬菜。

一、生用鲜品宜去毒

　　新鲜的黄花菜，目前市场上常作为蔬菜出售，可做汤或做菜肴。在食用前需去毒处理：可将新鲜的黄花菜在开水中焯一下，随即捞起，即可做菜，方法简便，但不可忘却。而市售的干品黄花菜，一般都做去毒处理，故可直接做各种菜肴食用。萱草的毒性主要集中在萱草根，其毒性因产地不同而有很大的差异，加热60℃以上可使毒性减少，甚至完全破坏。新鲜的黄花菜主要作为汤料，用于安神益智、提高记忆的菜肴：鲜百合2只（30g）洗净，分瓣；鲜黄花菜50g；加鸽子汤汁100mL，加适量盐，煮沸即成，对小孩提高记忆力有很好的作用。也可百合、黄花菜、胡萝卜同炒，方法：鲜黄花菜在开水中焯后去毒备用，鲜百合洗净分瓣备用，胡萝卜切薄片，锅中放适量油加热，待油八成热时，先下胡萝卜片，依次为百合、黄花菜同炒，加适量水，猛火煮熟即成。此菜肴很适合老年人长期食用，对防治高血压、高血脂，抗衰老，防治癌症有一定作用。

二、母亲之花忘忧草

5月的第2个星期日为母亲节，习惯用康乃馨作为母亲节的礼花，以感谢母亲平日的辛劳，这原本是美国人的习俗。其实，我国古代早有一种代表母亲之花的花卉——萱草花，又称金针花，因为它的花语是"隐藏的爱，忘忧，疗愁"。其意非常贴切地比喻伟大的母爱，把它作为母亲节的赠花十分适宜。黄花菜的花语来自它的色彩和功效，其色泽金黄，是中国的国色，是大地的颜色，是赖以生存的母色，所以作为母亲之花当之无愧。《本草求真》说："萱草味甘而气微凉，能祛湿利水，除热通淋，止渴消烦，开胸宽膈，令人心平气和，无忧郁。"在《医醇賸义》中有萱草忘忧汤，组成：桂枝5g，甘草5g，白芍15g，陈皮10g，半夏10g，郁金10g，合欢花30g，贝母10g，茯苓15g，柏子仁10g，黄花菜30g，水煎服，以治忧愁太过，忽忽不乐，洒淅寒热，痰气不清之证。本方对于抑郁症有一定的治疗效果。在精神疏导、中药调理、西药配合三管齐下的治疗方法下，对抑郁症有很好的根治效果，可大大地减少单用西药的不良反应。在临床中若神志恍惚，精神异常者，加石菖蒲10g，胆南星10g，珍珠母30g；若失眠多梦，夜寐不安者，加炙远志10g，首乌藤30g，灯心草5g（即1束）。在日常菜肴中可单用黄花菜做汤，或做菜，如素菜中有黄花菜烧油豆腐、金针炒木耳冬笋、金针菜炖豆腐等。这些素菜对防治阿尔茨海默病及老年性高血压、高血糖、高血脂等有一定效果。

三、老人保健功独擅

黄花菜是常用素菜，又是低脂、低糖、低胆固醇、多纤维素、多维生素、抗衰老、抗癌、增强记忆、忘忧解郁的保健蔬菜，对老年性多发病、常见病都有一定的防治效果。如防治老年性糖尿病，可与山药配合做菜，常用鲜山药炒黄花菜，或做山药金针菜汤，或与苦瓜同炒做各种适合糖尿病患者服食的菜肴；老年性习惯性便秘者可常吃黄花菜，将黄花菜在开水中焯几次，熟后凉拌，或做羹汤亦可，或配芹菜、冬笋，加少量油、盐炒后配餐服用；老年性抑郁症、阿尔茨海默病，可用黄花菜配百合、核桃仁，或龙眼肉、莲子做汤羹，有养心安神、益智健脑的作用；老年性冠心病、高血压，黄花菜配笋，或配胡萝卜、香菇、木耳、海带等做膳，皆为对症有效的佳肴。长期与黄花菜为伴，作为日常保健蔬菜，不仅能提高免疫力还能抗癌，所以特别适合老人服食。对牙齿咀嚼功能差的老人，可切碎或捣烂做菜，但不能久煮，否则其营养成分容易被破坏和流失。

金橘——名实不相符，医者笔下药

金橘，金黄色，是冬季的应时鲜果，食之清香甘甜，余香满口。既可鲜品食用，又可泡茶代饮；既是应时鲜果，又可制成蜜饯，是中国传统的佳果。金橘，又称金弹、金枣、金柑、金豆、罗浮，为芸香科金橘属植物，是柑橘的一种，俗称金橘，真名为金柑，即市上所售的色黄味甘而有橘香的金橘。

若要找真名的金橘，主要产于浙江温州，果实朱红色，肉瓣15瓣，味极酸而难入口，常不作水果食用。所以现在人们所知的金橘、所吃的金橘、市售的金橘、今天所谈的金橘，其实是金柑，故名实不相符，但约定俗成也就一错到底了。然而这美味可口的金橘，确实是医者笔下的妙药。金橘入药，由来已久。

清代名医叶天士，名遍大江南北，其用药轻灵而应时，受其影响的江南医家喜用叶氏药法，常将应时果子入药，把"良药苦口"改为"良药可口"。他们常用时令鲜果入药治病，如梨、藕、芽茶、茅根、鲜莲肉、荷花露、大枣、柿霜、荸荠、金橘，这些果药不但入口鲜美、甘醇，而且药效卓著，喜用此类果药的医生，人们戏称为"果药郎中"。尤其小儿病用之颇宜。古时药店常备金橘饼入药，以应四时之用，当秋冬季节即以鲜金橘入药，春夏季节即以金橘饼入药。金橘饼是将新鲜金橘去其核用糖或蜜浸渍后，晾干部分水分至半干状态的、质软而香甜的蜜饯果脯。

金橘在古代有一个传说：有一富家千金，长期隐居绣楼，然而豆蔻年华，哪个不思情郎，一日从楼窗向下望去，见到一英俊美貌青年，从此日思夜梦，时时叹息，以致嗳气不舒，郁郁寡欢，不思饮食。父母为之着急，即命家人请来医生诊治。医诊其

脉舌，不开余药，命其丫鬟，每日清早送金橘茶待候，并告知父
母当为其女婚配，不数日，其病霍然而愈。这是情志病，为肝郁
气滞，木郁土虚之证。金橘味甘酸性平，理气和胃，疏肝解郁，
还有润肺化痰、养阴生津之功，对于肝郁不舒，嗳气不止，或食
后脘胀，两胁胀满的精神性抑郁症有很好的疗效。若秋冬季节鲜
品上市，可取鲜金橘 3～5 粒（色黄、粒大、皮厚、汁多、味
甘者）打碎，开水冲泡代茶，1 日 1 次。春夏可用市售金橘饼
10～20g 水煎代茶。也可配代代花 2g，玫瑰花 5g，水煎服。

　　单味金橘还可治胃浊上泛之口臭症：青年男女，社交之际，
口臭厌人，可用金橘数粒，随带身边，随时嚼食，不但清香宜
人，也可清除口臭，芳香解秽。

　　单味金橘还是醒酒的良果：饮酒过度，酒精中毒，或酒醉
不醒，即嚼金橘数粒；或金橘 3 只，荸荠 5 只，水煎服，则更
有效。

　　单味金橘制成金橘饼（或浸渍蜜中）是老年慢性咳嗽病（老
年慢性支气管炎）的食疗佳方：每日饭后嚼食 3～5 粒，细嚼慢
咽，有润肺化痰、消食和胃之功，是老人的必备佳果。若与代代
果同浸入蜂蜜中随时取食，则效更佳。

　　果药金橘，医者妙药，若肝郁气滞，肠胃不和，或肺中痰
浊，或胃中秽浊，可将金橘作为引药，犹如甘草，既治病又调和
诸药。明清医家将金橘作为常用之药，俗称"热药"（热门药、
常用药），故为医者笔下药，诚非虚言。

第三章

趣闻珍闻

草席代麻黄

麻黄为发汗解表之品，仲景创麻黄汤治太阳表实之证，其发汗之峻烈为医者所共知。

清末民初，某镇上有药店数家，诸如寿林堂、保善堂、保和堂、同德堂、长春堂等，相互竞争，彼此倾轧。其间保和堂因底薄本微，治店无方，生意日趋凋零，甚至乏人问津，日趋倒闭之势，进药无本，药少斗空，一方药缺八九，虫蛀霉烂，少人信赖。某夜，有店旁邻居，患急病，急需配药，贪图方便，即向该店敲门配方。店主喜出望外，起床开门接方，视方为麻黄汤：需麻黄、桂枝、杏仁、甘草之类；但见其中"麻黄"，店内已无货可配，直趋内房与妻商量，其妻见方，药价甚廉，无利可图，随即曰："可叫其去别店配方。"店主认为如此"热药"（热门畅销的常用药）若不配，或去外配，则今后声誉日败，于是决定配给，与其妻商议，是否由她外出借药，其妻急中生计，即取床下草席，剪取一块，以代麻黄。店主将席草称取，配予病家，病家归而急煎服。翌日，病未见减，汗不出，热不退，表实之象未去，复求医再诊。医者视前方，认为辨证用药无误，料是药量不足，无法祛风寒之邪，即仍以原方加重麻黄剂量，嘱其再服一剂。病家仍去该店配方。再说自那日麻黄碰头之后，店主已从别店借来麻黄，见方又是麻黄汤一剂，而量已加大一倍，即按数配上。病家归而即服，移时大汗不止，口渴烦躁，似有亡阳欲脱之虑，病家以为药误，急奔医者，要求再诊。医者见此状，嘱停服原药，并用养阴救脱之剂，以挽垂危，用养阴救脱之生脉散加附子，病由危转夷。医者冥思苦索，确认前诊无误，方必对症；二诊又小心谨慎，剂量逐日按证加重；又讯前诊夜间配方，可能配方有误，因此要求查前方之药渣，经查未见麻黄之踪影，且有席草掺入，才悟乃是店主作祟，以草席代麻黄之误也。详告病家，并责之于店主，幸未出人命案，店主供认不讳。此后该店身败名裂，一蹶不振，日衰月败，终于倒闭。

药店以假乱真最忌，误医害人不浅，草席代麻黄一例，害己害人害医已明甚！虽属传闻，实有此事。今之山村乡里、街头巷尾行医售假药者屡见不鲜，病者求医心切，不辨药之真伪，乱服药石，于命如儿戏，可叹也。今之药店，疏于进药，贪求方便，配方缺药，任意改换，以致药不对症，病家不知药店之舞弊，皆责之于今之医者技艺不高，亦可叹也。

草席代麻黄之害，前已明申，今有可代之品甚多，诸如土黄芪（金雀根）代黄芪之用，而致腹痛腹泻，反伤中气；用白商陆充当人参，而中毒致死；用羊角冒充羚羊角延误病机。还有不识性状而致误服者，砒石当石膏，一触即伤生；巴豆当蔻仁，峻泻不止，如此之误，亦为业医从药者所忌也。

从戴表过敏谈药效

沈某，男，49岁，小学教员。患者素体较健，在校任体育教师，除测血压偏低外（90/60mmHg），无任何器质性疾病。十余年前购得上海产手表之后，则引起戴表过敏反应。症见手腕戴表处（表及金属表带）出现红肿水疱样皮疹伴瘙痒，初未介意，经用可的松软膏涂之而愈，继而又戴又作，反复多次症状同前，一年四季凡戴表之后即在一天之内出现过敏反应。为此患者备表不戴或戴在衣袖之外以防过敏反应发生。至今查访患者还可清楚地见到手腕有表及表带形皮损痕迹。实属罕见。现从此例戴表的过敏反应来讨论中药的效用问题。

中药品种繁多，一般分为植物类、动物类和金石贝介类（俗称矿物类）。临床以植物类药物应用最广，故中药多称本草。对动物类的药用目前也引起了重视，有专著《药用动物研究》等，但对金石贝介类药物虽临床不乏应用，然研究其药效的人不多，有人甚至机械地认为金石贝介类药物难溶于水，不易煎出，可用可不用而否认其临床效果。如金戒指加灯心草同煎治疗心神不宁，目前乏人应用。然笔者于1976年曾亲见民间尚在应用而疗效卓著。患者陈某，女，72岁，因受惊吓而心悸不宁，夜不能寐，即取金戒指一只，灯心草一束煎服，而心静寐酣。次日家属将药渣倒弃，忽悟内有金戒指一只，经众寻觅，总算找到。此事使我印象很深，但时至今日尚未仿用，当时对此方效用亦属不信之列。一是认为金是性质很稳定之元素，灯心草也无任何气味；二是认为这是"医者意也"之义。今从戴表的过敏反应才领悟出这里有一定的科学道理。手表本身是由性质稳定的金属不锈钢制成，可以说与金是同类性质（有的是镀金表），但却可引起如此明显的过敏反应，这不就是微量的金属元素的作用吗？有报道，注意牡蛎、瓦楞子引起过敏反应而产生腹痛腹泻，此事实说明微量元素起了很大的作用。所以在研究中药效用时，尤其是对金石贝介类药物必须重视微量元素的重要作用。量虽微然作用不可忽视，过敏反应虽与治疗作用相反，但可以佐证其所表现的能量。金的镇心安神作用就是金的微量元素在人体中起了作用，我们不能说金在水中尤其在加热的情况下绝对不溶解，而肯定有微量的金元素被溶于水中了。再如人人皆知的石膏，有人认为石膏在水中根本不能溶解，因此否认石膏的效用，但从古至今无数医家证明石膏有很好的清热效能，仲景创立白虎汤至后世张锡纯谓"外感有实热者，放胆用之，直胜金丹"，虽然石膏在水中溶解极微，然微量元素却起了如此伟效。有许多植物类药物亦是如此，如灯心草入煎，不但宁心安神，还有利尿通淋之功；还有如丝瓜络，虽几经腐烂，只剩枯筋之络，看来没什么药效，但有人临床用治子宫脱垂，观察 6 例均有效，因此对于我们认为难以煎出有效成分的药物，尤其是金石贝介类，应以临床实践为依据，从微量元素作用来认识其效用，这对于研究中药药理，实现中医现代化和中西医结合是有所裨益的。

　　近年来有人用离子导入法治疗某些疾病，如用老陈醋离子导入法治疗退行性骨关节病；又有人用磁水疗法治疗泌尿系结石和胆结石；用磁性降压带治疗高血压；等等。还有中医传统的敷贴疗法，如用脐疗治疗多种疾病；药敷内关、涌泉治小儿高热；用冬病夏治哮喘膏治疗喘息性气管炎和支气管哮喘；等等。这些治疗虽各有特点，但其均通过微量元素或离子导入人体而起到治疗作用（当然亦有物理作用），此与戴表过敏反应的原因亦有一定相同之处，其所以过敏就是金属表的元素或离子导入肌肤而起了过敏反应，因此用微量元素治疗疾病是值得探索的，无怪乎吴师机著《理瀹骈文》强调外治法治疗内病，据此实属可信和可推广运用。

中药掇掇一大包，煎煎一大碗，是否可以减少药量以轻剂取胜呢？陈藏器药分十类，有轻药一类，后成无己改为十剂有轻剂之方，至叶天士，诸名家强调轻可祛实，用药轻灵，这是实践经验的总结。轻可祛实有两种含义：一是药性轻扬升散，二是用药轻清。多以轻剂取胜，如《丁甘仁医案》《蒲辅周医案》均是用药轻灵之典范，用药轻灵不至于药过病所，经巧思熟虑虽属重病也可轻剂取胜，唯以病重药重非为医家之真谛。如临床笔者所验，扁豆一味视若平淡，粗人认为多食无妨，然验之临床则不然也，而且用量过大往往引起腹胀，所谓虚虚实实之弊，用之得当则效果甚佳，此如同红枣入煎一样，过食可引起腹胀，甚则腹泻。因此药贵轻不宜重。

单服夏枯草能过敏

夏枯草是广大医者和病家所熟悉和习用的一种中药。至今尚未见到有关用本品引起过敏反应的报道。然笔者曾遇到单服夏枯草引起过敏反应一例。章某，女，50岁，1977年7月2日入院。素有风湿痛，近又受外感。其友人介绍，夏枯草可解表祛风，并送给其干品斤余。患者取约30g，水煎服。于上午11时左右，服药液300mL，药后半小时即觉脘部极度不适，恶心，呕吐，头晕目眩，心悸怔忡，随后出现腹痛腹泻，全身红斑，瘙痒难忍，即送本院留观。

症见：神志尚清，表情痛苦，体温、血压正常，全身红斑，瘙痒不休，脉稍数。患者原有慢性支气管炎病史（病程20余年）并伴发肺心病已有2～3年。过去未服过单味夏枯草。经中西医结合诊断为夏枯草过敏反应。经抗过敏反应处理，住院2天后症状消失而出院。此后4年多，不敢再服夏枯草，未再发生类似的过敏反应。

讨论：夏枯草为平肝清火、解毒散结的常用中草药，查阅诸家本草，很少有发生不良反应的记载，除脾胃虚弱者慎用外，一般均不在禁用之列。目前应用单味夏枯草治疗者较为广泛，如高血压、甲状腺肿大等患者均可以用夏枯草单味泡茶代饮。亦可制成夏枯草膏以治疗某些病证。笔者临床亦广为应用，但从未发现有服后致过敏反应者。据查患者所服夏枯草的样品与一般药店和中药房所售品种无异，检验所服药渣，未查见夹杂其他药物，并有多人服用同一品种，未见此类反应。由此可见，本患者服用夏枯草之所以引起过敏反应，可能与个体素质抑或与服用量过大有关，有待进一步观察和探索。

自 1982 年我在《广西医学》报道此事之后，1983 年曾见两家医刊报道在复方中亦有过敏反应出现，足见夏枯草能使人过敏绝非偶然，医者必须引起注意。

服草鱼胆中毒实例

鱼胆，民间多生吞服以治疗目疾，然吞服鱼胆而中毒的例子屡见不鲜。现报告草鱼胆中毒一例的情况以供临床注意。

丁某，男，15岁，新昌遁山村人，农民，1984年8月1日初诊。患者于1984年7月31日上午9时许，吞服3.5kg左右草鱼的鱼胆一枚，11时左右觉恶心，旋即呕吐2次，呕吐物为胃内容物；午后即有腹痛、腹泻，泻2次为溏薄稀便，来我院求诊，问清病史，并做必要检查：体温37℃，心率90次/分，血压90/58mmHg，两肺（-），心律齐，心音（-），腹软，肝脾未及，全腹压痛（+），肾区叩痛（+）；神志清楚，发育中等，全身皮肤、巩膜无黄染；血常规显示白细胞$6.2×10^9$/L，中性粒细胞63%，淋巴细胞34%，单核细胞3%；尿检显示蛋白微量，红细胞、白细胞均少数；肝功能检查正常。根据病史及检查，诊断为草鱼胆中毒。

对患者给予补液、抗感染治疗并进行对症处理，经3天治疗临床症状基本消失，但小便化验出现蛋白尿、颗粒管型、红细胞、白细胞，并持续不退。后改用中药健脾补肾、益气利尿之剂，继续治疗20余天，尿检正常。

以上治疗草鱼胆中毒中主要反映出两方面情况：一是胃肠道反应，出现呕吐、腹泻、腹痛等症状；二是肾脏损害，出现尿检异常。两者以肾脏损害表现较突出，病情顽固，但经中西医结合治疗一般可以痊愈。在处理上述病例时西药用10%葡萄糖液1000mL，加5%葡萄糖盐水1000mL，再加维生素$B_6$100mg、维生素C 1g、氯霉素1g、10%氯化钾10mL、654-2 10mg静脉滴注；

如此持续用药 3 天。对症用药：腹痛用阿托品 0.5mg，呕吐用灭吐灵（甲氧氯普胺）10mg。3 天后根据尿检按急性肾炎处理，并用中药配合治疗。中药基本方：党参 20g，黄芪 25g，白术 10g，茯苓 10g，川续断 15g，泽泻 10g，车前子 10g。并随症加减：如红细胞明显加白茅根 30g，女贞子 15g，旱莲草 15g；白细胞明显加金银花 15g，焦山栀 10g，淡竹叶 10g；尿蛋白明显加大黄芪用量至 30g 或 50g。

万年青莫作婴儿"开口药"

民间有一个风俗习惯，婴儿降生之后 12 小时或长至 48 小时，才给婴儿开口喂乳，在喂乳前，必须吃"开口药"，目的是泻胎毒，祛风气，使小孩无百病而茁壮成长。如用黄连 0.5～1g，煎后喂儿，有清热泻火、排解胎毒之功，确有防病之效；有的用钩藤 0.5g，防风 0.3g 煎后喂儿，有祛风止痉之效，对防治破伤风的发生、高热惊厥也有裨益。这两种开口药广在民间流传。但也有取其意而未知其毒，用作开口药毒死刚降生的婴儿者，最常见的是"万年青"。

一天早晨天还未亮透，两个人抱着一个婴儿匆匆来到医院急诊，经医生检查，婴儿心跳、呼吸停止，面色青紫发黑。医生随即告诉家属婴儿已死，问其何故？一位是婴儿爸爸，一位是婴儿奶奶，哭诉着说："前天刚生下，今天一早吃了开口药——万年青，取其'万年长春'吉祥之义，取万年青根 2 支，煎药入口，过了 10 多分钟，婴儿呼吸急促，烦躁，啼哭困难，知其开口药中毒，急来医院抢救……"真是适得其反，欲其万年长春，却是一命呜呼！因此万年青切忌作为开口药，这是一个值得警惕的教训，尤其是刚做妈妈或爸爸的农村夫妻不能轻易听信旧习，盲目给婴儿服开口药。

万年青，因其四季常青，故名曰万年青，其功效主要是清火解毒，强心利尿；有毒性。关于万年青的毒性，1937 年已有人研究报道，万年青结晶主要对心脏呈抑制作用，非晶态粉对离体蛙心呈洋地黄样作用。以后又有人试验证明万年青大量使用，较洋地黄易发生中毒，而小量使用功效则不如洋地黄显著。1958

年《中华内科杂志》又报道了用万年青叶后发生完全性房室传导阻滞而致死的一例报告。由此可见，万年青不但根有毒，其叶也同样有毒，故用于婴儿是绝对危险的事。对于心脏病患者，虽它有强心作用，但也不可乱用；目前有洋地黄制剂，尽量用现成制剂，不能盲目用万年青。

　　小儿降生后使用开口药，是传统习惯，也有一定作用，尤其是新生儿如目赤、便秘、湿疹，用黄连之类确有一定防治作用，但任何药物都有偏性，以纠正人体之不平，如热者寒之，寒者热之，虚者补之，实者泻之，因此非同饮食，尤其药量过大均有毒害，如黄连用量过大苦寒败胃，钩藤用量过大滑肠伤脾，防风用量过大表散伤气等。所以小儿降生后，做父母、祖父母的不宜给其用开口药，要因症施治，辨证用药；没有任何病证，一般不必用开口药，可以在开口喂奶前，给小儿喂点开水或葡萄糖盐水之类，以清洁口腔、肠胃，然后再喂奶。我们不提倡用开口药，更不能用毒药开口，否则乐极生悲，使婴儿夭折。

砒霜与石膏

砒霜，又名砒石、信石、人言，是辛酸大热大毒之品，其毒杀之力，人人畏之。砒石透明如玻璃，置空气中，渐变为白色粉末；粗看与石膏相似，然其性与石膏大相径庭。石膏，辛甘大寒无毒之品，其清热之功，医所共晓，为习用之良药。砒霜与石膏，误用之例，古今有之，然非医生误用，多是药剂误配。由于误配而酿成人命者为常事，然也有误配、误服而使病霍然者，真是"祸福相倚"。

医学界流行一首打油诗曰："家有不贤妻，砒霜当药医，趁我三年运，有病早来医。"事情的原委是从前有一位医生，给人看病，病人羸瘦不堪，腹痛不止，医者诊为蛊证，即是寄生虫作祟，方用《金匮要略》的甘草粉蜜汤（甘草、米粉、白蜜）安蛔缓痛，解毒和胃。医者处方，其妻配药，由于其妻误将砒霜作米粉配给；医者发觉，即追病家，但病人已服下一口药汁，虽余药弃之，然医者心有余悸，予以严密观察，结果出乎意料，患者腹痛止，第二天解出数百条蛔虫，病霍然而愈，于是这位医生写了这首打油诗。虽是一首打油诗，但医者的医德是十分可贵的，他认为误配砒霜的妻子是"不贤"的，并指出这是碰了"运气"，因此他说"趁我三年运"。此也间接告诫医者，这是偶然的，误用毒药总是祸不旋踵。

事实也是如此，误用毒药，多致人命。1980 年 2 月此事发生在浙江金华某地一个乡卫生院。患者牙痛，去卫生院就诊，医者开了一张处方，方中用石膏 15g。这个卫生院的中药房将石膏与砒霜、鹿角霜放在一起，配药者不识石膏与砒霜的形态、性质，误将砒霜当作石膏配给患者。患者煎服不到 15 分钟即出现毒性反应，后抢救无效而死于非命。误配的情况屡见不鲜，诸如菟丝子误配成苏子，车前子误配成葶苈子，荷叶误配成芙蓉叶，乳香误配成没药，羌活误当防风，防风误当桔梗，莪术误当三七等。砒石当石膏，酿祸之大不待言，但历来砒霜又一直被视为比较重要的一味中药，用砒霜治病也多有记载。如明代有妇人患心痛病，经久不愈，诸医束手，后有一医说能治此病，即将砒石半分，茶末一分，用白汤调下，片刻病妇口吐瘀血，心痛痼疾霍然而愈。近几年英国、美国等一些国家对砒霜进行了重点研究，他们通过动物试验发现，食物或药物中含有少量砒霜成分的某些化合物具有抑制癌细胞的功效，而且砒霜还可以减少细胞的癌变。但因砒霜是一种比较复杂的化合物，内有砷、硒等多种元素，因此是何种元素在起作用尚待进一步研究和临床验证。科学家指出，一旦砒霜中治癌症的有效成分揭示后，药物学家就将制出新的抗癌药，为人类健康造福。这真是毒药有奇功，砒霜不可畏。

半夏与雉鸡

明代新昌彩烟有一个叫俞用古的后生，勤奋好学，年刚二十，父患热病，高热神昏，数天粒米不进，病甚危笃。当地缺医少药，后求得一位医生诊治，未能审察病情，误认为是真寒假热之证，遂予附子、肉桂等大辛大热之药，药后火上浇油，其父舌焦口燥，烦躁不安，至夜半而故。用古深痛父亲死于非命，慨然曰："吾父为庸医所杀，吾不得于你者，当得以事母。"意思是他不能救父亲，应好好奉养母亲，使母亲得病免受庸医之害，因此专心致志于医学。用古于中医典籍，精勤博览，访贤问师，虚心好学，一时医名鹊起，求治者门庭若市。其用药不袭古方，灵活变通，神妙无比，在新昌、天台、奉化、宁海一带颇负盛名，时有神医之称。

一日有人邀用古先生外出应诊，据云病情垂危。急需前往，用古至患者家，听患者在床内呻吟不绝，用古诊脉察舌，并处以方药，又告病家说："此病尚有生机，药尽病愈，不必复诊。"在旁有一人听用古之言，欲试其医技如何。急避床内，佯作病状，并嘱人告用古曰："还有一个病人，刚得病，亦请先生一诊。"用古先生详察病情，并告知："刚得病者，肾气已绝，必死无疑矣。"佯作病者听之，大笑之，不屑一顾。数日之后，病情危重者，转危为安，如常人；佯作病人者，在小便时，昏厥而亡，果如用古之言。此后用古医技之神奇，传播浙东山村。

新昌山里，雉鸡成群。一山村王姓数口，忽然失声难语，四处求治，皆不见效，诸方治之，病日加重；村里除王姓数口外，其他人也多有发生，人见之惶惶不可终日，以为哑病流行，但耳不聋，目不盲，只是不能言，诸医诊之，也莫言其因。据传用古先生有神妙医术，众人下山邀用古前去救治，用古听后随即前往山村诊病。当时患哑病者达数十人，有老有少，有男有女，诊脉察舌难断病证，除哑不能言外余如常人，用古百思不解，感到棘手。午间他在树林中休息，忽见一群雉鸡在啄食半夏，又见数青壮年狩猎，身上背着一大串猎取的雉鸡。用古先生见之，问狩猎者，狩猎者说："这里雉鸡特多，雉鸡肉又鲜美，先生带几只回去烧烧吃吃，这是山里野味。"用古先生拒收之，并沉思着回村里。他想半夏辛温燥烈，于咽喉不利，生半夏为有毒之品，食之使人半哑，故民间俗称半夏为半哑。人有灵犀一点通，用古寻踪访迹，每至哑病患者家，必问家有雉鸡肉否？答曰："每餐必以雉鸡肉下饭。"且见雉鸡肉盈橱满锅。用古又对患哑病者详细查问，凡病哑者，都吃过雉鸡肉，吃得越多，哑病越重。用古对众患者说："吾得之矣。"意思是我已有了办法。用古知是中了半夏之毒，因雉鸡多食生半夏，生半夏之毒留蓄雉鸡肉内，人食之即间接中毒。半夏之毒用生姜汁可解，他即嘱患者，速取生姜，绞汁饮之，凡饮姜汁者均病愈，全村哑病得治。此后，人凡吃雉鸡肉必加生姜数片，以解其毒。至今雉鸡肉加姜烧之，其味更香，但不加姜却未见有患哑病者，这或许是现今雉鸡已不再食半夏之故。

苦参损腰与药物牙膏

苦参，味苦性寒，具有清热燥湿、凉血解毒、祛风杀虫之功；虽云"参"，但无补益之力，且有损腰之弊。在《宋朝事实类苑》中有记载，大意是古时有人患腰痛、腰重等损腰之症，久坐则腰重，行走则腰痛。有一将佐（官名）见其状，问曰："你莫不是用苦参在洁齿吗？"他答道："我常患牙齿痛，用苦参已有数年了。"将佐曰："此病由也，苦参入齿，其气伤肾，能使腰重。"后来还有一位太常少卿叫舒昭亮，亦用苦参揩齿，岁久亦病腰，后知道苦参损腰之理，而不用苦参，则腰疾皆愈。这些故事说明苦参能杀虫、解毒，可以洁齿、治齿病；但也有不良反应，即如上所述，苦参损腰、伤肾气。每一味中药都有利也有弊，医者不可不知。

当今中草药制成的牙膏可以说风靡国内，也波及国外，诸如芳草牙膏、黄芩牙膏、洁银牙膏等，琳琅满目，层出不穷。这些用于牙膏的中草药的药物功效或主治，大致以治疗牙病为着眼点，如牙周炎、龋齿、牙龈出血、牙质过敏等。自药物牙膏问世之后，传统名牌牙膏诸如固齿灵、中华、白玉等相应逊色。而药物牙膏中以中草药牙膏最受欢迎，人们认为中草药无不良反应，其实这是一种错见。以上用苦参洁齿的古代记载，说明古人对药物用于刷牙早有应用的经验，也可说是当今药物牙膏的较早记载，尤其是中草药牙膏是值得推广使用的，它对防治牙病、洁齿有一定作用。但从"苦参损腰"的古代实例说明其有不良反应，不知当今问世的中草药牙膏是否注意到这个问题。有些中草药（如黄芩）有清热燥湿之功，从西医学角度来说有消炎止血之作用，对于牙周炎之类可能会起到治疗作用或预防作用，但作用于牙齿之后，是否也有如苦参损腰的不良反应呢？因此我认为以人们健康为目的，还是要研究和观察这方面的问题。药物牙膏可以肯定是一种有发展前途的理想牙膏，但目前有宣传过度的现象。著名漫画家华君武先生曾画过一幅值得一看的漫画，漫画大意是药物牙膏气死牙医生。所以《宋朝事实类苑》中记载的苦参洁齿而损腰的实例，告诫我们对药物牙膏要有正确的利弊得失的评定。

苦参损腰是古代的实践经验，有待今天进一步证实、验证；而今的黄芩、薄荷、香草等是否也有不良反应也得研究。从中医理论来说，肾为先天之本，是生命之根本，肾主骨，齿为骨之余。因此作用于齿的中草药我们不能光考虑局部病证如龋齿、牙痛；也要从整体着眼，考虑一些既有利于局部病变，又有益于肾的中草药，如补骨脂、骨碎补、肉桂等是否也可作为药物牙膏中的组成部分。这是当前药物牙膏中值得深思的课题，使药物牙膏这朵鲜花开得更好，使中草药发挥更大作用。

从西岳莲花峰神传齿药方谈药物牙膏

相传宋代有一官名张不疑，年五十而牙疏齿摇，咀嚼颇难。后得西岳莲花峰神传齿药方，揩齿擦牙，牙病得愈，岁至六十有二，牙齿咬肉，利若刀戟。有一病牙者，满齿皆摇，危若悬蒂，见张不疑治齿病有方，问之，不疑告之，用后牙病得愈，牙齿坚固，此后凡齿病，用之皆效。此方得于宋天圣年间，在旧墙脚下，得断碑数片，疑碑片上有文，洗涤后辨认，乃为治口牙乌髭药歌一首，歌曰："猪牙皂角及生姜，西国升麻蜀地黄，木贼旱莲槐角子，细辛荷叶要相当，青盐等分同烧煅，研煞将末使最良，揩齿牢牙髭鬓黑，谁知世上有仙方？"药歌中共有十味中药组成，即猪牙皂、生姜、升麻、地黄、木贼、旱莲草、槐角、细辛、荷叶、青盐各等分烧煅后研细末，擦牙齿。这就是西岳莲花峰神传齿药方。这个疗齿方的记载说明古时已经重视用药物来擦牙齿，疗牙病，而且有丰富的经验，神效的良方与今药物牙膏的兴起有着探本求源的关系。

此事记载在《宋朝事实类苑》中，虽叙述有些夸大，但它对我们今天研制理想的药物牙膏无疑会有启迪和参考价值。在药物牙膏中，最受人欢迎的是中草药牙膏，因中草药有几千年的发展历史，有长期人体预防和治疗而摸索出来的药物功效，经验诚为宝贵，较之西药从动物实验而得的药理研究要可靠，更适合人的需要；同时中草药不良反应少，使用安全。故药物牙膏目前从化学药物逐渐向中草药转化，诸如芳草牙膏、黄芩药物牙膏、儿童用的小白兔牙膏等均以中草药为主要药物。中医中药是不可分割的两大部分，中药必须在中医理论指导下选择使用，如离开中医理论而单纯从研究一味中药药理或某一种成分来使用中药是带有严重片面性的，从目前的中草药牙膏来看，存在着这个弊病。如黄芩经实验研究证明有抗炎杀菌等作用，故用治牙周炎、龋齿等有一定作用，但这还不够，还要从整体观来考虑一些适合齿病的药物，如齿与肾、齿与脾胃关系都很密切。从上述齿药方的药物组成可以看出其组方非常周密，如洁齿的猪牙皂，清胃的荷叶、生姜，补肾的旱莲草、熟地黄，解毒的木贼、升麻，止血的槐角，止痛的细辛，这都与齿病休戚相关。

兔脑丸与垂体后叶激素

兔脑丸，又称催生丹或催生兔脑丸，方出自明代王肯堂《证治准绳·女科》，由兔脑髓、母丁香、乳香、麝香组成，专治难产、胎儿不下。近代治由于子宫阵缩无力而难产者：用腊月兔脑捣烂，同透明乳香适量研和成丸，每丸 3g，阴干保存。临产时胎儿迟迟不下，研服 1 丸，热黄酒送；如胎仍不下，可再服 1 ~ 2 丸。故为中医妇产科中必备之催产良药。惜今乏人制作，鲜有用此者，而代之以西药垂体后叶激素。

垂体后叶激素分两种：一是产科垂体素即催产素，它能使子宫产生节律性收缩，有催产之作用；二是外科垂体素即增压素，能使血压增高，有加强肠蠕动及利尿作用。催产素，是西医妇产科中特殊的催产药物，然而它的发现和产生远较兔脑丸来得迟，但后来者居上，兔脑丸在中医妇产科中销声匿迹，而脑组织液提取物——催产素却广泛地应用在中西医妇产科领域中了。

兔脑丸，可以说是催产素的先祖，它们虽都是催生专药，但各有特长。兔脑丸作用缓和，安全有效，制作方便，取药容易，广大基层尤其是农村值得推广应用；催产素作用强烈，见效迅速，需专门药厂精密制作，使用方便，但使用时需根据病情严格掌握剂量和给药速度，如用药不当，可引起子宫破裂等不良后果。鉴于两者的长短，在目前广泛应用催产素的同时建议药厂生产部分兔脑丸，而医药工作者为发扬中医，发挥古方新用的作用，要把兔脑丸应用在临床中，并不断总结，融中西医药之长，创造出安全、有效的新催产药品。

氢氯噻嗪能止泻之理

中医药是一个伟大宝库，如何用中医理论来指导医疗实践，这是我们中西医务工作者值得重视的一个问题。如"通则不痛，不通则痛"的中医理论，在治疗急腹症中起了一定指导作用；"气行则血行，气滞则血瘀""气为血之帅，血为气之母"等气血理论，在治疗心血管系统疾病如冠心病、心绞痛等时亦起了指导临床的作用，如此种种，不胜枚举。

今以"利小便以实大便"的中医理论，用西药利尿剂治疗腹泻，如以氢氯噻嗪（简称双克）利小便以达到实大便的实践为依据，来证实中医理论的科学性、可靠性，从而从另一个角度来探索中西医结合的途径。

已故著名老中医秦伯未先生，精通中医，兼明西医，在其名著《谦斋医学讲稿》"腹泻的临床研究"一文中说："中西医治疗腹泻有共同点，也有特殊地方，并且由于中西医理论的不同，纵然观察到同样的结果，但解释上也不完全一样。"按中医理论，结合临床实践，兼取中西医之长，对治疗某些疾病确实比单纯地用中医或西医治疗来得见效快、疗效确。现从双克治疗腹泻的临床实践做一漫谈和讨论，以求探索双克止泻之理。

一、实践依据

1970 年夏秋之交，笔者曾治一例因过食生梨之后，立即饮开水而引起的腹泻。患者一日数十次泻水样便，无腹痛，脉舌无殊，体温正常，用氯霉素、土霉素不见效，后想改用治水泻验方（白术、车前子）试服，但因病势急迫，又鉴于该方的组方理论为"利小便以实大便",即给予双克25mg 2片,以求速效,约过1小时,小便增多,随即腹泻渐止,收到意想不到的疗效。此后笔者对双克止泻引起了重视,10余年来经治数百例,屡试屡验,现举几例,再加以佐证。

例一:沈某,男,30岁,农民,1980年7月初诊。患者素体壮实。双夏期间,夜间挑谷,过度疲劳,又贪凉睡于电风扇下。次日清晨腹痛腹泻,一日四五次泻水样便,测体温正常,纳食尚可,尿少色黄,舌淡红,苔薄白,脉弦紧。西医诊断为急性肠胃炎,建议补液,患者不愿。按症辨证为风寒夹湿,由表入里,肠道受寒,传送失职,以致水谷不分而成腹泻。急则治其标,给予双克25mg,一日2次。第2天腹泻止,腹痛除,唯觉腹胀,嘱其停服双克,改用理气宽肠、健脾温中之剂善后调理,3剂而告痊愈。

例二:陈某,男,27岁,工人,1980年8月初诊。夏月外出钓鱼,中午在野外过食月饼和白酒,旋即肠鸣腹泻,即来院求诊。视其体质尚健,虽水泻无度,然无脱水之象,给予消食和胃之剂。一剂未见大效,腹泻未止,后改用双克25mg,一日2次,服一天,腹泻止,纳食增,而告愈。

例三:陈某,男,29岁,农民。长期慢性腹泻,纳差口淡,便溏乏力,一日少则2~3次,多则4~5次,且完谷不化已有7~8年之久,经用多种抗菌药及中药温补脾胃之剂少效。诊脉沉细,舌淡少苔,证属脾胃虚寒。除调补脾胃外,稍加利尿剂双克25mg,一日1次或二日1次。调治月余,大便成形,至今纳增身健,几年痼疾得愈。

二、理论依据

中医学认为,腹泻与水湿关系甚为密切。《素问·六元正纪大论》说："湿胜则濡泄。"《金匮要略》说："湿痹之候，小便不利，大便反快，但当利其小便。"又说："下利气者，当利其小便。"以后李东垣提出："治湿不利小便，非其治也。"张景岳又详加说明："泄泻之病，多见小水不利，水谷分则泻自止，故曰治泻不利小水，非其治也。"至陈修园著《医学三字经》扼要地说："湿气胜，五泻成，胃苓散，厥功宏。"因此许多治疗腹泻的方剂如四苓散、五苓散、胃苓汤、参苓白术散等均有利水渗湿之作用，而许多利水渗湿之品均有健脾止泻之功，如茯苓、白术、苍术、薏苡仁、赤小豆、泽泻等。因此利小便以止腹泻乃是中医治泻的一种有效法则和巧妙途径，亦体现了中医治病的整体观念，这与西医止泻是大相径庭的，但究其实质，中西医有殊途同归之理。西医学认为腹泻多是肠道病变，其病理变化多见肠黏膜充血水肿，从而造成吸水功能障碍而致腹泻，由此可以推知，用利尿之剂诸如双克之类，可以消除或减轻肠道充血水肿。国外有人试验，胃黏膜皱襞变厚出现水肿，用"汞撒利"1mL皮下注射，24小时后出现利尿且胃黏膜水肿减轻。由此可以佐证中西医理论是融通的，而两者结合见效快、疗效高。

三、忌宜

利小便以实大便，为治腹泻之一法，不能见泻即利小便，千篇一律则延误病机，必须注意忌宜。张景岳早就指出："小水不利，其因非一，而有可利者，有不可利者，宜详辨之。"具体说："暴注新病者可利，形气强壮者可利，酒湿过度，口腹不慎者可利，实热闭涩者可利，小腹胀满，水道痛急者可利。"而不可利者为"病久者不可利，阴不足者不可利，脉症多寒者不可利，形虚气弱者不可利，口干非渴而喜冷者不可利"。最后总结说："倘不察其所病之本，则未有不愈利愈虚，而速其危者矣！"张氏之论，较全面地指出了"利小便以实大便"之忌宜。用双克止泻即需照此而行才为得法。临床上一般初起即谓新病，体质壮实无脱水或脱水不重的急慢性肠炎、消化不良性腹泻、过敏性肠炎等均可使用，对于重、危、急症，严重脱水者当在禁用之列。属肠道分清别浊有碍，可用少量利尿剂，虽为慢性虚性腹泻亦可使用，但需适可而止，亦不必因虚而有所顾忌。

使用双克止泻，尚可配合其他药物以补偏救弊，如脾虚泄泻可在健脾之剂中同用；寒性腹泻可在温中散寒剂中配伍。如若单独应用利尿剂止泻多为急则治标之法，以泻止即停药为原则，不能过量或使用时间过长，以防伤津动液。目前利尿剂品种较多，临床应用以双克最为适宜。

"猪大肠可作药用" 的中医医理考证

《生活与健康》报道"猪大肠可作药用",又说:"用大肠加葱红烧,当菜吃,治疗咳嗽疗效显著。"又说:"大肠不仅能治咳嗽,对有些初发的痔疮出血也有效果。虽说这些方法无医学考证,但大肠价格便宜,吃后也无不良反应。"大肠作为药用,中医早有记载,并有中医理论作为临床依据。

《证治准绳》有猪脏丸方,即用猪大肠、黄连研细添焦糊为丸,如梧桐子大,用米饮送下三、五十丸,治大人小儿大便下血之症。这是中医"以脏补脏,以腑治腑"的用药经验和法则,如消化不良用鸡内金,脚膝软弱用虎骨,久溃不敛之疮口用象皮等。这种用药经验和法则历几千年使我们发现了许多中药和药物效用,如近代研究的眼宁针治疗目疾,骨宁针治疗骨病,脑组织液治疗脑病,这些均是从中医的宝贵经验中逐步发展而创新的,因此猪大肠治疗大肠出血之病,理义一致。

中医学认为:肺与大肠互为表里,一脏一腑,阴阳相配,它们之间是息息相关的,所以肺病可从大肠治,大肠之病可从肺治。临床上老人肺气壅滞喘咳不止,腹胀便秘,可用五仁汤或丸(桃仁、杏仁、松子仁、柏子仁、陈皮、郁李仁),或用麻仁丸或大黄通利大肠之腑,以达到平喘止咳泻肺的目的。老年性习惯性便秘,本是大肠病变,可是用杏仁、瓜蒌仁、桃仁开肺气也同样能达到通便之功。用猪大肠治疗咳嗽,其理义也同,它从另一个角度证明了肺与大肠的关系,也说明中医传统理论有实践指导意义。因而猪大肠治疗咳嗽的宝贵经验,今《生活与健康》予以介绍,是很有价值和实践意义的,虽然仅流传民间,但只要行之有效，证之有据，这种民间单方是有价值的。

　　冬季感冒咳嗽较多，所谓"伤风咳嗽，郎中对头"，凡久咳，肺气虚弱，肺燥无痰，均可用猪大肠加葱红烧的食疗方法进行自我治疗，其效果诚如笔者所介绍"疗效显著"，不妨一试。

治癌方药实录

1983 年 4 月 10 日《文汇报》刊载了上海肿瘤医院中医科主任于尔辛副教授用"健脾理气法"治疗肿瘤的经验。适值陈某，男，52 岁。经手术探查证实为晚期胃癌，因病家之要求，众人之嘱托，于 4 月 18 日专程赴沪去病历会诊，会诊认为，病属晚期，疗效不好，勉处一方：党参 15g，大腹皮 15g，沉香 4.5g，八月札 10g，半枝莲 30g，白花蛇舌草 30g，车前子 15g，地枯萝 15g。

4 月 18 日同时还请于主任会诊一位患者江某，女，46 岁，晚期结肠癌，处方：党参 15g，白术 9g，茯苓 12g，八月札 30g，半枝莲 30g，白花蛇舌草 30g，山慈菇 15g，神曲 12g，麦芽 12g，延胡索 30g，橘核 15g，荔枝核 15g，新癀片 10 支。

上例二方其轨不出理气健脾，这是治疗消化系统肿瘤比较理想的途径，在理气健脾的前提下随症加减。如陈某方证以呕吐和水肿为主，故用沉香等止呕，用车前子、地枯萝利水；江某方证以疼痛为主，故用延胡索 30g，并加新癀片吞服以止痛。其中亦加用经试验具有抗癌作用的中草药诸如半枝莲、白花蛇舌草之类。由此可见，治疗消化系统肿瘤在理气健脾，抗癌解毒基础上随症加减是为常法。

由于陈某病属晚期，诸药乏效，多方求索治方，后又专程去宁波医学科学研究所取得一方，据云此方是日本人在中药抗癌研究中，从 1500 种中草药中经实验、筛选，证实其是对正常细胞无害，专杀死癌细胞的四种中药组成的一方，取名单刃剑，此方由仙鹤草 60 ～ 100g，白英 30 ～ 60g，败酱草 30 ～ 60g，甘草 10 ～ 30g 组成。该方据经验认为：提取物效果不好，需原植物煎服，对晚期肿瘤均有良好治疗效果。

又有姚某，业医，年 50 余岁，1982 年经多方检查证实为肝癌，医院已判其死期，然至今（1983 年 5 月）尚健在，并再次去杭州复查；他服用马尾黄连［浙江中医学院（现浙江中医药大学）教授潘国贤（已故）经验方］还有野荸荠（即在池塘里野生多年的老荸荠），自服用后，肿块日见缩小，经一年治疗目前只有原来 1/5 大小肿块，足资草药之伟效。

笔者曾用中草药治愈 1 例经剖腹查证为胰腺癌患者，患者陈某，男，63 岁，农民。1980 年 8 月 3 日初诊。

患者曾于 1960 年做胆囊切除术，术后情况尚好，能参加田间劳动。1980 年 8 月 3 日突然右上腹疼痛，病情日渐加重，因疼痛甚剧伴右上腹肿块，皮肤、两目、小便均深度黄染，并在右上腹触及结节状肿块（大小约 15cm×8cm×8cm），质硬压痛明显。当时印象：①肝癌？②胆囊炎伴胆结石症？③胰腺癌？由西医经抗菌、补液、纠酸、镇痛等对症处理，病情未见好转，似有恶化趋向，于 1980 年 8 月 12 日转上级医院外科住院治疗。

当时患者除上述症状日见加重外，人体已极度消瘦，饮食不进、大便不下，体温 37.7℃，病已垂危，医嘱：病危通知，注意血压。并进行必要检查，超声检查：上腹部探及 6cm 厚度不均质的肿块波形，范围不清。X 光透视：右横膈上抬，活动明显减弱，中下腹可见密度增高阴影，下界连脐水平，下腹反射性肠淤积，未见液平。血液检查：CO_2-CP（二氧化碳结合力）60%，WBC（白细胞计数）10000mm^3，N（中性粒细胞）82%，L（淋巴细胞）18%。尿双胆检查：强阳性，并请内外科医师会诊，不能确诊，故建议剖腹探查。征得家属同意，于 8 月 25 日剖腹探查确诊为胰腺肿瘤（癌）。并已有转移结节，故未经任何手术随即关腹。7 天后拆线，动员出院，回当地治疗，并与家属说明病的严重性。家属认为生机无望，自剖腹确诊之日后即在家为患者准备一切后事。

患者于出院前两天，要求笔者予以诊治，家属为慰其心，特邀笔者前去一看。此时患者骨瘦如柴，大肉已脱，全身黄而灰滞，精神极度委顿。两目时开时闭，口唇干燥，饮食不进，大便不解7～8天，右上腹肿块平卧已很明显，如覆盆状，按之硬而有结节，下腹部呈轻度胀满，脉沉弦，舌红绛，前半部苔已光剥，舌根苔尚黄腻，从症所见为正气衰败，邪气尚盛之象，大便7～8天不解，虽未多进食，但从舌根苔腻之症，当祛肠内宿垢，随即用调胃承气汤加味：大黄5g（后下），玄明粉10g（冲），枳壳10g，甘草5g，茯苓10g，1剂。并嘱：如有转机，可派人转方，亦嘱其回家调治。翌日，家属代诉：药后大便泻下如酱状，腹稍平，患者已要索食，给予米汤一碗（约200mL），食后酣睡一宿，要求转方，即给予茵陈蒿汤加味：茵陈15g，焦山栀10g，川黄柏10g，大黄5g，谷芽30g，枳壳10g，2剂。5天后患者来院门诊。据诉：上方2剂后，能食稀粥，病情日见好转，故原方又在当地卫生院配2剂。

此次所见患者体质虚弱，但精神尚可，问之能答，每日以稀粥自调，大便畅行，小便黄赤。检查：上腹部肿块如旧，脉弦紧，舌淡，苔微腻。证属正虚邪实。从症分析，正虚为本，邪实为标，然顾其本，有碍邪之去路；治其标，恐更伤正气，然从上两次祛邪之剂运用后的情况来看，正气尚不见更虚，而反致病情日见好转，故以祛邪以扶正为法，现病邪枝节已去，邪之本末清楚，一为全身黄疸，二为腹中癥积，三为邪毒内蕴。按此三方面理路立法、选方、遣药，即健脾利湿以退黄，药选：干蟾皮、山慈菇、水蛭；清热解毒以祛邪，药选：半枝莲、白花蛇舌草、夏枯草。合而组成一方：茵陈30g，赤小豆30g，茯苓10g，薏苡仁

15g，干蟾皮 30g，水蛭 10g，山慈菇 10g，半枝莲 30g，白花蛇舌草 30g，夏枯草 15g。并随症加减：便秘不畅加大黄 5g（后下），纳差乏味加谷芽 30g，腹胀不适加广木香 5g。每次复诊给 5～7 剂，调治 3 个月，服药百余剂，诸症若失而告愈。在治疗中未进用任何西药及其他中药，坚持服用本方，至今按中医临床治愈标准又经西医多方检查肿块消失，诸症已除，恢复健康，并已能参加田间劳动。

讨论：本病从发病到痊愈的全过程中，说明对疑难重症，在理清病之本末枝节之后，在分析病机的基础上要强调专病专方，随症加减。岳美中老中医在《谈专方》中说："徐灵胎说，一病必有一主方，一方必有一主药。这是徐灵胎临床心得，医家不传之秘。"诚属至道之言，在专病专方基础上，强调随症加减，这是治愈的关键。同时患者要密切配合，坚持服药，持之以恒，不能朝更暮改，见异思迁。

治疗疾病有扶正、祛邪两种大法，从本病的治疗中，极少加用扶正补虚之品，多用祛邪攻消之剂，但在具体选药上力避峻险毒药，尽量选用性平味淡，补消并施之品，如方中薏苡仁、赤小豆、茯苓，既能利湿以助茵陈退黄，又能和中健脾，干蟾皮消积力颇强，且小儿疳积亦可应用。山慈菇解毒散结亦为无毒之品。水蛭，笔者经验为"破瘀而不伤正"之良品，半枝莲、白花蛇舌草、夏枯草从临床运用非大苦大寒之品，且有解毒清热之良效。因此在各药的选择上力求平和不伤正，即含补益之意也。同时各组药物职责分明，但在选药上又注意分工合作，如茯苓、薏苡仁可协助清热解毒之品以攻邪，夏枯草能软坚化结以消积，因此组方切合病机又不重床叠架。对疾病的各个矛盾，实行各个击破又共同歼敌的组方原则。

本病虽只一例，以西医学的明确诊断，结合中医的辨证治疗，强调专病专方而取胜，虽经治2个月，用药百余剂，但从疑难重症来说，这亦不足惧，尤其消融肿块，必须潜移默化，不可能朝夕取效，所谓欲速则不达也。

从治癌方药实录说明，癌是可以攻克的顽敌，问题是我们如何采集民间有效方药，结合中医辨证施治的精神，用专病专方与辨证施治相结合的原则，寻找有效方药，在目前西医乏效的情况下，在中医药中探索治癌方药是大有前途的。

治癌方药甚多，收效不一，但纵观中草药诸方一是以祛邪为主；二是以扶正为主。祛邪以抗癌毒，扶正当在调补气、血、阴、阳、脏腑之虚。以上均系耳闻目睹之方，而取方之困难，取样之艰辛，又不堪言，故特以实录，供临床参考、验证。

指状疣方一则

疣种类较多，按其形态命名有扁平疣、鼠疣、指状疣等。治疗本病的方法甚多，如用小粒艾炷直接灸疣，疣可自行枯萎脱落；有用茄蒂擦涂，久之亦能自愈；民间用头发扎枯法也有一定疗效，但这些方法只适用于少量的、单纯性疣的治疗，若疣粒众多，愈发愈甚，非用药治是不可能见愈的。曾见李某，男，45岁，干部。初发现头发际部有一二粒指状疣，自行切除，流血不止；请医灸治，亦未见效，并从前到后的整个发际部位，布满百余粒指状疣，视之惴然，触之棘手；多方求治终未见效，后得一验方，服用30余剂，而疣日见枯萎脱落而愈，现将此方辑录如下：大青叶12g，珍珠母90g，红花10g，生牡蛎、煅牡蛎各30g，海蛤壳25g，穿山甲10g，炒白芷6g，僵蚕10g。

上方经用余年，传抄多人，对于各种疣均有较好的效果，尤其对全身性、散发性、粒数多的疣，服用本方均收到自行脱落的效果。病有专方，在临床应用中一般在原方基础上稍事增损，不能做大的增删，可根据辨证施治精神适当加药或减药；药量亦不能做较大增减，均应保持原方剂量。病贵坚持服药，一般服15～30剂，亦可服至50剂，无见毒副作用。

此方组成的药理分析：僵蚕、白芷、穿山甲、珍珠母、海蛤壳、生牡蛎、煅牡蛎为化痰散结之品，这些化痰散结之药各有专司，僵蚕、白芷祛风化痰，穿山甲活血化痰，珍珠母、海蛤壳、牡蛎软坚化痰。红花活血化瘀，并助穿山甲祛痰化瘀。大青叶清热解毒。所以本方为解毒散结的痰瘀方。凡积、结之病变，治重痰瘀，此方亦是一个明证。

退热验方"槐角地榆汤"析疑

槐角地榆汤是浙江省新昌县已故老中医黄载枚先生常用于退热的经验方。据其所述，此方得于民间；近查历代诸家方书亦无记载。但笔者一直作为退热验方应用于临床，若辨证恰当，疗效十分可靠，诚有立竿见影之效果。

该方名曰"槐角地榆汤"，因以槐角、地榆为君，方中各用12g，再配以滑石12g，广木香5g，延胡索6g，前胡6g，桃仁10g，桑白皮10g，黄芩5g，枳壳5g，凡药十味组成一方。临床常照原方套用或稍事增删，但不能客主加临。据民间所传，专治俗称为"脱力伤寒"之证。其所谓"伤寒"，遵《黄帝内经》所云"今夫热病者，皆伤寒之类也"之义，因此有发热不退之主症，其所称"脱力"，常有劳役过度，全身乏力，或懈怠倦惰之症。临床常见症状：发热不退，身热不扬，常在38～39℃，昼夜体温波动不大，且患者对体温升高不很敏感，如伴体温升高至39℃，自觉只感微热或无甚感觉。全身无力，四肢懈惰，不愿多动，反应迟钝，呈一派软弱无力的征象。面色多无华，纳食皆不佳，舌苔薄白，脉涩而迟。查其病因多由失治或误治而来，或劳役过度，复受风寒雨露而发病，病程较长，久治鲜效。根据这些证候特点及诱发原因，一般可以诊断为"脱力伤寒"，也是应用此方的主要依据。另外还有一种辅助诊断方法。在出现上述疑似证候的情况下，可嘱患者先服松针汤，即用松针（鲜）30～50g，煎服。如患者未觉松针气味或其他特殊气味者，即可确诊为"脱力伤寒"，就可用槐角地榆汤试治，一般用原方连服2剂，热邪渐退，再剂热退净；热退后以养阴生津之品如沙参、麦冬、石斛、天花粉等善后调理，则康复如常。

笔者曾治一例不明原因持续发热不退者，张某，女，农民，32岁，1980年5月就诊。患者上山砍柴归途中遇雨淋，继则畏寒发热，自服姜汤（生姜、红糖煎汤）未见寸效。发热头胀，全身酸软，需人予以捶击全身才能宽松一时，纳食无味，自觉口淡，舌淡微胖苔薄白，脉沉弦而细，用化湿解毒之甘露清毒丹方加荆芥8g，柴胡10g，3剂。药后诸证稍减，唯发热未见减轻，体温在38.5℃上下，改用清热养阴之剂未效，人体日见消瘦，疑是无黄疸型肝炎，嘱肝功能检查，结果无殊。冥思苦索，后据病家提醒"是否脱力伤寒？"于是试用槐角地榆汤原方2剂。药后热霍然而净，始悟此方之神奇。再以健脾、养阴之剂调治1周而告愈。但笔者对此方退热的机制一直存疑，知其然不知其所以然，今学习前人经验结合中医理论，试以析疑，以求正明哲；并望同道，凡知其方书出处者，祈能告之。

秦伯未著《谦斋医学讲稿》，内有"种种退热法"篇，文中说："我的体会，中医对于气血，在生理上十分重视，在病理上也极其注意，气郁和血瘀，认为能使功能障碍产生多种疾患，发热是其中之一。"秦氏之论，颇有启迪，槐角地榆汤退热机制缘在于此。此方按其组方药物的功效、主治，似与退热无涉，但追本穷源，审因论治；根据脏腑、气血的生理、病理，结合组方药物的功效及配伍关系，此方退热机制是清肠泻肺，理气活血以消除机体的功能障碍从而达到退热的目的。方中黄芩清上焦肺热，桑白皮泻肺清热，前胡清肃肺气，肺主皮毛，通过宣肃肺气，开达腠理，使邪热由表而出。肺与大肠相表里；清理大肠从调气活血入手，槐角、地榆苦寒清理大肠血热，配血中之血药的桃仁、血中之气药的延胡索，以协助大肠凉血活血；广木香、枳壳入肠理气解结，使肠道气机通畅。其中滑石一味，上开泄腠理以达汗窍，下导热下行以达溺窍，为两相兼顾之品，配方之妙，诚为精思熟虑，现将其组方示图 1 如下。

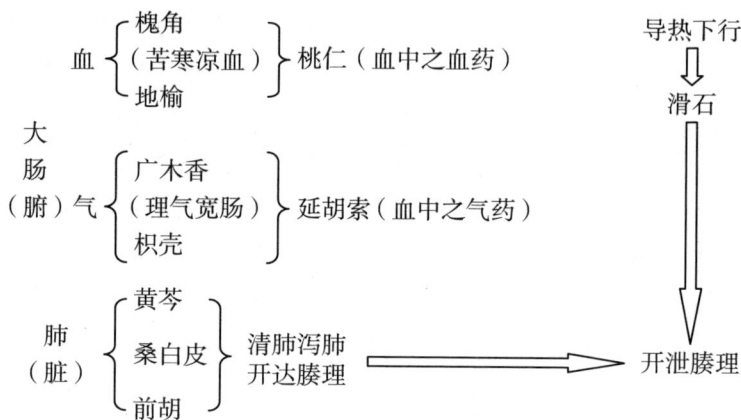

大肠（腑）

血 { 槐角 (苦寒凉血) 地榆 } 桃仁（血中之血药）

气 { 广木香 (理气宽肠) 枳壳 } 延胡索（血中之气药）

肺（脏）

{ 黄芩 桑白皮 前胡 } 清肺泻肺 开达腠理

导热下行 ⇩ 滑石

开泄腠理

图 1 "槐角地榆汤"组方机制分析图

由图 1 所见，可一览无余地看出槐角地榆汤是一张不治热而热自退的治病求本的退热剂。凡气滞血瘀，无明显表证，无明显里证，久治不愈的慢性热证，或不明原因的低热证都可试用。本方无甚毒副作用，于成人尤为适宜，是一张较好的、组方独特的退热方。

苦酒是醋吗

黄汗，首见于《金匮要略·水气病脉证并治第十四》。在第28、第29条对黄汗的方证详有论述；在第1、第2、第4条等亦提到黄汗，从全部条文看，仲景对于黄汗的认识和治疗已有一定准则。然黄汗之病症临床少见，笔者曾见一例，按仲景法论治而获效。

丁某，女，55岁，农民，初诊1980年8月8日。

患者素体尚健，夏月参加田间劳动，经常汗出入水中，贪图凉快。于求诊前7～8天发现汗出色黄如黄栀色（即山栀色），整件白衬衫均黄染成黄衬衫；汗出时用白毛巾擦之亦同样黄染。因汗出色黄，持续不断，恐患黄疸病（患者指的是黄疸型肝炎）而来院求治。

据诉：自出黄汗以来自觉全身骨节疼痛，尤以腰背为甚，常常需人捶击腰背，才觉一时舒适；容易烦躁，无故发怒，胸闷烦热；而风吹之又觉畏寒，伴头晕目眩，心悸怔忡，口淡无味，纳谷不香，脉细带数，舌淡红少苔。查其衣衫汗渍，色正黄如柏汁。嘱尿检：尿双胆（–）；血象：白细胞5200/mm³，中性粒细胞72%，淋巴细胞28%，血小板114000/mm³。血压正常（120/72mmHg），肝脾未及，西医无病可言。按中医辨证属《金匮要略》中黄汗一证，按证索方，拟芪芍桂酒汤加味一试：黄芪30g，白芍20g，桂枝10g，黄酒一匙（10～15mL），牡蛎30g，青蒿10g，5剂。随访时汗出已无黄染。年余未再发生。

从患者素质看，素体尚健，近因夏日操劳过度，汗出入水，又暑热伤阴，故见气阴两亏，伴湿热内蕴之象，方中以黄芪、桂枝、白芍益气调营，加青蒿清透湿热暑湿，伍牡蛎介类潜摄，一收一散使湿热疏解。方中之苦酒以黄酒代之，取其以类相从之意，以鼓舞气血，托邪外出。

从患者症状来看，与《金匮要略》第 4 条记述相似，从病因看与第 2 条记载一致，故用芪芍桂酒汤试治，果然病愈，可知仲景治黄汗之法，后世值得借鉴运用。

关于苦酒为何物之疑问，虽本案只有一例，但亦以实践证明，黄酒代苦酒之可行性。历来比较一致认为苦酒即为醋，似乎成了定论。但笔者通过此案以黄酒代苦酒用之，认为苦酒或许为今之黄酒。理由如下：苦酒从命名来说，肯定为五味中属苦味之酒。而如是醋之代名字，醋以酸著称，俗称酸醋；而自《黄帝内经》始，五味已分得十分清楚，何不以酸酒命名呢？此其一。据查乌梅丸中亦有苦酒，乌梅为酸之果品，何以需再加醋之酸呢？临床上用乌梅汤常不加醋，而单纯醋却可治蛔厥，此其二。陶弘景曰："酢酒为用，无所不入，愈久愈良，以有苦味，俗呼苦酒。"此处颇与近代黄酒相似。《唐本草》曰："酢有数种……会意者亦极酸烈，止可啖之，不可入药用也。"因此苦酒如为醋，"止可啖之，不可入药用也"，入药之苦酒，似当为黄酒，此其三。苦酒，当以带有苦味及醇酒之味的液体，从目前诸酒来看当以黄酒为最合适（如绍兴元红酒，俗称绍兴老酒），而黄酒变酸，民间多作醋用，因此黄酒与醋亦有一定关系，但从苦酒来说，当为未变质的黄酒，此其四。以上四点疑问，故提出苦酒很可能为黄酒。

牛——"废物"皆是宝，治病效更高

食用为主兼有药用的牛肉、牛奶、牛杂，不仅美味可口，而且营养丰富，是人们补虚健身，防病治病的食物；然而，牛身上的"废物"，虽难作食物，却是不可多得的药物，如牛胆汁，因其苦难入口，为防苦汁染肉，屠宰时多丢弃；牛黄，为病牛之胆结石，不认识此为何物者，亦多弃之，而病牛也不为人所重视，但它却藏着珍贵的牛黄；牛角，人们习惯做牛角梳、小孩玩具等，然而它却是可代犀角的中药；小牛脚底皮，本是兽医接生小犊时为使它快步行走，割下的脚底皮，即如人之胼底，因此，我们权且称其为"犊胼"，这种"犊胼"常丢掉或塞入墙壁破洞，成为老鼠的美餐，但它却是扶正抗癌的好药。这些牛的"废物"，现将其药用价值一一介绍如下。

1. 清心解毒数牛黄

牛黄又称犀黄，在宰牛时注意胆囊、胆管、肝管中有无硬结块，如有即为牛黄，应立即滤去胆汁，将牛黄取出保存。牛黄，性味苦甘而凉，有清心解毒，化痰镇惊，利胆退黄的功效。主治热病神昏谵语，癫痫发狂，小儿惊风抽搐，牙疳，喉肿，口舌生疮，痈疽，疔疮等。唐代孙思邈说："益肝胆，定精神，除热，止惊痫，辟恶气。"《本草纲目》记载："痘疮紫黑，发狂谵语者用。"古人这些记载，都是一些重危急难之证，说明牛黄作用之卓越。清代温病学家治疗温病邪入心包，神昏谵语，兼治卒厥，五癫，中恶等之由于热毒者，用《温病条辨》中安宫牛黄丸，其他还有牛黄清心丸（万氏方）、牛黄解毒丸（《保婴撮要》）。牛黄很少单独入药，或入煎剂，常做成丸、散、膏、丹等中成药。这样便于服用和急救，又能充分发挥它的效用，当今在治疗急性热性传染病中牛黄制品发挥很重要的作用，如乙脑，高热神志不清，昏迷不醒，抽搐不止常用安宫牛黄丸急救；近年来中西医专家，根据本方，创"抗热牛黄丸"及"醒脑静"针剂，在治疗急性高热传染病时取得了很好效果，其作用主要是清心解毒。牛胆汁，功同牛黄，但逊于牛黄，性味苦大寒，有清肝明目、解毒消肿、利胆退黄的作用。《现代实用中药》中记载：肝胆病引起黄疸及便秘，牛胆汁干粉用胶囊套服，1 日 3 次，每次 3 粒，开水送服。其他，也可外敷治金创、疮毒、痔疮等，有消肿解毒之功。

2. 凉血止血推牛角

自从犀牛被列为国家重点保护动物之后，犀角禁止入药，犀角居《中药学·清热凉血药类》之首，是一味功效卓著的清热凉血，解毒定惊之品。取消了犀角那谁来替代呢？经过医家的多年经验和文献资料记载以及民间应用，推出牛角，以代犀角之无。这说明牛角凉血止血，解毒清热之用了。

牛角，入药主要是取水牛角片，即水牛角镑片入药，笔者最近出版的《琐琐药话》中有专篇"水牛角临床如何替代犀角应用"的介绍。其中讲了三个问题：一为"水牛角可替代犀角，但不能等同"，从两者的成分、前人的记载、性味功效进行分析。二为"水牛角替代犀角，需调整剂量"，就是说用水牛角剂量要大，提出参考剂量一次 1 ～ 30g 或更大代水煎，大大地超过犀角的用量，是原犀角的 10 ～ 100 倍。三为"水牛角替代犀角，治内科杂病"，介绍了 3 种内科病症的具体病例和笔者常用方剂。这些内容对我们认识其效用有一定的参考意义。其中记载 1 例疑难病值得一提：20 世纪 70 年代，曾治一女孩，从小皮下出血（乌青块经常发生于四肢），经当地及省、市各大医院检查诊断为血液病。但小孩能照常生活、读书，后到青春期，每届月事，淋沥不断，以至贫血；其父母因多方治疗无效，要求用民间单方治疗，我经反复查考并根据自己的经验用方：水牛角片（刨薄片）不限量（30 ～ 100g），水煎服，并嘱服湘莲炖粥食疗，经 1 个多月治疗，诸症明显好转，2000 年已结婚生子。其中用去水牛角片不计其数。由此可见，其止血之效的卓著。

3. 扶正抗癌算"犊胕"

上文我们已把小牛脚底皮冠名为"犊胕"，它是一种甘平无毒之品，好似动物胎盘之物，又非胎盘之用，像胎盘又胜胎盘。因其牛犊从母体中来，有母体之元气，故功似胎盘有补正之用，但又不同于胎盘，一是牛犊自身之物；二是非供养自身的胎盘，牛有自己的胎盘；三其质坚硬，形态与成分与胎盘有别。正是这种区别故临床上有抗癌的作用，具体实例和如何应用，在《琐琐药话·医海拾贝》中有专文"小牛脚底皮之效用"的介绍。

对"犊胕"应用于治癌的体会：①本品是理想的营养补品，用黄毛小鸡同炖目的是提高其补养之力，因此，也可配火腿肉、牛肉、猪肉、鳖、乌龟、鹿肉等同用。②犊胕，根据临床运用体会，其性平而微温，味甘，食之鲜美，无特殊的异味，因此也适合作为小孩的滋补强壮剂，民间也有这样的经验：鹌鹑 1 只，宰杀去净毛杂，把犊胕 1 只（即 1/4 小牛的胕底）纳入鹌鹑腹内，加适量盐和调味品，炖熟，全可食用，1 周 1 次，连服 4 周。有明显的补虚效果，主要表现为面色红润，食欲增加，精神兴奋，好动好玩。所以，在山区农村生小牛时有保存犊胕的习惯，割下的犊胕给体质虚弱的小孩服食。

牛，除了这些常见、常用的东西供药用外，其他，还有牛的脏腑组织器官都可入药，如牛肾、肝、齿、骨、肺、筋、鼻、靥、髓、脑，甚至牛口涎、牛粪也可药用。所以说"牛——全身皆是宝，治病少不了"。诚非虚言也。牛，是水牛、牦牛、黄牛、瘤牛以及其种间杂种的统称；为哺乳纲，牛科动物。因其体质强大，常有角、蹄，气质勇猛，故人们常把"牛"比喻倔强、强大、固执、形大等。其实，牛，也温顺，耐苦劳、供使役，其肉、奶是人们不可缺少的食物，同时也是治病疗疾的好药。

4. 牛肉补脾如黄芪

牛肉、牛奶是人们常用的肉食品和奶制品；牛肉，性味甘温，有补脾胃，益气血，强筋骨之功，为四季肉食品，尤适宜于冬季食用，常用于虚损羸弱，腰酸背痛，四肢乏力等证。《韩氏医通》说："黄牛肉，补气，与绵黄芪同功。"《医林纂要》说："牛肉味甘，专补脾土。"说明牛肉补气益脾如黄芪，它可烹饪出各式各样的牛肉佳肴。常用的牛肉粥：牛肉100g，切薄片，与粳米煮粥，加五香粉、盐少许，温热食之；专治体虚乏力，腰膝酸软，尤其对老年人冬季怕冷，消瘦萎黄者更为适宜。若用糯米煮粥，则温补之力更强。妇人产后，脚弱无力，或过早劳作，足跟、足底疼痛者，民间常用牛蹄筋炖烂食用，有很好的效果；一般服用4～8只，同时，也可蹄筋与牛肉同炖，炖时加茴香数粒、干姜几块，以增加温补脾胃的作用。

牛肉性温，凡感染性疾病发热期间忌食牛肉。因牛肉含中等量胆固醇，故高血压、高血糖、高血脂者忌食或少食。疯牛病牛肉严禁食用。根据古籍记载，牛肉忌与韭菜同食；民间视牛肉为发物，因此湿疹、疮毒等也要忌食。

5. 牛奶老幼皆相宜

牛奶，性味甘平，有补虚损，益肺胃，生津液，润肠道，安神志之功。为老幼皆宜，常年服用的营养食品，对虚劳损弱，反胃噎膈，消渴便秘，失眠多梦有辅助治疗作用。有道："从小吃到老，从老吃到小。"说明牛奶已成为人民生活中不可或缺的食品，但奶制品企业要牢记"大头娃娃"和"结石宝宝"事件的严重教训。牛奶虽提倡人人饮用，但非人人皆宜，对胃蛋白酶缺乏，消化蛋白质困难者，需配合服用增加消化酶的食物或药物。同时，牛奶不能空腹服，需与面包、饼干等淀粉类食品一起服用，否则易引起腹胀、腹痛、腹泻等消化不良的病症。牛奶尤宜于老人、小孩饮用，唐代孙思邈说："牛乳，老人煮食有益。"《随息居饮食谱》说："善治血枯便燥，反胃噎膈，老人火盛者宜之。"在临床上，牛奶在临睡前饮用，有促进安眠的作用，老年人睡眠质量差，或不能入睡，可在睡眠前饮热牛奶100mL左右，宜淡不宜浓。牛奶配白及可治胃及十二指肠溃疡：牛奶250mL，煮沸，加蜂蜜50g，白及粉10g，服用，每日1次。小儿先、后天不足，面色萎黄，消瘦骨立者，用牛奶大枣粥调养：牛奶500mL，大枣50g，糯米50g煮粥，随时服用，能助生长发育，有补气血、壮筋骨的作用。

6. 牛杂皆是好药物

牛杂，是指牛中的杂碎之物，主要有牛心、牛肺、牛肚、牛鞭、牛血等。它们都有各自功效，根据中医"以脏补脏，以腑补腑"的方法和临床应用经验，牛心：解郁养心，常用牛心1只配柏子仁30g、玫瑰花8g；治心悸不寐，少气无力之证。牛肺：补肺益气，止咳平喘，牛肺1只洗净、切碎，加白果肉（银杏）30粒、适量盐煮熟，服用；治咳嗽气喘之老年性慢性支气管炎、肺气肿等。牛肚：温胃止痛，民间常用牛肚1只洗净（内外均需干净），纳入胡椒粉10g、红枣50g，胃口用线缝合煮熟后，切块食用，其中红枣也可同时食用；治胃寒痛，胃下垂等虚寒性胃病。牛鞭：温肾壮阳，常用牛鞭1条配海马3～5只加少量盐、胡椒同炖，待熟透后服用；治阳痿、早泄、性欲减退等肾虚作强无能之证。牛血：补血养血，凡贫血者皆可食用，如女子月经稀少，面色苍白，四肢无力等。牛血蛋白质较粗，但其性温补，有经验用鲜牛血脱水干燥后研细服食，也可用胶囊剂套服，同样有抗贫血的作用。

牛身上的东西都是药食兼优之物，其中有病牛产生的牛黄，牛的胆汁，刚生下来小牛的脚底皮，还有牛角代犀角之用等。这些东西更珍贵，只作药物，有很好、很高的药用价值，因篇幅所限，只待以后再一一道来。

魔芋食用应去毒，时尚食品原是药

魔芋，南星科植物天南星的块茎，又称蒟蒻。在本草专著中有称南星、花梗天南星、蛇六谷、雷星、鬼芋、磨芋、虎掌、星芋等。市售食品常称魔芋或蒟蒻，如魔芋豆腐、蒟蒻果冻等。因此，魔芋既是一味古老的中药，现代又是一种时尚食物，作为食物当需去毒。

魔芋，由于原是野生植物，所以在初春或秋冬是药农采集的重要中药，即天南星，我国东南、西南地区在树林、林缘、溪边常有生长；亦可园圃栽培，当今作为药用植物大都人工栽培，以供应市场的需求。由于魔芋为辛温有毒之品，其块茎毒性最大，常见中毒症状：舌、咽灼热、疼痛肿大，因此必须解毒才可以食用或药用。

1. 解毒去毒的方法

解毒与去毒各有不同。

（1）解毒

主要用于药用的魔芋，常用生姜自然汁拭后蒸熟干燥后入药。若误用中毒，皮肤中毒，用水或醋稀释后外洗；误食中毒用醋 30 ～ 50g 加姜汁 10 ～ 20mL 内服或含漱，也可生姜 30g，防风 60g，甘草 15g 水煎服或含漱。

（2）去毒

魔芋作为食物在食用前必须去毒加工。方法：将魔芋洗净去皮，切成薄片，每 500g 魔芋片，用 12% 食用碱液 1000mL，浸泡 4 小时，也可用石灰水或草木灰水浸一天（农村适用），再用清水漂洗至无麻辣味为止。去毒后的魔芋可供食用，可制成魔芋片、魔芋粉，以作菜或食品的辅助品。

2. 食用魔芋时尚品

魔芋块茎含甘露聚糖50%，还含有蛋白质、淀粉、葡萄糖、果糖。实验证明其所含的甘露聚糖膨胀度为自身的 80～100 倍，所以加工成品后的体积大、含热量低，是肥胖人、糖尿病患者、儿童、老人理想的休闲食品。如目前超市中的蒟蒻果冻和魔芋豆腐及诸多的魔芋食品是现代文明病如糖尿病、肥胖症、高脂血症、高血压及心脑血管疾病理想时尚的辅助食品。

魔芋甘露聚糖在肠壁形成半透明膜，可以防止有害毒素进入肠壁，故能防止癌症的发生，而体外试验证明魔芋甘露聚糖对贲门癌、结肠癌细胞有抑制作用，故魔芋有防癌抗癌的作用，老年人群多吃魔芋制品有防病保健的作用。因魔芋食品有消肿散结，解毒止疼，降低血脂的功效，故适用于肿瘤、糖尿病并发疮毒痈疽及缓解糖尿病患者饥饿感；小孩食用魔芋制品能防止小儿肥胖症的发生。

3. 魔芋入药化痰瘀

魔芋即中药中的天南星，是一味古老的传统治痰中药。其功效：化痰散结，行瘀消肿。常用于痰嗽，积块，闭经，痈疽及跌打损伤诸症。笔者常用制南星10g（生南星用姜汁制后入药）或胆南星10g（天南星与猪胆汁制成）配天竺黄10g，青礞石30g，浮海石30g，莱菔子10g，水煎服。以治老年顽痰胶结，咳痰不爽之证，对急慢性支气管炎或阻塞性肺气肿，因痰阻于肺，气急胸闷，痰稠而黏，咳唾不畅者有明显疗效。若是外伤瘀肿，局部青紫（无骨折者）用生南星、桃仁、白芥子各等量研细末，另加冰片少许（0.3～0.5g）用黄酒调成糊状外敷，有明显的消肿止痛的疗效，20世纪70年代在乡间备制应用，效果胜于一般伤膏。因此其化痰效佳，有活血化瘀的功效是确凿的。

由此可知，魔芋是一种时尚的食品辅助品，有较好的保健、养生、防病、治病的功效。而其应用主要适宜入药治病。作为食品需要严格的去毒处理，作为中药有传统的炮制解毒方法，因此魔芋既是一种药食双优的新兴保健食品，又是当今人们关注的时尚食品。

番薯造就盛世，盛世开发番薯

番薯，又称红薯、地瓜、甘薯、白薯、蕃薯、山芋、红山药、朱薯等。原产于中美洲，后传到菲律宾，大约在明万历二十二年（1594年）由福建商人陈振龙避过海关检查带入中国，先在福建安家落户，再遍及全国，在明末清初番薯的种植使闽中民众度过饥荒，后番薯在华南推广，因它是高产作物，它的种植不但扩大了耕地面积，也改良了土壤，使人民丰衣足食。正是番薯的推广造就了康乾盛世。番薯延续至今，在科学迅猛发展的今天，在和谐社会的盛世，农技专家们深入研究、开发番薯的新品种，由单一的品种变成营养多异的新品种，并投放市场，使番薯这个"下里巴人"从寻常百姓家庭，登上"阳春白雪"的豪华餐厅，成为人们美容、养生、防病、保健的佳品。

1. 美容养颜是佳品

番薯在日本备受青睐，尤其是青年男女，他（她）们把它作为美容的第一佳品，认为：多吃番薯能活气血，养五脏，生肌块，美容颜。确实，番薯具有美容养颜的效果，因为番薯煮熟之后，部分淀粉发生变化，与生食相比增加了40%左右的食物纤维，能有效刺激肠道蠕动，促进排便，这就是排毒养颜之功。所以要美容需熟吃番薯。而番薯皮下渗出白色滋汁，含有紫茉莉苷，具有缓泻作用，这样更有利于因便秘而颜面生疮长疖者，所以将番薯蒸、煮、烤食是一种美容养颜方法。具体可将生番薯250g洗净、削去皮、切丁成块，煮番薯汤，或蒸熟后直接咀食，每日1～2次。或番薯500～1000g，去皮切小块，加生姜3片（约5g），红糖适量，煮熟服食，每日1次，有宽肠通便，排毒和中，润肤养颜之功。

番薯砸碎取其淀粉，即俗称番薯粉。也可直接将生番薯去皮、晒干、研粉。这种番薯粉可以制成各种番薯食品和副食品，也可直接用开水煮沸冲泡成番薯羹，状若藕粉，加糖或桂花糖，美味可口，是一种美容又美味的小吃。

2. 抗衰防老宜多食

番薯含有黏液蛋白能保持血管壁的弹性，防止动脉粥样硬化的发生；番薯中的绿原酸，可抑制黑色素的产生，因此，可以防治老年斑的出现，抑制肌肤老化，保持肌肤有一定弹性，从而减缓衰老。番薯的去氢表雄酮是一种抗癌物质，能有效防治结肠癌和乳腺癌。番薯中的钙、镁含量十分丰富，这对于防治骨质疏松有很好作用。这些都是人体衰老的原因，所以多吃番薯能有效抗衰防老。对于老年人可选择红皮黄心或紫红心的番薯为佳，这种新品种含有多种微量元素和特殊营养成分，每天可煮、烤或炖汤吃 250g 左右，一日一次，但不宜吃得过多，尤其不要生吃，否则易引起胀气，或胃中不适，吐酸水等。

番薯粉也是老年人可常吃的点心，一般上午 9 ～ 10 点，下午 3 ～ 4 点，取番薯粉 50g，加适量冷开水调匀后，用沸水冲泡，并加适量糖或调味剂，其冲泡法与藕粉冲泡一样，以熟为度。

3. 番薯鲜叶疗诸病

番薯鲜叶一般不作食用，常以鲜叶治病疗疾，民间用于治疗 2 型糖尿病：鲜叶 60g，冬瓜 60g，水煮服，一日一次。具有利水降糖，养阴清热之功。笔者认为：可用于非胰岛素依赖型糖尿病之阴盛内热者的辅助治疗。曾有报道：单味番薯叶有降血糖效果，番薯皮也有降血糖作用，临床可以试治，此二物均无毒、副作用。

若社区或农村有维生素 A 缺乏之夜盲症，也可用鲜番薯

叶 90g，羊肝 120g 水煎后，食羊肝喝汤，能养肝明目，以治夜
盲症。

　　鲜番薯叶还有清热凉血，解毒止痛之功，民间用治带状疱
疹、阴囊湿疹、乳痈、疮疖。以番薯鲜叶适量、冰片少许共捣外
敷，一般 3 ～ 5 次可以见效。

芡实调补先后天，药食兼优又养颜

芡实，又称鸡头实、水鸡头、鸡头果、刀芡实、芡头等。因其形如鸡头，故民间多叫其鸡头实。为一年生草本，是生于池沼湖泊中的水生植物，与荷相似，9～10月种子成熟即为芡实，盛产于江浙、两湖及江西、福建等地。它是一味古老的中药，《神农本草经》中已有记载，谓其"味甘平，主湿痹腰脊膝痛，补中除暴疾，益精气，强志，令耳目聪明"。同时它也是日常饮食中的滋补品，《随息居饮食谱》中指出："食不运化及新产后皆忌之。"此即虚不受补之忌。观其所述，芡实是调补后天之佳品，先天之本为肾，后天之本属脾，肾主骨，藏精之髓，脾主肉，益气统血，所以其临床上主要有三大功效：一益精封髓治遗精，二益气健脾止泻痢，三生肌养颜除面疮。

1. 水陆二仙基本方

益精封髓功独彰：生于水中的芡实与长于陆上的金樱子各等分，炼蜜为丸，如梧桐子大。临卧前服80粒，或用晚蚕蛾焙干去翅足，干净无杂为末，泛丸，如绿豆大，每服40粒，淡盐汤下。这是出自《扶寿精方》中的水陆二仙丹，专治遗精白浊，也治妇人肾虚带下。所谓男子遗精白浊，即成年男子遗精无度，或白天也遗，一周四五次，或日日遗泄，面黄肌瘦，腰酸乏力，潮热盗汗等，或尿时、尿后黏液状物滴出，色白如泔水，这些病证似属西医学所指的慢性前列腺炎、精囊炎等。此方是止精封髓治肾虚遗精的基本方，除制丸长服外也可配伍应用，入煎成汤剂，如《医方集解》中的金锁固精丸（芡实、莲须、沙苑子、龙骨、牡蛎），《杨氏家藏方》中的玉锁丹（芡实、莲须、龙骨、乌梅、山药），这些古方皆治肾虚遗精。笔者常用于遗精不止者经验方：

芡实 30g、龙骨 30g、牡蛎 30g。若湿热下注，尿黄而赤，小便灼痛者加红藤 30g、败酱草 30g、龙胆草 6g；脾肾两虚，大便溏薄，脐腹阴冷，小便频数者加益智仁 10g、桑螵蛸 10g、诃子炭 30g。

2. 功似山药益脾阴

健脾利湿止泻灵：芡实味甘淡性平，脾喜甘淡，甘入脾，淡渗湿，故芡实为治脾虚泄泻之佳品，既可药用又可食用。《方氏脉症正宗》有载：芡实、山药、茯苓、白术、莲肉、薏苡仁、扁豆各 125g，党参 30g，共炒为细末，米汤调服 3g/ 次，1 日 3 次，专治老幼脾虚及肾，泻下溏薄，完谷不化之泻痢。若以食疗，与等量山药煮粥，每日服用，能健脾止泻，厚肠实便。笔者用于老年或婴幼儿脾虚便溏者经验方：炒薏苡仁、山药、茯苓、芡实各等量加入甜味剂（老年人用之，小孩改加白糖）制成糕点，连服 1～3 个月，具有健脾止泻、生肌长肉的效用。妇人服之，有和颜悦色、养肤美容的效果。

3. 脾肾两调保健康

美容养颜食疗方：常食芡实，补虚损、益脾肾、壮骨肉、驻颜容。《本草求真》中说："芡实如何补脾，以其味甘之故；芡实如何固肾，以其味涩之故。惟其味甘补脾，故能利湿，而泄泻脾痛可治；惟其味涩固肾，故能闭气，而使遗带小便不禁皆愈。"此说，讲的是芡实补脾肾之缘由，其中除其补益之外，尚能利湿化浊，使邪自去而正自复。许多年轻男女常饮食不节，喜食甘肥，而致脾湿内生，脾主肌肉，故常面生湿疮，颜面浮肿，以致容颜憔悴，而芡实标本兼治，实乃是一味美容食疗佳品，常用美容食疗方：芡实、麦麸皮各 30g，粳米（或糯米）30～50g 共炖成粥，每日 1 次，服食。若感冒或发热停服。经常服用，能使面容洁净、光泽、红润。若面部生痘长疖时发时止，可加薏苡仁 30g、赤小豆 30g 同炖，则效更佳；伴大便秘结，肛门灼热者，在炖粥将熟时加桃花（鲜）5～10 瓣，或干桃花 1～3g，能润肠排毒，通便泻浊，有胜于排毒养颜之保健品。

第四章

释疑解难

"泽泻补阴"解惑

大家熟悉的"泽泻利水通淋而补阴不足"一语（出自李杲的《珍珠囊指掌补遗药性赋·卷一总赋》），对泽泻补阴的问题已经做了回答。但对这句话的认识和理解，自明代李士材开始就一直做"不足补阴"解释；近人还专门做了引证说明，有些"增注"或谓"补阴不足"是倒装句，应以"补阴之不足"论。虽曰增注、释疑，实是存疑，臆测。李杲本旨，其泯灭不闻久矣！

"金元四大家"之一的李杲，是张洁古的弟子。洁古在药物研究方面是有很深造诣的，他对"泽泻"的认识是"泽泻入肾经去旧水养新水"。这里"旧水"指水邪，"新水"为肾水，"养新水"也就是养肾水。而李士材对此表示怀疑，他在《雷公炮制药性解·卷二·草部上》说："《珍珠囊》注其生新水、止虚烦，恐无是理……又《药性赋》云补阴不足，盖以补阴之功不足也。"怀疑尽管怀疑，但要说李杲意在否定其老师洁古和古籍中关于泽泻补阴的说法，士材未免疏忽大意。因为李杲在上述同一本书卷二"主治指掌"中，就明明白白地写道："泽泻……去胞垢而生新水，退阴汗而止虚烦"，这就不可置疑地说明：李杲对他老师的说法，是继承的而不是否定的。

《神农本草经》将"泽泻"列为"无毒，多服久服不伤人"之"上药"，谓其"味甘寒，无毒，主风寒湿痹，乳难，养五脏，益气力，肥健，消水。久服耳目聪明，不饥，延年轻身，面生光"。洁古之论，实是概括了《神农本草经》之意。张仲景用泽泻于肾气丸中，钱乙去桂、附立六味丸。方中泽泻皆取其"主肾虚""养新水""补虚损""起阴气""补阴不足"之功。这是前人从实践中总结出来的经验，不宜轻率否定和主观武断。近年来泽泻制成泽泻降脂片治疗高脂血症，其临床应用后的效果与古代记载也基本一致，因此有其实践依据。

当然，利水可以伤津是药理之常，利水也能补阴是药理之变，泽泻利水而不伤阴，是泽泻之殊。知常易，知常达变难矣！李杲有鉴于此，故特以燥湿为主的方剂命名曰清燥汤，以泻火作用见著的方剂命名为滋肾丸（《医方集解》），以利水通淋见长之泽泻又谓其能补阴之不足，此均为发明之义。由此可见，李杲著书立说，为说明相反相成之哲理，是字斟句酌，花了一番苦心的。鉴于《珍珠囊指掌补遗药性赋》流传甚广，乃初学中医入门之书，泽泻又为医者所常用，故申明之。（此文与柴中元、陈天祥合作）

再谈"泽泻补阴"（读者疑问）

泽泻味甘而淡，性偏寒凉，乃利水渗湿、泻火通淋之常用药物，并为千百年来临床实践（包括现代药理研究）所证实，而其是否有"补阴"的功效古代医家对此虽有所论述，然未曾有下结论者。《"泽泻补阴"解惑》一文，拜读之后，颇受教益。但是对其提出的"泽泻利水而不伤阴"，"利水也"的论点，则不敢苟同。笔者不揣荒陋，对此略述不同看法。

1. 结合诸家见解看

泽泻之所以难补阴，"解惑"是以李杲之"泽泻利水通淋而补阴不足"一语为立论依据的；同时指出了李杲是师承张洁古的观点并由此发展而来的；认为"洁古之论，实是概括了《神农本草经》之意"。但笔者认为，历代大多数医家通过长期反复的临床实践证明，泽泻似无补阴之性能，并对《神农本草经》和张、李二氏的论点提出了各种不同的看法。不仅"李士材对此表示怀疑"，《医经溯洄集》《本草经疏》《药品化义》等均持反对态度。诚如李时珍指出："泽泻气平，味甘而淡。淡能渗泄，气味俱薄，所以利水而泄下。脾胃有湿热，则头重而目昏耳鸣，泽泻渗去其湿，则热亦随去，而土气得令，清气上行，天气明爽，故泽泻有养五脏、益气力，治头晕，聪明耳目之功（意谓这些作用是通过渗泄湿热，恢复脾胃健运而获得的，并非泽泻本身之功）。若久服，则降令太过，清气不升，真阴潜耗，安得不目昏耶？"又说："神农书列泽泻于上品，复云久服轻身，面生光，陶、苏皆以为信然，愚窃疑之，泽泻行水泻肾，久服且不可，又安有此神功耶？其谬可知。"（《本草纲目》十九卷）即使是张洁古本人亦曾谓"泽泻乃除湿之圣药，入肾经，治小便淋沥，去阴间汗（水湿），无此疾服之，令人目盲（头昏眼花）"。其在"脏腑标本药式"中将泽泻均列在"泻肺""泻小肠湿热""泻膀胱湿热""泻肾之腑"等项下，而未有一处标明其有补阴之功效。纵观各种药物学和临床各科中医书籍，亦未曾有如此记载，倒是反复强调其"有泻无补"。

2. 结合泽泻药理看

笔者认为，"解惑"关于泽泻"利水也能补阴是药理之变，泽泻利水而不伤阴是泽泻之殊"的观点根据不足。泽泻确有渗泄水湿之功能。但既云"利水可以伤津是药理之常"何以说"泽泻利水也能补阴是药理之变"？又怎能进而提出"泽泻利水而不伤阴"，反而"是泽泻之殊"？单凭张洁古、李杲的一两句话就轻易肯定泽泻有如此"之变""之殊"，实是难以令人信服。若照"解惑"的说法，叶天士对于湿温病，所谓"热病救阴犹易，通阳最难"（因"救阴不在血，而在津与汗；通阳不在温，而在利小便"），就不会成为临证的难题了。假若泽泻性寒既可清热、渗利水湿，又可补阴、疗湿温，岂不两全其美？而治湿温诸代表方中，罕见有应用泽泻者，更不用说有用泽泻为主药了。

3. 结合泽泻组方看

"解惑"认为："张仲景用泽泻于肾气丸中，钱乙去桂、附立六味丸。方中泽泻皆为取其主肾虚、养新水、补虚损、起阴气和补阴不足之功。"众所周知，六味地黄丸用泽泻，又配茯苓、牡丹皮，即前人所说"用三泻助养阴药以折虚火"之谓。而仲景之肾气丸中则是"用三泻意在助温阳之剂利水以清阴翳"。因"古人用补药必兼泻邪，邪去则补药得力，一辟一阖，此乃玄妙。后世不知此理，专一于补，所以久服必致偏胜之害也"。（《本草纲目》十九卷）对于肾精亏甚而虚火不显者，张景岳则于左归丸、左归饮中去"三泻"而为"纯甘壮水之剂"。如果泽泻能补阴，景岳又为何特意减之？又如《金匮》泽泻汤、五苓散、茵陈五苓散、茯苓泽泻汤，分别治疗支饮、膀胱蓄水证、湿热黄疸、反胃证，均是取其利水湿消痰饮之功。后世用以治疗各种病证也是这样。若是能补阴，则显然会产生恋饮留邪之弊。（湖北中医药大学　柯新桥）

再谈"泽泻补阴"（答读者问）

学术争鸣可谓寻求真理之活水源头的舟楫，往往能促使人们的认识更进一步获得深化，故对"《泽泻补阴解惑》之解惑"（以下简称柯文）一文，我们尤为欢迎，并就此做了一次再探讨，现提出以下一些认识，期望能通过讨论，澄清有关"泽泻补阴"的一些模糊认识，以共同得到提高。

1. 李杲本旨显非否定

何以为据呢？因为李杲本人就认为泽泻能"生新水"。"补阴不足"是"生新水"之互言语。李杲的老师也说泽泻"养新水"。所以"李杲对他老师的说法，是继承的而不是否定的"。这一点是毋庸置疑的，柯氏以为然否？以前有人以明清后世之书证明李杲本意，说李杲"也是否定古说，认为泽泻不足以补阴"。我们认为诚如徐洄溪云："盖后世人之书不可以反证前人也。"以明清后世之书以证前人之说，其不符合作者原旨明甚！释疑人在论证古人学说时，未注意此，故难免曲解李杲原意，所以，虽曰释疑，实是臆测，反更使人迷惑，故有《"泽泻补阴"解惑》一文之作，以李氏本人及其老师的话来说明其原意，本属信而可证，但柯文今又一次引证了许多明清后世之书（如《本草纲目》《本草正义》等），用意仍是用来说明东垣本旨，则其方法本身已错，有如上述，为省篇幅，此点似不必再详做重复论证。

2. 说泽泻补阴，大有人在

"泽泻补阴"的认识，自古就有，而且持此观点者，绝非只有李杲等个别医家，从《神农本草经》开始，如《名医别录》《药性论》《日华子本草》《医学启源》等许多本草书中，就都有这方面的记载，我们只不过认为，这是前人从实践中总结出来的经验，不宜轻率否定和主观武断。故不是称"阐古典之未发"，但说拙见是"仅凭某一医家之个人见解"云云，就更没有说服力了。柯氏查阅了《中药大辞典》等不少本草书，但对明清以前论泽泻补虚的大量文字一概视而不见，这是不对的。总之，柯文对拙文的褒与贬，都没有说到点子上。

3. 药性须知主功次功；补泻成分可以同居一体

药有主功次功，用则每取其长，这是一般规律，故泽泻五苓散等方多是取泽泻淡渗利水之主功为用，这是很自然的。但柯文用此来否定其尚有补阴之次功，这就错了。如麻黄，以解表发汗为主功，故归入解表药，但不能因此，或麻黄汤、大青龙汤等方都是用其来发汗的，就用来否定其利水之功，事属同理。所以，张元素谓"泽泻乃除湿之圣药"，并将其列在泻膀胱湿热，泻肺等项下，这只能说明张氏以为泽泻以淡渗为主功，不能说明张氏谓泽泻只泻不补，否则，"养新水"之说就无法理解，张元素、李杲诸氏亦不能自圆其说了。至于补泻两种成分，可否同居一体？对这个问题我们的认识也是肯定的，如六味地黄丸是如此；天然的药物茯苓，也是如此。茯苓因亦以淡渗利水为主功，故中药书均将其归入淡渗利尿类，属泻药。但茯苓泻中有补，兼能健脾，泽泻的问题，与之相同，惟补阴补脾有异罢了。倘认为泻药不能兼补，补药不能兼泻，这就不符事实。

4. 利水可以补阴

利水可以伤津与利水则阴益生，说明事物是具有二重性的。这与苦寒可以化燥伤阴，苦寒也能泻火坚阴，是同一道理。利水容易伤津，是药理之常。利水可以补阴是药理之变。利水而不伤气，性味平和，泻中兼补，是泽泻之殊。正因为泽泻具有这样一些特性，故古之补肾方如肾气丸之类中，每每用之。补肾方之所以常用茯苓、泽泻，不用猪苓、木通、通草之类，就是因为除了可使方剂开阖互济，还有补虚作用。上述认识，主要是因为它符合辩证法之原理，而绝不是"单凭张元素、李杲的一二句话"所得来的。古今医家有类似认识者甚多，如唐宗海对这个问题也曾有很好的论述，他说："苦寒之品能大伐生气，亦能大培生气。"同时，他认为："有形之水质不化，则无形之水津亦不能生，尤妙茯苓、泽泻化气利水，以泻为补，虽非生水之正药，而实滋水之要药。"李时珍对泽泻的论述也是较为客观的，因为泽泻毕竟以淡渗利水为主，故无湿而久服"则降令太过，清气不升"反致真阴潜耗。但因泽泻味甘而淡，淡能渗湿，甘而兼补，故因湿致虚者用之，可以起到"养五脏、益气力"等作用。这较之泻而不补的猪苓之类，就完全不同了，至于张山雷等人将"养新水""补虚"等说完全否定，或将"补阴不足"解释成"不足补阴"，硬把李杲拉到自己一边，或"反复强调其有泻无补"，这是我们所不赞成的。"渗泄滑泻之药，必无补阴之理"，这个"必"字太绝对，不符辩证法，不合事实，柯文以此为据，难以令人信服。

5. 补阴之药理作用各有不同

补肾阴药的作用机制，各药因其不同的成分而异，如熟地黄黏腻重浊，可以说是滋补；五味子收摄生津，可以称为敛补；磁石重镇潜纳，可算作是镇补……此外，诸如桑寄生、黑大豆、女贞子、泽泻等药，似亦可以有涩补、清补、通补等区别。上述提法是否妥当，可以讨论，但有一点我们深信，各补阴药的药理作用是不一样的，泽泻的补阴药理与地黄自然不同，且有许多补肾阴药，并无恋饮之弊，仲景治"短气有微饮"，连用熟地黄都不怕其恋饮留邪，为什么以通为主的泽泻"若其能补阴，则显然会产生恋饮留邪之弊"呢？

综上所述：历代许多医家都谓泽泻补阴，这是有文可稽之事实，但由于李士材穿凿附会，曲解李杲文义之后，注释家随文生训，而后学先入为主，遂至以讹传讹，积重难返。谓泽泻不足补阴者日多。有鉴于此，且见泽泻通过降脂而起到了补益作用之报道，我们认为：弄清被曲解了的文义，有现实意义，泽泻补虚的记载，尚不宜贸然否定，如是而已。至于泽泻是如何起到补虚作用的？其药理机制如何？我们只不过缺了一些知识，尚不足以算下结论者，陋见有何不对，敬请编、读者及柯新桥因道斧正。

"冬鳖夏鳗"释难

浙绍民间，尤在新昌、嵊州一带有"冬鳖夏鳗"之说。谓：冬宜食鳖，夏宜食鳗。乃为滋补之惯例，老百姓深信不疑。然于中医药食的角度，此说是否有理，诸说纷纭，莫衷一是，现予释难。

医道自《黄帝内经》昌明，故由此说起。《素问·四气调神大论》有明训："夫四时阴阳者，万物之根本也，所以圣人春夏养阳，秋冬养阴，以从其根，故与万物沉浮于生长之门。逆其根，则伐其本，坏其真矣。故阴阳四时者，万物之终始也，死生之本也，逆之则灾害生，从之则苛疾不起，是谓得道；道者，圣人行之，愚者佩之。"细研此论，"冬鳖夏鳗"说乃蕴有至理，是自古至今宝贵的食补经验，不可忽视。考鳖之性，据文献记载有滋阴养血，清泄虚热之功，如《随息居饮食谱》曰："滋肝肾之阴，清虚劳之热。"但亦有谓其为补阴壮阳之品，如《日用本草》谓："补劳伤，壮阳气，大补阴之不足。"观诸家本草，结合其临床所见之效果，则鳖为清虚热，滋阴为主的血肉有情之品。查鳗之用，据文献所述，有谓：甘平微寒，补虚除蒸之品。但有记载如《日华子本草》曰："治劳，补不足，杀虫毒恶疮，暖腰膝，起阳。"谓其补肾壮阳之功，结合服鳗后的自觉感如口干欲饮，身体温暖，轻劲多力等象，证明其有温阳之效，是虽有补阴之力，但以壮阳为主功的血肉有情之品。

由上可知：鳖偏于滋阴清热亦补阳；鳗偏于温阳壮肾兼益阴，各有所主，泾渭分明，鳖滋阴，鳗壮阳。

从鳖补阴与鳗补阳的主功，结合分析上述《素问·四气调神大论》的一段文字，不难看出"冬鳖夏鳗"是由《黄帝内经》之旨而来。"四时阴阳者，万物之根本也……万物沉浮于生长之门"，鳖、鳗为自然界万物中的生物，其生长繁荣顺应四时阴阳，正如夏日有藿香、佩兰、荷叶、香薷等祛暑之品，冬月有女贞子、熟地黄、白术等补益之药，动植物的生长收藏与天人相应，逆之则亡，从之则生，鳖、鳗无不如此。故冬月吃鳖，夏月食鳗乃是四时阴阳，天人相应的整体观的表现，这亦是中医学基本思想。"阴阳四时者，万物之终始也，死生之本也，逆之则灾害生，从之则苛疾不起，是谓得道"，故冬食鳖、夏食鳗乃为得道之法。又云"道者，圣人行之，愚者佩（反之意）之"，说明此经验之宝贵，来之不易，是从有学识、有实践的人中来的，不善取者则反之。

有谓：鳗在夏季肥，伏后就多刺，故宜在夏季擒；鳖则冬季裙厚而多肉，故宜在冬季食；因此提出以"冬季鳖肥，夏季鳗肥"解为妥。

又云：鳖到冬季躲在沙下，水清易戳，夏季躲在石洞中，不易捉住；鳗到冬季躲在石洞里，不易捕，夏季出洞易捕，故认为以"冬易捉鳖，夏易捕鳗"解为是。

其实上述两种现象，即"肥壮"与"易捕"皆为生物顺应四时阴阳之结果，亦即"从阴阳则生，逆之则死"之谓也。因此夏天鳗壮易捕与人之春夏养阳；冬天鳖肥易捉与人之秋冬养阴是长期自然选择的结果。否则冬无鳖食，夏无鳗食，人之补益阴阳之品匮乏，自然界四时阴阳逆乱，自然会出现"灾害生""苛疾起"的状况，正是由于自然界万物应四时阴阳而生，与人成一个统一整体而存在，所以出现了诸如"冬宜食鳖"则鳖易捕，"夏宜食鳗"则鳗易捉的"冬鳖夏鳗"的食补，故"冬鳖夏鳗"说有何可以质疑？善于食补当信"冬鳖夏鳗"之说，此乃"圣人"之道也。

　　注：圣人泛指有一定学识和经验的高明人物而言。

"榜方通衢"新义

　　榜方通衢，是古时公开秘方的一则新闻。据《秋灯丛话》记载，大意是今山东莱阳县，有一位姓刘的医生，曾遇一位和尚，传授其《海上方》秘方一本，用之多见显效，尤其解救砒霜中毒，更为神验。有一位戚姓医者，欲得解砒毒之秘方，几次求教，刘某都不肯传授，由此戚某怀恨在心。一日戚某备置好美酒菜肴请刘医生赴宴，待刘某吃完宴席，准备回家之时，戚某从外面上了门闩，并对其说："你今天吃的菜肴中有砒毒，快告诉我解砒毒的秘方，我给你治疗。"刘医生不信其言，过了一会儿即觉腹中灼热切痛，于是告诉戚某："你如此恶作剧，快取白矾三钱（即 10g）。"戚某如刘医生之告，将白矾调水饮之，立解。戚某痛其这种陋习，于是"榜其方于通衢"，即将此治砒毒之方张贴在四通八达的街道上，让人人皆知。保守秘方，在古时是常见的事情，那时如秘方泄露，将会影响自己的生计，在今天仍有这种陈规陋习。20 世纪 70 年代浙江奉化有一蛇医，其治毒蛇咬伤的秘方，历几代不传外人，家属中也有规矩，"传子不传媳，传子不传妻，传子不传女"。即自己家中除亲生儿子外，媳妇、老婆、女儿三不传。新昌当时有一位针灸医生，在当地也有一定名气，因新昌蛇伤屡有发生，无甚良方好药，得闻奉化蛇医有秘方，几次赴奉化求救，但未得真诠，蛇医妻子患有痹证，久治不效，针灸治痹证有其特殊作用，再加上这位针灸医生医术高明，经几次治疗后病日见好转，蛇医见妻子病渐转愈，要求酬谢这位针灸医生，但他拒不受任何酬金，唯一的要求是将治蛇伤的秘方草药传授给他，蛇医见他真诚，又为其行动而感激之至，于是将自己从不外传的治疗蛇伤秘方，原原本本地告诉了这位针灸医生。这位针灸医生如获至宝，回新昌后，照法施治，果验；并召集附近乡村医生，开办学习班，将此秘方公开给广大群众，原来此秘方是鱼腥草 30g、鸭跖草 30g、蓬蘽 30g、辣蓼 20g、毛茛一叶，均为鲜品捣烂外敷。由此对新昌防治蛇伤起了一定积极作用，至今这张秘方成为新昌、奉化一带山区人民治疗蛇伤、人所皆知的方药了。

从人参炭谈起

俗谓"伴君如伴虎",古时御医,为皇上治病,用药十分谨慎,不但要辨证确切,而且用药必须昂贵,因此有"人参炭"的故事。人参炒成炭,即失去人参的作用,为什么要把人参炒成炭用,不是为了止血,更不是为了补气,而是为了迎合皇上求医治病用药的心理,以图自己安全。故事大意:皇帝外出,患了感冒,头痛、发热、鼻塞,又伴有食滞不化之证,纳呆、脘胀、苔浊腻,按证辨治当疏表化浊,药如荆芥、苏叶、神曲、鸡内金、甘草之属,但此类药物价廉,呈皇上,皇上认为:药贱则不灵,将方退下。御医感到棘手,冥思苦想,于是加人参炭一味,将昂贵的人参制炭入药,则原方药价一跳千丈,皇上悦,服此药,病霍然而愈,御医如释重负。此后这也成为宫内御医惯用之法,于是"人参炭"的故事由此流传到今天,虽然今天没有一个医生用人参炭,然而有类用"人参炭"之迹也。

随着人们生活水平的提高,对医疗要求也比以前高多了,要用名贵药,稀有药;一些享受公费医疗的同志或享受劳保待遇的职工,药费由国家或集体承担大部分,由此对药品要求也特别高,开口要一些药价昂贵的药,因为人有一种错觉,大凡昂贵之药,其效必好,其实不尽然。"药不在贵贱,而在于实效,在于对症"。药不对症,犹如砒毒,故有经验的医家认为:实证用人参如鸩毒,需用消导之萝卜戒其参毒。因此凡治病求医,不能追求药之贵贱,当求药之对证。然有些医者对患者不负责任,盲目听从患者要求(有的是苛求),有的为了争取患者"信任"顺应患者心理,开药重床叠架,普通的感冒,又是汤剂,又是丸药,既有西药，还配中药，患者配药要求袋子装，要用篮子拎，慷国家之慨，图个人之私；更有甚者，凡是可报销的补药，或味道甜美，包装新颖的药，医生为了迎合患者，有的干脆为了拉关系，无病也要开上几样，以表寸心，此不是与古时御医用人参炭无异吗？人参炭固然是一种浪费，也是一种对患者不负责任的缺德表现。

民间补食——熟梨头

夏末秋初，梨头陆续上市，浙江新昌、嵊州有梨头煮熟出售者，俗称熟梨头，这在绍兴及其他地方是没有的或罕见的。

熟梨头，是将普通梨头煮熟即成，这种熟梨头颇为当地群众所喜欢，比生梨头看起来虽不雅观，吃起来也并不比生梨头有味，但吃熟梨头科学、卫生，用新昌人的话来说"熟梨头益身体"，此话非假，为有得之言，是人民在长期生活中的宝贵经验。

熟梨头，老幼皆宜食，煮熟之后既软又烂容易消化吸收，对老人肺阴虚干咳者，或有慢性气管炎者，吃了熟梨头养肺阴，止咳嗽，因此常见一些痰嗽老人上街买熟梨头，作为食疗。生梨头，不易消化，而吃后往往有作渴的现象，若不知吃生梨后禁喝热茶的秘密，往往吃梨后喝开水有作泻的反应，而熟梨头即使喝开水也无此反应，因此小儿宜吃熟梨，不宜吃生梨，熟梨一是经煮熟后灭菌消毒，二是不会腹泻，吃后亦不作渴，小孩咀嚼能力差，熟梨酥烂，易为小儿接受，因此做父母的往往给自己小孩买熟梨吃。

市售熟梨以现煮为佳，隔夜或过日熟梨，虽熟也不能吃，因夏、秋天气仍热，梨头糖分多，容易腐败变质。还有一些商业道德差，唯利是图者，将烂梨头煮熟出售，鱼目混珠，我们要闻一闻，是否有霉烂气味，有烂梨之气味也不可盲目买熟梨头吃。熟梨头也可自己制作，最简单的是煮饭时与饭一起蒸煮，但这种熟梨头，不是很好吃，新昌人说"不香"；自己煮熟梨头，最好用锅子煎熬，时间稍长，待梨头外有黏液，发亮，味甘时才甘醇可口。因此凡来新昌的外地客人，你不要小看这乌黑、发亮且似乎不值一顾的熟梨头。

唐武宗与秋梨膏——兼说梨的药用

相传，唐代皇帝武宗李炎得病，久治不愈，百药无效，终日口燥烦渴，舌干难言，胸满烦闷，气促难卧。满朝文武百官坐卧不安，宫中御医犹如热锅上的蚂蚁，众人束手无策。后遇一位道士，自称有妙方可医皇上之病，道士认为：皇上为肺阴不足之秋燥证，于是将梨取汁，再加白蜜熬制，请武宗服用。连吃数天，病果然好了。这个道士的方药就是至今流传在中医界的秋梨膏。

秋梨膏，在《本草纲目》一书有记载，指出它有"治疗风热，润肺凉心，消痰降火，解毒之功"，因此是治疗唐武宗秋燥证的对证良药，不但疗效可靠，而且味甘可口，是理想的果子药。梨汁是养肺阴之佳品，市售秋梨膏是润肺止咳之良药，可用于肺结核咯血、干咳，老年性支气管炎的久咳症。清代温病学家吴鞠通，还配荸荠汁、芦根汁、麦冬汁、藕汁称为"五汁饮"以治温病高热口渴之症。

梨，可生吃也可熟食。生梨有通便润肺，促进食欲之功，对高血压患者，还有降压的作用，因此是老人秋季佳果，饭后吃一只或几片生梨对健身防病均有益处。梨皮是止咳之品，如古方桑杏汤中梨皮配桑叶、杏仁、象贝母、栀子、沙参以治秋季风热咳嗽之证。此外，梨心有止泻之功，亦有药用价值。

秋梨上市，天人相应，燥病亦生，以秋梨之润，治秋天之燥。我国各地均产梨，是秋季大宗水果，为药食兼优之佳果。

痰嗽病与黛蛤散

北宋徽宗赵佶的宠妃因患痰嗽病，夜不能寐，面浮如盘，痛苦不堪。徽宗限医官李防御三日内将宠妃痰嗽病治好，若三日不效，当诛。

李防御心乱如麻，束手无策，与妻对泣。正当惶恐万分之际，忽听得街上有草医叫卖咳嗽药。李氏疑草药性毒而烈，于是将三剂药合为一服，自试之，服后无任何毒副作用，故放心地将此药携入宫中让妃子服用，病妃服药当晚嗽止；翌日，面肿亦消。李氏怕皇帝问药物成分，乃将草医请来，叩问方药组成，草医告之："只蛤粉一物，用新瓦炒令通红，抹青黛少许而成。"这就是当今医生习用的黛蛤散。

黛蛤散，由煅蛤壳、青黛研粉组成。煅蛤壳，味苦、咸，性平，无毒，入肺、肾两经，有清热化痰，软坚散结，利水消肿之功；常用于痰热喘咳，胸胁疼痛、水肿、带下及湿疹等。青黛，味咸，性寒，无毒，入肝经，有清热解毒、凉血消斑之功；常用于热毒发斑，或热盛阳亢之吐血、衄血、咳血等症。蛤粉与青黛相伍则清肺化痰，以治痰热喘咳，肝火犯肺之证。徽宗之宠妃，深居宫中，肝郁不畅，又得风寒之邪，郁而犯肺，久而化热，而成肝火犯肺的痰嗽病。李医官用黛蛤散治好宠妃痰嗽病，说明民间单方之伟效，也说明药不在贵贱，而在对症。药不对症，即使轻症，也可酿成重病；若药症相符，即"单方一味，气煞名医"。

黛蛤散，在《卫生鸿宝》《医学从众录》中以两药等份，研细末、炼蜜为丸，大如指头，每服三丸，睡前含化，名曰"青蛤丸"。散剂吞服困难，制丸易服。若无丸剂可自制散剂，即名黛

188

蛤散，可单独吞服，或在汤剂中包煎。黛蛤散，不但是一味很有效的内服药，也是一味极好的外用剂，尤其对于湿疹，黄水疮汁水淋漓，用散外敷，有收湿解毒之功，是外科疮疡中不可多得的散剂。急性腮腺炎患者也可用黛蛤散加醋调涂患处，有解毒消肿之效。小儿口疮，也可用黛蛤散，吹口中；或用水调敷脐中。因此黛蛤散是一种内、外兼用之剂，是药简效宏之妙方。以概括言之：求医治病黛蛤散，清肺止咳又化痰，内服之功人皆知，外用之效也非常。

芋头趣谈

芋头，人称毛芋，江浙一带称芋艿，书上记载也多称"芋艿"，属天南星科植物，通常为卵圆形块茎。

相传刘邦被项羽所困，粮草断绝数月，将士们只得上山采野果充饥，生活极其艰苦，真是遇了难。刘邦遇难，士兵受害，以吃野草度日，一天在采野草时，发现一种叶如荷、根如砣的植物，将士们生吃其根，口麻、气腥，后有人用火烤之，去皮食之，香糯可口，而且食后腹不饥，力倍增，精神振奋，因此刘邦发动将士们采挖充饥，直到解围。因此物在刘邦遇难时发现，而且全靠此物渡过了难关，因此将士们都称此为"遇难"。"遇难"与"芋艿"为谐音词，而"芋艿"二字易写，因此久而久之以芋艿命名，一直沿用到今天。这也是芋艿命名的传说。

这个传说，说明芋艿有救荒代粮之功，据本草和植物学记载，芋艿富含淀粉，并含有蛋白质、脂肪、糖、钙、磷及皂素等，煮熟之后有"益脾胃，调中气"之功，因此刘邦以此物渡难救荒信而有征。芋艿是秋冬主要食物，秋冬的蕃茹（番薯）制成淀粉，二者制成芋饺是江南名点和风味小吃。芋饺制法：芋艿煮熟去皮，捣烂成膏状物，蕃茹淀粉研极细，二者混合揉搓，做成三角形饺子，内馅用鲜肉之类。水开后芋饺下锅，待浮起即可食用，滑溜可口。因此芋艿确是人们代粮之佳品。

芋艿与萝卜

芋艿，为人们喜爱食物，既可作菜，又可代粮。适量服食确是益气健脾之佳品，若过服饱食，常可引起中焦蕴滞，肠胃气阻，而致脾不健运，吸收障碍，过犹不及也。

从前有一势利刻薄妇人，家有二子，长子是前母所生，次子是亲生儿，每到秋冬对自己亲生儿子百般溺爱，给予香糯可口芋艿作菜、做点心；而对前母所生的则千般磨难，除做上山砍柴等苦力外，每天给予萝卜作菜代粮。她这样做满以为自己亲生儿子会长得又高又胖，但久而久之，事实却适得其反。前母所生的却长得壮实高大，健康无病；自己的亲生儿子日渐面黄肌瘦，腹胀便溏，嗳气不食，终于卧床不起，求助于医生救治。医生详察病情，认为是多食芋艿之故，需萝卜消导食滞，于是嘱其母，给其儿每日服食萝卜，才得救治。

芋艿虽味美可口，但多食碍胃；萝卜虽辛辣微苦，然理气和胃。秋冬之萝卜有"地人参"之喻，秋冬之芋艿有"一个芋艿抵只粽"之说。对肠胃功能差，平素又少劳动的亲生儿子，其实当服萝卜为宜；而肠胃功能强，又常劳动锻炼的前母之子，其实应芋艿、萝卜并服。芋艿与萝卜，皆秋冬之物，搭配食用，是一种既可食用，又有食疗作用的佳品。喜吃芋艿的小孩，不能任性多食，多食之后需萝卜疏导助运。喜吃萝卜的，也要吃些芋艿，以补中益气，相辅相成，相得益彰。

"看花解闷，听曲消愁"解

清代吴师机著《理瀹骈文》强调"外治之理，即内治之理"，致力研究总结各种外治法，以疗各种疾病；人称其"薄贴"专家。吴氏在《与同人析外治之疑义》中说："有讥外治为诡道以欺世者，不知其即近在人耳目前也……七情之病也，看花解闷，听曲消愁，有胜于服药者矣。"看花解闷，以疗七情之病，胜于服药者，此论在百余年前已有所见，确为可贵。近日在报刊中介绍，国外专家已用观赏花卉方法治疗各种疾病，并成立专门治疗和研究的机构，实践证明可治疗各种疾病，而且效果可靠，大大地扩大了治疗范围，不仅对七情之病有理想的效果，而且对许多慢性病均有一定疗效，故值得医界同人进一步探讨研究。

看花解闷，属于近代所谓自然医学的范畴，印度一位自然科学专家说："自然医学是与生活直接关系的物质和方法，如食物、空气，如阳光、体操、睡眠、休息、清洁，以及有益于健康的精神因素，如希望、信仰，来保持和恢复健康的一种科学和艺术。"（《北京科技报》）由此可见，看花以治病，较之饮食疗法、体育疗法、气功疗法等自然医学更有可取之处。它综合了空气、水、阳光、休息、清洁等因素，同时又使精神舒畅，故真正可称为是"科学和艺术"结合使人体康复的自然医学，因此值得推广。

花，其治病之效取于色、气、味之作用。色有五色，味有五味，气有五气；五色、五气、五味之变不可胜数，故其作用之复杂，亦一言难尽。如国外报道，粉红色使人息怒、解郁，具有使人愉快安静之效能。鲜红有的能起到兴奋的作用，使人兴高采烈；但亦有起到抑郁作用的，使人见之昏厥休克，或眼花缭乱。气味有的能开窍醒脑，如望春花（辛夷花）、兰花、荷花、蜡梅花，有的却使人头昏头晕，甚至恶心呕吐，如羊踯躅花、芫花、臭梧桐花等，所以必须通过实践和科学研究以逐步了解看花疗病的作用。

从看花解闷的论说，到看花治病的意义，人们实践经验所得，以种植色泽柔和，芳香沁肺的花卉最宜。治疗疾病，且有防病之效，以四季言，春季望春花，夏日荷花，秋天桂花，冬季蜡梅等，四季芬芳，人人相宜。据报道：天竺花的芳香能使人神经安定，促进良好睡眠；迷迭花香能使气喘患者感到舒适；丁香花的香气对牙痛有安抚止痛之功；薰衣草花香对神经性心悸有镇静之效（《经济生活报》），由此可见，看花解闷是有一定科学和实践依据的。

听曲消愁，其实是一种音乐治病的方法。音乐作为一种艺术供人们欣赏，不但能陶冶情志，还能辅助药物用来防病治病。音乐是通过耳传入脑，对神经系统产生良性刺激，使大脑皮质的兴奋与抑制趋于平衡，从而调节人体趋于康复。不同音响产生不同的效果，从而有使人兴奋、抑制、镇痛、降压等效果。国外已有用音乐代替药物作用进行音乐治疗。如英国剑桥大学口腔科用音乐代替麻醉，拔牙 200 多例；美国用音乐来治疗脱发，使新发生长；日本产科用音乐配合产妇分娩，以减轻分娩痛苦和缩短产程；瑞典人让老人听优美而熟悉的音乐，以延缓大脑衰退，唤起回忆。我国湖南长沙马王堆疗养院办起了"心理音乐治疗室"，专门收治精神病、神经症、胃溃疡、原发性高血压和冠心病患者。用音乐治病要选择优雅动听轻松愉快的乐曲，音量不大于 130 分贝，选择 50～70 分贝的强度最为适宜。

"听曲消愁""看花解闷"均是自然医学的范畴，清代吴师机的这两句话今天还将作为一种辅助治疗以补充药物之不逮，而且作为两种新疗法逐渐为人们所认识，为医家所重视。

大笑催产与取嚏利尿

1. 大笑催产

昔时，某妇临褥，欲产不下，历时天余，夜半产门已露头，产妇痛苦不堪，嘱家人觅医求治。闻近处有一医，急赴求请，至医家，悉医者擅长内科兼明妇科，然素无接产之术，但据家人所诉：产妇势甚危迫，急需医生前往。又鉴于邻近再无别医，医者欲试一诊，冀慰其心，勉强而去。

至家，见妇人平卧床上，呻吟不已，视产门已露顶见发。医见此状，嘱妇人半卧，并诊脉察舌，脉滑数有力，舌红苔薄而干。思其正气尚盛，欲产不下乃是腹力不足之故；医沉思之后巧施一技，告家人：冲糖开水一大杯，烙大饼一只，备用。家人按嘱办理，妇人不解其意，且不耐烦地问："这何用？"医者告曰："糖开水给你喝，大饼给你腹中小孩吃。"妇人听了不觉暗暗发笑。等妇人喝下糖开水，医者拿着大饼，对着已露头顶产门，口中念念有词地说："小孩乖乖，快快出来，大饼好香，快来吃喽！"妇人听之，忍不住捧腹大笑，随之，腹压增强，产门大开，哇哇哇！小孩落地了……

医者意也，方药治病虽为医之通则，然非用方药治之，施巧术，出其不意乃医之变法，知常达变斯为医之高手。妇人给服糖开水，既增加羊水，又扶助正气；复借助自发大笑之腹力，迅速娩儿外出乃是妙技，虽似属笑料，然笑中给医者、病者一个有益的启示。

2. 取嚏利尿

有关绍兴徐文长的故事，在越地可以说是妇幼皆知。当然，故事毕竟是故事，未可全信，或非真有此事，然故事中多寓至理。

话说每年农历四月二十八日是佛家吉日，众多老太太上绍兴闻名的城南香炉峰烧香拜佛。这些老太太平时多嘴多舌，在闲谈中说了徐文长的一些坏话，徐文长听之，以伺机出口气。第二年的农历四月二十八日，徐文长与这些老太太一起上船前去拜佛，并随带绍兴霉干菜、茶壶。船途中徐文长将霉干菜给大家分享。干菜味咸，少顷，人人都叫口渴。徐文长将茶叶、茶壶交给船老大烧茶，又频频给她们斟茶。不一会儿，个个喝得腹胀尿急。徐文长于是站起来告诉大家一个消除尿急的办法：每人用小草挠（即刺激）鼻孔。这下可上当了，个个嚏涕连作，人人尿湿裤裆……

取嚏利尿这是中医最古老的一种治法。在《黄帝内经》中就有取嚏治呃的记载；取嚏利尿更是古今医家常用的治病方法，所谓"提壶揭盖"法，即"开上窍以利下窍"。此开上窍所用取嚏以通窍开肺气，肺气通调，水液得下，则水道自利，即谓利下窍。在临床用药上开肺利窍之药（如桔梗、麻黄、杏仁等）配伍应用，有胜于利尿通淋之品。有些尿闭不通之癃闭如老年性前列腺肥大而一时尿闭者，自行取嚏，则可小便通利，屡试屡验，简捷易行。

徐文长（徐渭）不但是明代著名画家、文学家、书法家、戏剧家，还是一位医学家，他精通医学，著有《素问注》，但至今存目不见书。这个故事栽植在徐文长身上虽为杜撰但也包含很深的医理。

漫谈补神法

补神，是怡养情志的一种养生法。清代程钟龄著有《医学心悟》，他在"论补法"中说："谚有之曰：药补不如食补。我则曰：食补不如精补，精补不如神补。"程氏指出了惜精神，养情志的补神法，比药食的补益显得更为重要。金元时期的李杲还说："凡怒、忿、悲、思、恐、惧，皆损元气。"由此说明补神是养正的关键；正气盛则邪不可干，百病难生。英国一位医生对250多个癌症患者做过调查，发现有156人在发病前有严重的精神创伤。于是得出结论：压抑情绪容易生癌。不仅是癌症，对于其他疾病的发生，情志的创伤关系也很大。

宋代诗人陆游与唐婉的爱情受挫，后陆游在沈园题了《钗头凤》词一首。唐婉见了这九曲回肠的《钗头凤》，更是雪上加霜，沉闷忧郁，不久便怏怏死去。《红楼梦》中的林黛玉也是死于悲忧之中的。如此等等，不胜枚举。

如何补神呢？一个字曰"乐"。绍兴府山石壁摩崖上刻有"动静乐寿"四个字。这说明，除动、静结合外，乐也是长寿的关键，是养生之道。清代吴师机说过："七情之病也，看花解闷，听曲消愁，有胜于服药者矣。"这种方法国外已很盛行。如欧美等国用巴赫的小提琴协奏曲，使高血压患者血压下降 $10 \sim 20$ mmHg。经常给健忘的人播放优美动听的乐章，可唤起他们失去的记忆，推迟患者大脑的衰老等。还有，兰花的清香使人安静，桂花的香气使人神怡。所以养花种草，听曲赏乐是补神的有益活动。

补神的另一方法是"精神内守"，即所谓：清心寡欲，无欲无求。《黄帝内经》就有"精神内守，病安从来"之名句。如何内守精神？有人认为书画、雕刻是一种极好的养性方法；气功中的静功锻炼也是一种很好的精神疗法，可达到调节机体，修身养性的目的。

"导其所苦，顺其所便"同样是补神之法，就是开导自己精神上的痛苦，顺应自己所喜爱的东西，绝对不能强求或强加。

补神最实际的方法，说得通俗些，就是需要有一点"阿Q精神"。清代阎敬铭《不气歌》似乎体现了这种精神，歌云："他人气我我不气，我本无心他来气。倘若生气中他计，气出病来无人替……气之为害大可惧，诚恐因病将命废。我今尝过气中味，不气不气真不气。"阎氏之《不气歌》就是告诫人们不要生气，应当惜情志，养精神。这可作为那些不注意补神，爱生气或肚量不大者的座右铭。

一条带子治遗尿

婴幼儿由于发育尚未健全，没有养成正常排尿的习惯，这种遗尿是属于生理性的，一般年龄在 1 ～ 5 岁。若 5 岁以上，又经常遗尿，并表现出一些病理状态，如面黄肌瘦，畏寒怕冷，尿清而长，夜间不易叫醒，迷迷糊糊者为遗尿症，需进行治疗。

小儿吃药比较困难，针灸又不易接受，因此需一种小儿容易接受的治疗方法。浙江中医药大学儿科教授马莲湘认为，小儿遗尿，首先要在他的脑子里建立一个禁戒的兴奋灶，使他在膀胱胀满需排尿的时候，立刻在大脑引起反应，惊醒过来自行排尿。同时马老在长期临床观察中发现，小儿多是侧卧屈膝睡觉，在要排尿时往往要两脚伸直。根据以上这些特点，他设计了一种方法，即在小儿睡觉前于腰部系一条带，再将带子一头按其侧卧屈膝姿态系在一只脚上，让其安静入睡，在系带子时反复告诉小儿系带目的是防止遗尿，使他形成一个兴奋灶。当夜间膀胱充盈，需排尿时，两脚伸直牵动腰带，引起不适刺激而苏醒，即可起床排尿，达到防止遗尿的目的。

笔者用此法曾治一位 12 岁小儿，使用一周后即停止遗尿，至今未复发。这种办法简单易行，且又符合科学道理，是值得推广的一种妙法。

御汤与腋臭

最近在西安临潼的华清池内，发现了一条蛇形水道和四座浴池，其中一座浴池呈海棠形。据考证，这是传说中唐代真正的杨贵妃洗浴的贵妃池，称为"海棠汤"之御汤。

杨贵妃是唐玄宗非常宠爱的妃子杨玉环。杨玉环为什么特别爱洗澡，而皇上特为她修造御汤呢？这里有一个奥秘。原来杨贵妃患有一种特殊臭味的腋臭症，在夏天，这种臭气特殊浓烈而致不能近身，因此只能勤洗澡，并为此特设了御汤。以后诗人白居易有"春寒赐浴华清池，温泉水滑洗凝脂"佳句，而"贵妃出浴"也成了古今之传说了。

在古代治疗腋臭没有好办法的情况下，用勤洗的方法以消除臭味是值得提倡和十分可取的。但目前治疗腋臭方法很多，基本可分两种：一种是根治术，用手术方法割除分泌汗腺的腋下组织，目前一般县、区一级医院均能施行。另一种是外用敷药，近年在推广西施兰，这是一种较理想药品。不但可以消除臭味，也能带来清香，但在使用前要洗澡，将腋下先洗涤清洁，然后再搽西施兰。中医中药方面亦有殊多验方，常用的是密陀僧粉，方法是用蒸热的淡面包切成两半，撒上密陀僧粉，迅即夹于腋下，连续使用 3～4 次弃去。这种方法可使局部腋下汗腺萎缩，只要持之以恒，可以收到较好效果。

"新婚多虚"谈食补

"新婚多虚"是中医固有的成见，此言自经验中来，乃非虚言。男女青年结婚是人生一大转折点，在生活、身体等各方面将起显著变化，在生活上显得繁忙、复杂；在身体上变化亦是不言而喻，最明显的是男女性功能成熟，随着性生活开始，肾精消耗；男女阴阳媾精而有子，是生活与身体上最大的变化。《素问·上古天真论》说"丈夫……二八，肾气盛，天癸至，精气溢泻，阴阳和，故能有子""女子……二七而天癸至，任脉通，太冲脉盛，月事以时下，故有子"，因此新婚夫妇主要变化的是肾脏，当然其他脏腑亦将起变化，如女子的子宫，男子的睾丸、命门等。

肾藏精，主人体的发育与生殖，先天之精藏于肾，先天之精即泛指生殖之精；肾的精气充盛，产生"天癸"物质，男子就能产生精子，女性也开始排卵，从而逐渐有生殖能力。新婚之后肾精排泄较正常为多，乃为常事，复加婚前多为婚事奔忙，身疲力竭，因此"新婚多虚"乃是经验之总结。

新婚之虚主要是肾精的不足而造成元阴、元阳的亏损。明代张景岳对肾精的补养甚为重视，因此后世崇为温补派的宗师，他说："真阴者，即真阳之本也。"又说"人生于阳而根于阴，根本衰则人必病，根本败则人必危矣""阴精尽泄，精去则气去"，此阐明了保精益肾以固真阴（元阴）真阳（元阳）的重要意义，所以新婚夫妇重在补肾益精；因非为病故需食补，以补其不足，养其精气，则夫壮妇健，后嗣亦多康健，此亦是优生之道。

补肾食物甚多，张景岳至叶天士多主张血肉有情之品补之，补肾阴者如鳖、淡菜、海参、燕窝、鲍鱼之类；补肾阳者如鹿肉、狗肉、牛肉之属。但这些食品多为山珍海味，物稀昂贵又不易取得。有些植物性食物亦有补益阴阳之效，如补阳为主的韭菜、核桃；滋阴为主的木耳、芝麻。但人们所喜用的食补多是动植物合参的补疗方，很适合新婚之虚。如农村常用的黄酒、白糖冲鸡蛋，用黄酒二匙，白糖一匙，鸡蛋 2～3 只搅匀，水开后一起放入，待蛋熟即可服食，每晨一次，以增加人体蛋白质、糖类，从中医角度说是有补精益阴之功，黄酒助阳，活血养血，从中医角度看是补阳益气；因是简便易得的食补，很适合新婚男子应用。

核桃肉是补益肾气，壮腰益精的佳品。核桃肉的服用极方便，只要去壳（连衣）去隔蒸熟后干燥，研末拌白糖适量随服，适于男女青年服用，极为香甜，于男子益精，于女子止带，是新婚夫妻必备佳果。若婚后多以淡菜为菜肴，时以鳖为补品，平时男性多食狗肉、牛肉之类，有助阳益精之功；女性多食木耳、鳖、龟之属，有滋阴养血之效；但无论男女新婚总宜补肾阴为先，稍佐助阳之品，以补精血之过耗。

当然婚前能调补阴阳，补肾益精，养精蓄锐；婚后又注意节育，节欲，亦不必强调食补。同时懂得入房禁忌，如饮酒饱食、劳损过度、忿怒恐嗔、自汗盗汗、月事未净、金疮未愈、忍小便等不宜交合，这"新婚之虚"亦将可以避免，但为了婚后男女青年的健康，使下一代长得更健康，同时适应婚后生活、身体的变化，适时因人制宜的加强食补是值得提倡的。

食补是"无为而治"的一种补养身体方法，与药物的补益稍有不同，药物补益是针对病体阴阳气血或脏腑之虚而选择针对性药方进行治疗的；食补是未病先防，防微杜渐，利用食物的补益作用以满足人体某一方面的缺乏，因此可以普遍地推广和应用。婚后虽以补肾为主，但对于其他脏腑来说，往往是相互影响的。如有的素体脾胃虚弱，复因肾阳不足，命门火衰，而出现火不生土，则当温补脾肾，因此除补肾食物之外可适当吃一些健脾食品；有的肺阴不足，婚后干咳，肺肾两虚，可适当用白木耳炖烂加冰糖调服，或百合、莲肉同煮亦颇宜。妇人素体肝郁，时时嗳气，叹息，月事不调可用金橘饼泡茶代饮。婚后带下不止，腰膝酸软可用山药、薏苡仁加白糖煮烂随意服之。婚后女子热结膀胱，小便热痛，频数，有用鲜荔枝或荔枝干服之见效，有用柿饼食之见效，亦有用淡竹叶煮荸荠煎服见效者。有人认为婚后女子热结膀胱（指尿路感染之类）为热毒下注所致，其实多为虚实并见之证。因此婚后多虚之见，诚为经验所得，但不能印定医者眼目，应从实际分析，以辨证施食的精神进行食补。

稀世补品猴子采——兼记猴子采燕窝趣闻

稀世补品——燕窝，产于热带悬崖峭壁，涡流湍急的海岛岩峰中。这些地方人难以攀登，因而采燕窝者多驯养一群猴子，出海前给每只猴子备一布袋，袋中装满山果干粮，然后泛舟入海，至产燕窝岛屿，放猴子上岩峰，猴子即各自采集燕窝。聪明能干的猴子，总是先登峰游玩，将干粮山果吃个精光，填饱了肚子，这样袋子空空，身释重负，肚饱力添，精神抖擞，始采燕窝放入袋中，移时即满载而归，坐憩山巅，望海取乐。可是笨拙的猴子却不然，惜食干粮山果，自负重物，采得燕窝无处存放，散落无计。待主人唤归，捡收猴子所采燕窝，聪明能干的丰收，赏以美食；笨拙的肚空无力，且遭群猴戏弄和主人的鞭挞。

燕窝自古为高级稀世补品，《红楼梦》黛玉吃冰糖燕窝，曰："上等燕窝一两，冰糖五钱，用银吊子熬出粥来，最滋补阴气。"因此它是一种养阴润燥，补肺益肾的名贵药物，久服之有益寿延年，和颜悦色之效。临床治疗虚损肺痨（肺结核），吐血咯血，咳嗽痰喘均为首等上药。作为宴席上的菜肴，如芙蓉燕窝、蜜汁燕窝、五彩燕窝、鸡茸燕窝之类，既可作为药膳，也为名菜，因此是古今为人所称颂的稀世补品。

小儿滋补药的选择

近几年问世的儿童滋补药，可谓琳琅满目，不可胜数，稍一罗列则可举出几种、十几种，甚至几十种，诸如宝儿康、保儿康、宝宝乐、育儿康、鸡胚宝宝素、健慧宝、金茹健儿晶、健儿蜂乳、健儿散、健脑灵、强灵助长晶、21金维他等。这些滋补药从保健的角度无疑有一定作用，但由于品种繁多使家长、医生无所适从。倘若盲目崇拜，随意服用则适得其反，不但起不到滋补强壮的作用，有的反致损害身体，因此有必要择善而用。如何择善应用小儿滋补药呢？

1. 食是主，药是辅

抚养小儿主要靠饮食，不是药物，这是家长首先必须明确的大问题。有节、有洁地供给饮食，这是养好小儿的关键。所谓有节就是饮食有节制，不过饱、过饥，不能偏食，要给予多种营养丰富的食物，除肉、蛋类外，蔬菜等也是不可缺少的食物；给予水果也不能无度，在饭后给予适量水果以助消化，并增加维生素类的营养物质；不但要吃甜味食品，也要吃咸味食品，甚至带辛辣、苦味的食品，以刺激味觉神经，增加食欲和消化能力。所谓有洁，即要注意清洁卫生。第一，饭前、便后要洗手、洗面、擦嘴；第二，给予的食品要清洁卫生，尤其是水果，必须清洁、消毒后，或剥皮后吃；第三，不宜小儿吃的饮食尽量不要给小儿吃，如酒、烟、茶之类。

小儿是以母乳喂养的，应当以母乳为其主食，其他均是副食，如炼乳、奶粉、奶糕、麦乳精等，这些副食不宜加得太多，造成小儿喜食味道甜美副食，而不愿吃母乳的现象。如果副食代替了主食母乳，那么小儿不易得到母亲给予的免疫能力，抗病力低下，容易患病，或偏食，造成营养不良。小儿如以米饭等为主食，三餐应该要吃饱、吃好，采取多样化、营养化饮食；三餐之外少给或不给零食，如果大量零食供给小儿，往往造成三餐不吃，胃纳极差等厌食症，久而久之，面黄肌瘦，消化不良，有的成为疳积病。

小儿滋补药，不是每个小儿都得服；药往往有针对性，有补偏救弊的作用，如有的以补气养血为主，主治贫血。有的以健脾益气为主，主治脾虚气弱，消化不良。有的以消食开胃为主，主治厌食、食积。有的益智补脑，主治小儿智力发育不全。因此没有一种小儿滋补药是万全的，而小儿刚从母体出来，是纯洁的，有较强抗病能力的，中医称小儿为"纯阳之体"，从其本身来说，各脏腑之间是平衡的、协调的、无病的，因此无须用药进行调整，对于活泼、健康的小儿一般不需要服用滋补药，有的父母欲锦上添花，给予大量滋补药，其实是促使小儿由平衡状态变成不平衡状态，造成疾病。即使小儿有病态，也不能一味用滋补药，如食积而厌食，就不能用补药，越补越不能进食，甚至出现腹泻、腹痛，因此要针对小儿某一方面不足进行选择，最好请教医生，不要人云亦云，人家吃什么，我就去买什么。如风行一时的维锌糖浆，不是每一个儿童都缺锌，都要服，因此要有针对性地选择。笔者认为应以饮食调节为主，药物纠偏为辅。

2. 喜食、爱食是补

有的小儿在饮食上有喜恶，凡是小儿喜欢吃的食物或滋补药，即往往对小儿有较好的补益作用。第一，能唤起小儿食欲。第二，喜爱吃的东西往往是人体中所缺少的东西，不是有的小儿患异食癖吗？异食癖本身反映了小儿体内缺少某种元素。因此要满足小儿喜爱吃的食物，不要一味强调鱼、肉之类；但小儿自控力较差，因此要防止偏食。其实健康的儿童大都不偏食，偏食也是一种病症的反映。在滋补药中也同样，有的小儿喜欢吃宝儿健，有的喜欢吃保儿康，有的喜欢吃健儿散等，这主要是药物中效用不同所致。小儿反应敏感，中医谓"小儿之病，随拨随应"，因为一种滋补药服后，有的胃口开了，有的精神好了，有的气色转华等，这就能引起小儿喜欢，反之则小儿拒服。有些儿童有自己向父母要某种药的习惯。故凡小儿喜吃某种食物、滋补药即能补。

3. 甜非全补，要五味俱全

糖类食品一般为儿童所喜爱，也是父母家长所认为的补剂。其实甜的食品并非全是补药，必须酸、苦、甘、辛、咸五味俱全。而随着糖类食品增加，其危害性也越来越多，最普遍的是龋齿；据有关专家研究，近视眼的发生率增高，与食糖也有关系；小儿过度肥胖，甚至出现糖尿病。还有许多小儿消化不良，厌食症，与多食甘肥之品有关，中医谓"甘者令人中满"，中满即胃脘湿食积滞，造成脾胃失运，因此胃口不开，食谷难化，日久成疳积之证。除吃甜味的食品外，要做到五味俱全，在五味中酸、苦能健胃助消化；辛能发散并刺激胃黏膜，促使消化液分泌；咸能开胃，增加钠离子调节体内电解质平衡。这方面的问题在许多滋补药中往往被注意到了，但也以甜盖全，因此出现许多儿童滋补药是甘甜之味，这或许是为了迎合儿童的需要罢了。

以上几方面可供我们在选择小儿滋补药时参考，目的是不要以药代食，以药养儿，而要适时、适人、适病进行有目的的应用，让众多的优质儿童滋补药发挥它应有的作用。

漫话小儿服药

小儿口服给药越来越成为家长的难题，因此小儿患病，家长总喜欢打针或外治。但并非所有小儿疾病都可用打针治疗，诸如小儿消化不良（疳积），小儿夏季热，不明原因高热、惊厥，流行性感冒等，用中药汤剂治疗效果卓著，因此小儿服药是亟待解决的问题，现谈谈以服中药汤剂为主的几种方法。

一、喂服

喂服即是如一般喂饮食物那样的服药，小儿不拒服，能自愿服下去。这主要针对 1～3 个月的婴儿，小儿越小越会服，尤其是 1 个月以内婴儿，无论苦、咸、辛、酸都能服。如在农村有服开口奶的习惯，用的多是如西黄、黄连、防风、钩藤、石菖蒲等中药。用这些药液喂小儿，小儿都能顺顺当当地服下去。这是因为刚生下来的婴儿对五味没有分辨能力，也分不出好吃与难吃；同时母乳也没有特别甜美甘醇的味道，因此凡婴儿均可喂服，做父母的要解除忧虑，耐心、细心地用小匙慢慢喂服。服时只要用小匙轻轻接触一下小儿口唇，小儿反射地出现吮吸状态，这样药就服下去了。

二、说服

说服即用开导小儿的方法，使其懂得服药的道理，让其自愿服下。这主要用于已懂事的而对服药又惧怕的患儿。说服的方法，一是用比较法，如说明打针的疼痛还不如服药不疼；吃药病容易快愈，可以马上去玩或读书；不需要躺起来打针（指输液之类）。二是选择法，说明让病存在呢还是要病痊愈，让小孩子自己选择，一般小孩总愿摆脱病痛，选择服药。三是鼓励法，家长用模范英雄人物，以及平日小儿勇敢行为，鼓励他克服服药难受，这种方法也很容易为小儿接受。四是激将法，许多小儿都有好胜的心理，家长只要用药来激将他往往成功，如说明如果服下去，这才是好儿童，是勇敢的……小孩听了之后往往能勇敢服下去了。五是奖励法，即服药后给予奖励品。这些说服方法可按照自己小儿特点分别采用。

三、灌服

灌服是针对那些既懂事又不全懂的，娇生惯养、蛮横的拒服药的小儿所采用的方法。它一般在说服无效的情况下进行，在旁人协助下，强行将药汁灌入。一般小儿拒不开口，有三种方法，一是捏住鼻子，在其用口呼吸时开口，然后可以灌药；二是用开口器，开口后灌药；三是用插胃管的方法直接将药汁注入胃中。在灌服时要防止药汁入气管，因此灌服要待其哭闹暂停时进行，灌服是在不得已的情况下进行的。

四、自服

有些懂事的小儿，再苦的药也能乐意服下去。这种习惯必须从小（即出生后）培养起，出生后要养成口服的习惯，许多医生家庭的小孩都有自服药的习惯。凡做父母的不要小儿一生病就打针，要多口服给药。

宋鞠舫的逗儿不哭法

20 世纪 70 年代，笔者在浙江中医研究所（今浙江中医药研究院）宋鞠舫老师处侍诊。宋老是浙江省名中医，精于小儿科，为浙江著名儿科专家，每逢其诊日，门庭若市，应接不暇。时值宋老耄耋之年，更是经验丰富，炉火纯青之候，其面色清瘦，但和蔼可亲，留着长长的花白胡子，穿着白大褂，显得十分得体大方。一般小孩，一到医院，尤其曾到过医院的小孩，见到穿白大褂的医生总是哭哭啼啼，或大哭大闹，要马上离开这里，更不愿意接受医生的诊疗。可是小孩抱到宋老面前，宋老的一举一动，一言一语，会使哭闹不休的小孩慢慢地安静下来，甚至破涕为笑，观其妙法，自成一套。笔者体味，简述如下。

第一，宋老的形态，其长着与众不同的白花胡子，立即会引起小孩子的好奇和注目，而其态度自然又和蔼可亲，小孩子不仅不惧怕，而且会不时地望着他，寻找其他的新奇。

第二，宋老的动作，他有一个特别的、突如其来的、小孩来不及反应过来的动作，即一见小孩马上拿捏小孩的手腕，立即用食指切脉，并用另一只手轻轻拍打小孩的胸、背部，使小孩产生一种自然舒适的亲切感，从而建立起和谐的童叟关系。

第三，宋老的语声，他一见到小孩就发出呵呵大笑的、声音洪亮的、听得悦耳的语声，使小孩转移注意力，被这种语声所吸引，并产生童叟间的良性互动，小孩有的会破涕而笑，有的会叫爷爷、公公，与其对话。

正是这三条，小孩见到宋老会安静下来，不会哭闹，这样宋老可以从中进行四诊，而不用强制的、责骂的方法，同时也教育家长不要用强制的方法。他主张用自然的、人性化的、贴近生活及儿童习性的方法来诊治，如舌诊时，先请妈妈或其他亲属伸出舌头给宋老看，然后请妈妈或他人叫小孩伸出舌头给宋老看；用手摸小孩额头时常用自己手背而不用手心，因为医生手心一般较热，不易觉察到小孩发热与否；而摸小孩手时要分别手心与手背的不同，一般手背热多为正常，手背冷要考虑阳虚内寒，或外寒束表，若手心很热多为虚热。正是他这样的诊疗技巧使得其深察病情，正确地辨证论治，所以宋老在儿科界声誉很高。

幼儿教师代母给小儿服药法

"良药苦口利于病",这是民间谚语,说明一般的药是苦味的、尤其中药苦,难下咽,但对治病调理很有好处。小儿往往很难接受苦味之物,所以成为家长给小儿服药的难题。一天,一位年轻的母亲正在给小孩服中药,用劝说、表扬、哄吓、打骂等软硬兼施的方法都无用,小孩紧闭嘴,哭闹不服。正在这时,一位幼儿教师路过看到此情景,并仔细辨识是自己的学生,其母亲也认出是他的老师,希望老师帮忙劝说服药。老师对其母说:"以后不要这样,要多做思想工作,耐心劝导,说明利害,慢慢养成习惯……请妈妈把煎好的中药交给我,我会帮助他服下。"其母把药交给老师,还交给老师几粒水果糖作为服药之用。老师说,不需要糖之类,只要药就行了。

妈妈把小孩带到幼儿园后老师就给学生上课了。在上课前,老师给大家先做一个作业,请同学们辨别各种液体的味道,并要迅速喝下。比赛分辨味道的正确性和喝下速度的快慢,以决定优胜。方法:每人蒙上眼睛,捂住鼻子,一字站立,只能用舌头来尝试,给每人一小杯各种不同味道的液体。老师一声令下:"开始!"谁先举手完成谁得到一朵小红花。老师把中药药液放入杯中,并交给那位不愿意服苦药的学生。就这样大家都很快地服下去了,也报出各种味道,每人都奖给小红花。这位同学喝了中药,且兴高采烈。你说这位幼儿教师是不是既聪明又有教育技巧,家长不妨也可一试,也可作为幼儿教师为人解难做参考。

饮食自倍，肠胃乃伤——介绍几种实用的消导法

"饮食自倍，肠胃乃伤"是中医经典《素问》的警语。它指出了饮食过量会损伤肠胃消化功能。西医学更证明胆囊炎的急性发作与过食油腻相关；急性胰腺炎的发生多由暴饮暴食所致。而一般过食更多出现呕吐、腹泻、腹胀、腹痛等消化不良症状。

脾胃，中医称为"后天之本"，直接影响着人的生长、发育和长寿，因此在中医经典著作中早已告诫人们要"饮食有节"。

暴饮暴食，影响肠胃，在中医有一个治疗原则"吐之、消之、导之"。涌吐之法用于食不消化之时，用鹅毛或食指刺激咽喉即可一吐而消除之。消导之法较实用的有饮酒过度，轻者吃几只荸荠（熟），或饮浓茶；重者用葛花 10g、砂仁 5g、枸杞子 30g煎汤服。肉食不消用生山楂 30 ～ 60g 煎汤服，或山楂片亦可；吃几块咸萝卜亦有很好的消肉食作用。过食米面可用神曲 10g，谷芽、麦芽各 30g 煎服即消；或用烤焦面包、馒焦都能消食；农家常备有的刘寄奴，俗称为消饭花，用来泡茶确有帮助消化之效。过食生冷水果，胃中不适，用生姜一片嚼后吞下，或用砂仁 5g、豆蔻 5g 冲服亦效。为了预防食积伤胃，可在饭后吃几颗金橘饼，有很好的理气健胃之功；吃几片山楂片有较好消化脂肪之效；或喝几口浓茶也可，但浓茶对素体胃寒者不宜，可用橘皮泡茶代之。此外，中药莱菔子、鸡内金等也都有消食积作用。

除了药物外，如在胃脘部、腹部做顺时针方向按摩 15 ～ 30分钟，亦可消食防积。

多九公与马一贴——介绍小儿止泻散

《镜花缘》记录了唐敖到巫咸国患痢疾的故事。多九公这位满腹才学、无事不晓的舵工，当即为他调配一药方，服后痢疾便愈。此方多九公称得自一渔翁。方用"苍术（米泔浸，陈土炒焦）三两，杏仁（去皮尖，去油）二两，羌活（炒）二两，川乌（去皮，面包煨透）一两五钱，生大黄（炒）一两，熟大黄（炒）一两，生甘草（炒）一两五钱，共为细末。每服四分，小儿减半，孕妇忌服。赤痢，用灯心三十寸煎浓汤调服；白痢，生姜三片，煎浓汤调服；赤白痢，灯心三十寸，生姜三片，煎浓汤调服；水泻，米汤调服。病重的不过五、六服即愈。但灯心、生姜必须依方浓煎，才有药力"。

《验方新编》载有此方，其中说"水泻痢疾均治，百发百中不可轻视"，药物组成和炮制方法均与《镜花缘》所录相同，但其中补充了"忌生冷、面食、荤腥、煎炒、发物，装入瓷瓶勿令泄气，一、二、三、四岁服一分半"。虽多九公称得自渔翁，从此查见，或许见于《验方新编》；亦因两书在同一时代，故也可能此方散见民间，鲍相璈收载于《验方新编》。因此无人查证得自何处。然而后世所知以出自《验方新编》为多，因该书流传甚广。浙江中医学院（现浙江中医药大学）教授、著名儿科专家马莲湘老师曾介绍使用此方经验。

马老从医60余年，在20世纪30年代乡间行医时，曾一度小儿腹泻流行，他抱着为医济人的宗旨，张贴"诊金不计，贫病送诊给药"告示，贫病求诊者甚众；对小儿腹泻，他查见了《验方新编》此方，依法仿制，制成小儿止泻散频送，结果病者少则一剂，多则三、五剂见愈，由此名声鹊起，因效速，多一贴见功，故有马一贴之号。

小儿止泻散组方独特，价廉效高，马老将此经验进一步升华，他结合小儿特点和自己在实践中的体会，将方中杏仁易车前子，这样止泻效果更佳。杭州胡庆余堂制药厂制成小儿止泻散冲剂推向全国，经多方验证，总有效率达93%。马老改进的小儿止泻散，对小儿消化不良的腹泻、湿热腹泻、肠炎、痢疾等均有较好止泻效果，1～4岁小儿，轻则一日一包，重则一日两包，一般1～3天见愈。目前出品的剂型，小儿易服，包装精致，便于携带，是理想的儿科新药。

若自制小儿止泻散，效果亦佳。方中杏仁易车前子对水泻更为合理，此为"利小便，实大便"之意。同时《本草纲目》亦载"暑湿泻痢"，有验方用车前子、白术专疗水泻。而止泻散中有苍术，苍术燥湿化浊，佐以车前子则相得益彰。然杏仁，在此方中用以止泻，也有至理妙趣，有《杨氏家藏方》朱砂丸"治暴下水泻及积痢"用杏仁二十粒（汤浸去皮尖），巴豆二十粒（去膜油令尽），研细，蒸枣肉为丸，如芥子大，朱砂为衣，每服一丸，食前服。同时杏仁为肺经之药，泻痢为大肠之变，肺与大肠相表里，开肺则理肠，启上则导下，使积垢能尽去。因此，笔者在自制小儿止泻散时，原方套用效果不减。

苏东坡与茯苓饼——兼谈老人药友

"汤泛冰瓷一坐春，长松林下得灵根，吉祥老子亲拈出，个个教成百岁人……"这是宋代诗人黄庭坚赞美茯苓的诗。茯苓是寄生于松树根的菌类，故为长松林下之灵根；同时又是延年益寿之佳品，常服它可使你长寿百岁。《神农本草经》将茯苓列为上品，并记载："主胸胁逆气，忧恚惊邪恐悸，心下结痛，寒热烦满，咳逆，口焦，舌干，利小便。"《日华子本草》认为"补五劳七伤，开心益志，止健忘，暖腰膝"。近年药理研究显示：茯苓含羧甲基茯苓多糖，茯苓多糖能增强体质，提高机体的细胞免疫功能，并有抗肿瘤、保肝的作用。因此是理想的抗衰老药物。

宋代文学家苏东坡，著有《苏沈良方》，是一位精通医药的医家，并是做茯苓饼的能手，他制的茯苓饼香甜可口，其做法是"以九蒸芝麻，用去皮茯苓少入白蜜为饼食之"，并说"日久气力不衰，百病自去，此乃长生要诀"。茯苓饼是馈赠老年亲友的佳品，作为药膳供应早点在清朝已很盛行。据记载：清时北京城里制造的茯苓饼白可凌雪，薄如绵纸，中夹果脯、蜜饯、松果仁等，甜香可口，而成为北京的名特产。茯苓是补而不腻，泻而有制，药食兼优之品，素以健脾养心，化湿和中著称，是老年病中必备良药。唐代孙思邈寿至103岁，他十分强调养生却病，延年益寿，著《备急千金要方》等巨著，其中对茯苓推崇备至，列为养性第一方之茯苓酥中说："主除万病，久服延年。"在王乔轻身方、仙方凝灵膏中均用茯苓为主药，并说"能轻身明目，老者还少"。明代理虚损专家汪绮石著《理虚元鉴》，为后世治疗虚损所推崇的专著，其中说"茯苓，精纯之品，无以过之，虚热、虚火、湿气化痰，凡涉虚者皆宜之"。清初著名临床大家叶天士在其理虚案的用药中，有人统计许多方中用茯苓。由此可知，茯苓是一味补虚祛邪之佼佼者，难怪慈禧太后也喜用茯苓，慈禧太后虽不是医家，但御医给她处方，她定要过目，有人对其长寿补益方进行分析，在常用补益药 64 种中，最繁用的是茯苓，占 78%；因此古今文献和实践记载茯苓是延年益寿、治老年病的良药。

茯苓作为药膳，制作容易方便，而且甘而不腻，香而不烈，如自制茯苓糕：七成上等粳米，三成糯米，再加二三成茯苓、莲肉、山药、芡实等份为细粉，加白糖拌匀蒸熟为糕，食之。如此茯苓糕有健脾益气，开胃化痰之功，对老年性便溏、纳差均有较好疗效；平日服之有抗癌、抗血管硬化等作用。茯苓研细粉加山楂、陈皮制成饼，是防治心血管疾病的良药；茯苓与龙眼肉、核桃肉等量同捣，蒸熟服，于老年人有养血益智、增加食欲之功。因此茯苓为老人药友，年过半百之人，不妨与茯苓结交，而茯苓又非奇货贵药，药源丰实，随地可得，全国各地药店皆售，农家还可上山采集或种植。

味觉完全丧失的中医辨治

一、案例简介

谢某，男，81 岁，上海市某科研单位科技干部（退休），2012 年 4 月 23 日初诊。

味觉全无，食不知味，五味不辨已有 1 个多月，去上海各大医院，专家诊治未有寸效，并做了多方检查，结果是"无殊" 2 字。有的说是神经调节失调，有的说是年高功能衰退，有的说从来没有见到过此症，有的说没有关系照常能饮食就行了，有的说无药可治……。总之，有此症无药法治。为此，他到处求医问药，后由同事推荐而来我处就诊。

患者高年憔悴，面色萎黄而带黑滞，精神神经无明显异常，思维清楚，对答如常，无痛无痒，也无其他特殊不适，大便顺畅，小便短涩，舌紫瘀，苔微腻，脉濡细。自诉在发病前未有任何不适，似乎是突然觉得口中无味了，后留意认为舌不知味，五味难辨，觉得非常奇怪，告诉家人也觉得是怪病，并担心患了什么不治之症，故到处就诊，但无明显效果。近日自觉味觉完全丧失，夜不能寐，饮食减少。查阅其他医院的检查、治疗，无特殊信息可供，也无前医诊治可鉴。根据四诊所得诊为脾肾两虚，痰瘀阻窍之证，给一方试治：生晒参 10g，黄芪 30g，白术 10g，茯苓 10g，山药 30g，陈皮 6g，甘草 5g，石菖蒲 10g，白芷 10g，桃仁 10g，红花 6g，丹参 15g，刘寄奴 6g，蒲公英 15g，山楂 15g，五味子 10g。10 剂。

并嘱其：一放松精神，照常饮食，消除顾虑，静心治疗；二食用味香之品，并多咀嚼以刺激舌头味觉；三注意休闲，并轻微运动。

二诊：药后自觉精神好转，稍有味觉但不明显，病有转机，仍宗原法，加以补肾养阴之品。方为：黄芪 30g，生晒参 15g，白术 10g，茯苓 10g，陈皮 6g，山药 30g，黄精 15g，玉竹 15g，枫斗 6g，红枣 30g，薏苡仁 30g，炙甘草 5g，龟甲 10g，仙茅 10g，淫羊藿 15g，巴戟天 10g，豆蔻 10g。10 剂。

三诊：病情明显改变，食已知味，但诉大便时溏、口臭，即以原方加藿香 10g，佩兰 10g，刘寄奴 6g，石菖蒲 10g，川黄连 6g，葛根 30g，诃子 15g，石榴皮 15g。7 剂。

四诊：味觉恢复正常，心情舒畅，用初诊方中去生晒参，加党参 15g。又给 10 剂以善后调治。病已完全治愈，家人也非常高兴。于 2013 年 1 月因前列腺肥大再次求诊，告知味觉一直很正常。

二、辨治分析

本案从症状所见为稀罕少见之病症，但从老年人的生理、病理特点及临床表现看，为本虚标实之证，脾肾两虚为本，痰瘀阻窍为标。高龄多肾虚，全身憔悴、小便短涩及脉舌所见为肾虚之象；面色萎黄、大便时溏为脾虚之证。脾肾两虚，则气、精、血及津液不足，气虚则精、血、津液凝滞不行，留滞于经络、脉道，不但不能濡润脏腑及组织器官，使之失其荣养，而且日久化生痰瘀，即血滞为瘀，津化为痰，精血由此耗损，形成恶性循环，故导致痰瘀阻窍，出现舌不知味之症。

舌为心之苗窍，脾开窍于口，所以在辨证用药上要从心、脾入手，但本案没有强调心的问题，而诊为脾肾之虚，其实从处方用药上已着眼于心主血脉的问题，只因其耄耋之年，肾虚之象显而易见，治病求本，治肾必须突出，所以在二诊时加上补肾之品，效果大增，这就说明补肾的重要性。再看初诊之方，突出了心、脾的治疗，尤其用补血活血之品，就着眼于心主血脉的道理，并用了芳香开心窍的药，是"舌为心之苗窍"之中医理论的指导。关于脾主口的用药已非常明确，并自始至终用异功散加味。

三、治疗体会

在本案的治疗中体会到朱老（国医大师朱良春）高龄96岁（2013年2月16日）的话"只有不知之证，没有不治之证"的真谛。其实，对中医辨证论治而言，我认为"不知之证也能治"。只要辨证正确，四诊全备，即使一时不知之证，也能得到有效的治疗。本案病例在开始就诊时，无论中医医院还是西医医院都不知此症，也没有治疗的方法，而在我接诊之时也感到很棘手，但记起20世纪80年代在农村曾见到过大吐大泻后味觉全无的案例，后西医补液，中药补脾后吐泻止，而口舌知味，当时主要矛盾是吐泻而不是口舌无味，所以今天见到以"口舌不知味"为主要矛盾的病症才敢于治疗。同时，在临证时也经常听到患者诉说"口淡无味"，对此症多从补脾入手治疗而收到较好的效果。味觉丧失其实是"口淡无味"的升级，所以治重在脾，再加高龄肾虚及临床辨证，故达到了治愈的目的。

已故中医学家姜春华曾喻《痰瘀相关论》为"疑难杂病之钥匙"。许多怪病、难症不妨从痰、从瘀、从痰瘀入手治疗，能得到较好效果，本案除调补脾肾外，重点着眼于痰瘀阻窍的治疗，如用石菖蒲、白芷、茯苓、陈皮、山楂化痰开窍，桃仁、红花、丹参、刘寄奴活血化瘀，合用为痰瘀同治之剂，使痰瘀阻滞于络脉得以清除，精血津液得以流畅，舌之络脉得以正常濡润和营养，则舌能知味。此案说明了在治疗棘手的疑难杂症时，要多从痰瘀同治着眼。在补虚调理脏腑时也要不忘祛痰化瘀，即《痰瘀相关论》中说的"补其虚而防其变"。

第五章

百草显奇

自家种植金银花，不劳药房配药方

20 世纪 90 年代笔者分到新房，庭院南墙植金银花一株，如今枝繁叶茂，春夏满院清香，秋冬一片翠绿，不知派生了多少子孙，也不知治疗了多少疾病。金银花为木质藤本植物，绿叶忍冬不凋，故有称之为忍冬藤；其花成双成对，故称鸳鸯花，因初开花白色如银，数日后色黄如金，大家称其为金银花，或金银二宝花、二宝花。为我国原产，山野自生，亦可栽培，全国各地皆有分布。其性喜阳，但又耐阴；喜湿，也能耐旱；喜温，然耐寒性强。其突出三大特点：常绿、芳香、管理粗放，最宜地栽，亦可盆栽。其定居的小院屋角，不怕地面潮湿，不怕光照不足，不怕空气流通不畅，终年生长茂盛，碧绿生辉。社区家庭之中无不有其落生之地，它带给人们无限生机和好处，尤其在防病治病、养生保健方面起着很好的作用。2003 年国内发生"非典"流行，用中医药防治，其中金银花就起着非常重要的作用。

2000 年 3 月 5 日，笔者在社区为民义诊。老妇杨某，年近七旬，近日因劳累旧病复发，出现腰酸乏力，尿频、尿急、尿痛，时有尿失禁，夜间口干舌燥，口苦难寐，过去常服氟哌酸（诺氟沙星），时或有效，这次前来就诊，要求中医诊治，以断其病根。查其病历，经医院诊断为尿路感染、肾盂肾炎、老年性尿道炎。尿检：红细胞（++）～（+++），时有尿蛋白。诊脉弦细，舌红少苔。证属阴虚肾亏，湿热下注。给予导赤散加减：大生地黄 30g，淡竹叶 10g，生甘草 5g，大蓟、小蓟各 15g，白茅根 30g，3 剂。嘱其 3 天后来医院就诊。3 天后诉病有好转，诸症渐减，改用单味金银花（带叶）藤 250g 水煎服，连服 3 天病告痊愈。笔者给其金银花藤一枝嘱其扦插繁殖。一过三年，偶遇之，问其病况，告之曰：金银花走壁腾空，覆盖院落，凡尿感不适，即随剪一把，洗净煎汤服之，翌日即病若失，至今没有吃中、西药，而病已基本不发。

金银花既是一味中药，又是民间草药，其各个部分皆可药用。金银花，又称银花，性味甘寒，有清热解毒之功。气味芳香，既可清风温之热，又可解血中之毒，单味金银花30～50g炒炭水煎，有凉血止血之效，专治血痢便血，腹痛里急之证；若金银花或叶蒸馏成露，气香而甘，俗称金银花露，暑月代茶，不但清热解毒，亦有养阴清热之功，凡小儿夏月热疖疔疮，热痱遍身，可每日饮30～50mL，并用金银花露擦身，内外兼治，其效卓然。若制露困难，可用净金银花30～100g，加水煎汁200～500mL，内服或外用。金银花亦常配伍应用，如著名的古方银翘散（《温病条辨》，方：金银花、连翘、荆芥、薄荷、豆豉、牛蒡子、竹叶、桔梗、甘草）是治风温发热之专剂；仙方活命饮（《证治准绳》，方：金银花、穿山甲、皂角、当归尾、甘草、赤芍、乳香、没药、防风、贝母、白芷、天花粉、陈皮）为治痈疽疮毒之佳方。

金银花藤，又称忍冬藤，功同金银花，且有通络之功。风湿性关节炎，局部红肿疼痛，证属热痹者，常用忍冬藤10g，鸡血藤15g，老鹳草15g，白薇10g，水煎服（《山东中药》）。单味忍冬藤（鲜品）连叶，大水（1000～1500mL）煎服以治尿路感染，效果确凿。因时外感，发热口渴，肢体酸痛，可用鲜忍冬藤（带叶、花）200g煎汤代饮，有疏表清热，解毒祛风之功（《泉州本草》）。热毒血痢，单味忍冬藤无论鲜品或干品每次100～200g，浓煎饮服（《太平圣惠方》），古方今用，疗效卓著；一切痈疽疮毒，无论新久亦可单独服用，或配伍应用。故凡一切热毒之证，皆可取用金银花或其叶、藤。药理学研究表明：金银花茎叶的汁有极强的杀伤病毒和细菌的作用。其籽，称为金银花子，圆球形，紫黑色，味苦涩，性寒凉，无毒，笔者曾尝过，稍带甜味。据记载：清湿热，治肠风血痢。常水煎服，每次 10 ～ 15g，单味应用，或配伍炒地榆 10g，川黄连 5g，其效更佳。

"天地氤氲夏日长，金银二宝结鸳鸯。山盟不以风霜改，处处同心岁岁结。"这是古时一首以金银花为写照的情诗。自初春至秋冬这双双对对的金银花带给人们清香、滴翠、碧绿生辉的感觉，故是药赏兼优，绿化环境，全身皆宝的人类伴侣。若你植上一株，定能伴你一生，给你绿色、给你健康。社区植株金银花，看病用药就不怕，随时随地牺牲它，不劳药房配药方。

家有筋骨草，红肿热痛消

20世纪70年代，笔者在浙东某山区小县新昌工作。每年春秋笔者培训乡村医生（当时称赤脚医生），教授中草药与针灸知识，由此识得了筋骨草。此草多生于竹林、树林、溪边、湿地背阴处，为多年生草本，由于全身长白毛，形如夏枯草，故俗称白毛夏枯草。查其正名为唇形科毛缘筋骨草，或称筋骨草，全年可采，全草入药，鲜用或晒干皆可应用，性苦寒，无毒，有清热凉血、消肿活血之功，既可外用，亦常内服，为常用的民间草药，其消肿止痛之功，非同一般。

记得在1970年秋培训乡村医生时，我带学生上山采药，有一张姓男生在采药时攀岩采挖，不慎被石块砸伤足背，当时足背皮肤无破损，稍有疼痛，故他坚持采药至傍晚，回到学习班住处之后，在吃晚饭时不能行走，疼痛难忍，局部青肿紫黑，手按之痛甚。我嘱其X线透视，经查无骨折。欲试一下草药之作用，未予医院常规处理，将采药标本中的筋骨草拣出，大约250g，洗净，加少量盐，捣烂，敷足背，外用透明塑料纸包裹，再用绷带包扎，并给安乃近止痛，观察一夜，以观后效。翌日，我亲临随访，学生诉：筋骨草湿敷时感到足背凉快，疼痛时有减轻，后服安乃近（0.5g）1粒，夜间基本无疼痛感觉，安眠一夜；揭去足背草药，显示青黑之色，稍肿，压之不觉疼痛。我嘱学习班班长：再去拔筋骨草给其外敷，并水煎内服2天。2天后，肿消痛止，足背外伤基本治愈。（注：安乃近现已禁用）

学生问我为什么用白毛夏枯草给其治疗，并内外兼治。我说："因其名筋骨草，必能医治筋骨之病，而学生伤的是足背筋骨，故选用之。"《上海常用中草药》（1970 年版）有载："外伤出血、血瘀肿痛、鼻出血、咳血，外用鲜草适量，捣敷；或焙干研末，加蜂蜜调敷"，亦可"用 10 ～ 30g 煎服"。由此不但外用亦可内服，效果显著。此草虽无毒，但甚苦寒，易苦寒伤胃，故不宜久服，若久服、常服易致胃痛或呕吐、纳呆。

20 世纪 80 年代，笔者回到故乡绍兴，发现城市居民在阳台用盆栽筋骨草，有住低层居民在庭院阴湿处栽种此草，用以清热解毒，常治各种炎症。最常见的是扁桃体炎、咽炎、喉炎，或目赤肿痛，或肺热咳嗽等症。轻则用鲜筋骨草叶 2 ～ 3 片开水泡茶代饮，1 日 1 次。重则用全草 1 株，洗净，剪碎，煎服。若为了便于储存，可将鲜草（全草）晒干，备用。有人经验：将鲜草叶晒干研细末，贮瓶中（需防潮、防霉），用于创伤出血，有止血消炎之功。凡皮损破裂出血不止，速用此筋骨草粉撒于伤口，并加压包扎，对一般中小型创伤有止血、止痛、消炎之效。社区医疗站不妨备之。

由于此草味苦性寒，小孩怕苦不易接受，有一便方：用鲜筋骨草 4 ～ 5 株，加豆腐共煮，吃豆腐并饮汤，同样有清热泻火之功，或稍加冰糖、甘草以调味亦可。

除新疆、西藏外，筋骨草在全国各地皆有分布，喜阴、喜湿，种植方便，不但家庭可以盆栽，社区绿化带之树荫之下亦能生长，所以社区医生不妨试种，以作为一种消炎抗菌药常备之。凡红肿热痛，内外皆可应用。

话蕺菜，谈妙用

绍兴古城的北首有一座小山，我们一直叫蕺山，原因是这小山上盛长蕺菜，至今犹然。早在两千多年前，越王勾践为报仇雪耻，重建越国，卧薪尝胆，以蕺菜为食，表现了越人艰苦创业的精神。由此说明蕺菜能食历史悠久，可是至今已很少有人去挖蕺菜为食，因为它有一种天生的鱼腥味，故蕺菜俗称鱼腥草，新鲜者气味难闻，不可近鼻，然而，人们却从治病的角度广泛的应用起来。

"文革"时提倡"一支针一把草"治病，当时我在浙东一个山区小县从事医疗工作。一男性农民，突然背部（右侧近肩胛部）长如馒头大的痈肿（5cm×8cm），红肿热痛，按之肿硬，疼痛难忍，正值初夏，气候逐渐炎热，彻夜难眠，由赤脚医生前来邀我出诊。患者 30 余岁，素体壮实，每日肩挑外出卖面条为生，三四日前觉背部发痒，不以为然，后日复一日加重，至今夜不能寐，诊脉弦数，舌红苔微黄，测体温 38.9℃，口渴引饮。当时我没有随身携带青霉素之类的抗生素，同时，当地农民经济条件极差，便与赤脚医生商量："能否用草药治疗？"赤脚医生一时无好的办法，随即去请教当地村的一位小有名气的草药医，草药医在夜间弄来一把草，一边将草加盐捣烂给患者敷上，嘱一天一换，一边将草煎成汤剂频饮。经一天一夜治疗，奇迹出现了：热退、神静、肿退、痛消。随后服此草药 3 天，病竟然告愈。经反复辨认，证实此草即是蕺菜——鱼腥草。

鱼腥草有如此好的抗菌消炎的功效，从实践中增长了我的知识，后查阅有关资料：抗菌作用为鱼腥草素，在体外试验时证实对卡他球菌、流感杆菌、肺炎球菌、金黄色葡萄球菌有明显抑制作用。由于鱼腥草对流感杆菌、肺炎球菌有抗菌之功，所以对肺系疾患，笔者常配山海螺应用，效果卓然。在临床上我开设咳喘专家门诊，凡肺热咳嗽，包括急性上呼吸道感染、急性支气管炎、支气管哮喘、肺炎咳喘、肺脓疡初起以及各种肺部炎症，症见咳嗽痰多，色黄而稠，咳剧夹血，或时有发热，舌红苔黄，脉弦数或浮数，常用鱼腥草 30～60g，山海螺 30～60g 为主药，并随症加减，如痰多加海浮石 30g，炙苏子 10g，或杏仁 10g，莱菔子 10g；气喘加黄荆子 10g，葶苈子 10g，桑白皮 30g，广地龙 10g；夹血者加仙鹤草 15g，藕节 15g，侧柏叶 10g，白茅根 30g；高热加石膏 60g，焦山栀 10g，黄芩 10g，柴胡 10g；咳吐脓血者加桔梗 10g，败酱草 30g，薏苡仁 30g，冬瓜仁 30g，象贝母 10g。因此，鱼腥草作为肺系疾患的治疗药，可谓是首选药物。有报道，鱼腥草还有抗结核菌的作用，抗病毒的作用。因此，在外感病或内伤结核病中，凡咳嗽皆可用之。同时经实验证明鱼腥草毒性很低，所以是一种安全、有效的良药。

随着时代的进步，许多事物返璞归真。鱼腥草本是一种菜，称为蕺菜，后由于其外在的气味而转为治病良药，成为草药，为人类健康服务，人们称其为鱼腥草；到了今天，它又是餐桌上的一种美味菜肴，对于这一点，鲜为人知，奥秘所在是去其腥味即美味。如何去其腥味？很简单，只要在开水中一焯，其腥臭之气就挥发竭尽。贵州人酷爱吃鱼腥草，有凉拌鱼腥草、鱼腥草拌肉丝、鱼腥草炒腊肉，成为富有地方特色的风味家常菜。其营养十分丰富，据科学测定：100g 鱼腥草含有碳水化合物 6g，蛋白质 2.2g，脂肪 0.4g，钙 74mg，磷 53g，挥发油 0.49mg，还含有鱼腥草素、蕺菜碱及多种维生素。因此是药食兼优之品。

鱼腥草可食可药，味辛，微寒，入肺经，具有清热解毒，利尿消肿之功。主治肺炎、肺脓疡、肿毒、热痢、水肿、热淋、湿疹等病症。现代研究证实：鱼腥草主要抗菌成分为癸酰乙醛，能增强机体免疫力，提高血清白介素，增强白细胞吞噬力。同时本品具有抗噬菌体作用，提示有抑癌活性作用。国外研究证明鱼腥草对胃癌有奇效。近十年来，鱼腥草主要治疗肺癌、大肠癌、绒上皮腺癌及体表的恶性肿瘤。对于晚期癌症伴发感染者，鱼腥草尤为适宜，对于改善症状有较好效果，因此，有些学者认为：用鱼腥草茎叶 30g 煎汤代茶可以治疗各种癌症。为了健康、长寿和防病、治病，鱼腥草将日益为人们所喜爱和食用。

石榴红似火，功效有"四止"

石榴为落叶灌木或乔木。据载，西汉张骞出使西域从安石国（今伊朗）传入，故名安石榴，现常称石榴、榴花，遍布全国，以陕西临潼为最著名，果大、粒多、汁甜、皮薄，为鲜果中珍品。石榴既宜地栽，亦常盆栽，喜光、喜暖，耐瘠薄干旱，忌水涝，不耐寒，清明后可扦插繁殖。常分果榴、花榴两种，果榴结果，果有酸甜之分，皆可入药；花榴以观赏为主，花色颇多，常不结果，花常入药。石榴之功有"四止"，即止渴、止泻、止血、止带。

果榴中有甜石榴，古名天浆，足见其浆汁之鲜美，石榴有养阴生津、酸甘化阴之功，故常能生津止渴。秋冬之交，石榴上市，天地相应，秋燥之时，阴虚内热之体，口干烦渴，或热病之后伤阴，舌红绛少苔者，常以石榴取籽饮汁，其味甘纯，止渴甚效。小孩、老人或久病卧床之体，或高热之后，胃阴不足，胃纳不佳，喜饮水液者，可嘱鲜石榴籽，慢咀细咽，既湿润喉咙，又滋养胃阴，一天一只（约250g），连服3～5只，有很好的治疗作用，不但止渴，亦能开胃。石榴止渴之功，主要用其果肉（籽）之汁，通过养阴生津作用达到止渴目的。

石榴皮多丢弃成为垃圾，其实不论何种石榴皮都是一味效果显著的收敛止泻药。石榴皮酸涩，无毒。据《药性论》记载："主涩肠，止赤白下痢。"《滇南本草》亦载："治日久泻痢，同炒砂糖煨服，又治痢脓血，大肠下血。"说明其能止泻又能治痢，是治泻痢之品。《普济方》神授散：治久痢不瘥，陈石榴焙干，为细末，米汤调下三四钱。笔者主要用于水泻或消化不良之腹泻，即西医所谓急慢性肠炎，或食积性消化不良之水泻，一般汤剂：车前子10g、葛根30g、川黄连5g、诃子炭15g、石榴皮15g，水煎服，1～3剂见效。单味石榴皮水煎服，用量30～50g，效果亦好，若炒后研细用胶囊（0号）套服，一次5粒，一日三次，亦同样见效。至于西医所指细菌性痢疾，中医称为赤白痢下之痢疾，初期不宜兜涩过早，以防碍邪，日久痢下，方可应用石榴皮止痢，方法如《普济方》神授散，或用炒党参15g、炒白术10g、车前子10g、炒扁豆15g、怀山药15g、石榴皮15g同煎服。

　　石榴皮既可内服止肠风下血，亦可外用止创伤出血。《备急千金要方》有载：用石榴皮炒后研末，每服6g。用于便前出血，即一般所指肠风下血，西医称为直肠溃疡出血，或痔血。笔者常配地榆炭10g、槐米10g，若痔疮出血配大黄炭10g。外伤出血，如刀伤，用石榴皮研细外敷，止血效果很好，若平日制好备用，密闭保存，就成为一味刀伤药。《本草纲目》尚记载：用石榴花揉塞鼻孔止鼻血。《海上集验方》用石灰配石榴花，两者之比约3：1，捣末外敷，专治"金创刀斧伤破血流"之证，为外出血之止血专药。因此，其皮、花皆为止血之佳品。

　　妇人带下，为妇科常见病，症见带下黄白，腰酸乏力，面色无华，月经涩少。石榴花有很好的止带作用，一般黄白带下用白石榴花，赤白带下用红石榴花，单味鲜的50g或7～10朵，一次煎服，一般3～5次可见效；干品30g左右，或干品花7～10朵水煎服。本方亦可治赤白痢下，方法相同，白痢用白花，赤痢用红花。笔者临床常配伍应用。带下配白槿花15g、臭椿皮10g、白术10g、川草薢30g；赤白痢配秦皮10g、薤白10g、白头翁10g、白芍10g、广木香10g，效果较好。石榴花有止带之功，石榴皮亦有止带之功，但以花较好。《本草纲目》认为石榴有"止泻痢、下血、脱肛、崩中带下"之功，其实石榴各个部位各有专长，籽多果汁，甘甜养阴，生津止渴，故以止渴擅长；皮主收敛，酸涩苦平，故以止泻、止血擅长；花同其皮，但以止带擅长。其实石榴根也常入药，有杀绦虫、涩肠止泻、清热止带之功。但常用的是石榴皮，其次是石榴花，它们的基本功效相同，皆有止渴、止泻、止血、止带的"四止"之功。临床应用时取用易得，可随机选择，果实期（秋冬）以皮为用，开花期（初夏）以花为用，若无皮无花，可挖根入药。

桃有五件宝，仁花叶胶与碧桃

《诗经》载："桃之夭夭，灼灼其华。"这是一首赞美桃的诗句。说明桃在我国至少有 5000 年的历史。桃在汉武帝时期由甘肃、新疆传到波斯、印度，又传到希腊、罗马及西欧各国。由此可知，人类与桃早就结下了不解之缘。它具有食用、药用、观赏等价值，为人类创造了财富。桃无处不有，就其药用价值，自东汉张仲景《伤寒论》记载的桃核承气汤（桃红、大黄、桂枝、甘草、芒硝）、抵当汤（桃仁、虻虫、水蛭、大黄），《金匮要略》记载的下瘀血汤（大黄、䗪虫、桃仁）、桂枝茯苓丸（桃仁、牡丹皮、桂枝、茯苓、芍药）等，就说明桃仁的破血散瘀作用已广泛地被临床各科应用。除桃仁外，其治病疗疾卓著的尚有桃花、桃叶、桃胶、碧桃干。

在"人面桃花相映红"的季节，在那桃花盛开的地方，收集桃花以备药用。桃花，味苦，性平，无毒，宜在开放时采收，阴干收储。有通便泻浊之主功，活血利水之次功，擅长泻下通便。《备急千金要方》载："大便难，服桃花方寸匕。"即大便秘结服干桃花（研末）约 3g。《太平圣惠方》治"干粪塞肠，胀痛不通，用毛桃花一两（湿者），面三两，和面作馄饨，熟煮。空腹食之，至日午后，腹中雷鸣，当下恶物"，即用未嫁接的桃树之花，鲜者约 30g 和面粉 100g，做成馄饨，煮熟后，空腹顿服，上午服后至午后即肠鸣腹泻。由此可知，自古以来桃花是一味立竿见影的泻下药，一般若实热便秘，腹满燥实，腹胀腹痛，纳呆烦满，舌苔黄腻者，用鲜桃花 10～30g 水煎服，或桃花干品吞 3～5g 即有泻下通便之作用。用时以泻下为度，中病即止。社区医生可在桃花开放时采取晒干，研末备用。

桃叶，苦，平，有杀虫之主功，祛风清热之次功。其浸出液有杀灭孑孓的作用，故可灭蚊子。在 20 世纪 70 年代笔者曾熬制过桃叶膏，以替代鱼石脂软膏，专治疮疖未溃者，疗效确凿。方法：鲜桃叶 25kg，加水 50kg，煎煮 1 小时，取头汁，再加水 25kg 煎煮，取二汁，两汁并用，滤汁，慢熬成膏，储瓶备用，有清热消肿之功，为一种常用的外敷软膏。桃叶亦可内服，以治二便不通，常用鲜叶 250g 加水 200mL 捣汁饮服，或鲜叶 100g，水煎服（《备急千金要方》）。

桃胶，夏月收取，用刀切割树皮流出汁液结胶而成，呈透明或黄色的块状物，俗称桃胶。桃胶性味甘平，无毒，《古今录验方》记载：用桃胶 5g 左右，水熬烊服，1 日 3 次，能排石通淋，专治石淋作痛。即有治疗泌尿系结石的作用，不妨一试。《备急千金要方》载："治虚热作渴，用桃胶洗净，含之咽津。"说明桃胶有养阴生津，清泄虚热的作用。《草药验方交流集》记载：能治糖尿病，常用桃胶 30 ～ 60g，水煎服之。近从民间所知桃胶有好的降脂作用，以治疗高脂血症。常用方法：取桃胶 50g，水炖烊化，加少许白糖调味，每日服之，连服 1 个月，可使血脂正常。

桃子未成熟时摘下晒干，或未成熟时在树上干瘪的干桃，是一味主治虚汗的专药，称为碧桃干或瘪桃干，又称桃奴、干桃、阴桃子。性味苦酸平，有收敛止汗之功，笔者用于阴虚盗汗，常用碧桃干 10g、豆衣 15g、青蒿 10g、五味子 5g、炙甘草 5g，有较好效果。单味碧桃干 7 ～ 10 只，加冰糖代饮亦可治盗汗。

桃仁的活血破瘀之功，凡医皆知，其方颇众，故不赘述。笔者有验方一则：桃红白芥汤，即桃仁 10g、红花 5g、白芥子 10g水煎服，或共研为散吞服，为专治外伤跌仆，局部瘀肿的基本方。此方祛痰化瘀，为痰瘀同治之剂，凡外伤初期服之，可防止陈伤的形成和发作。以此方为基本方可按损伤部位加味，如胸部加杏仁、枳壳，肋部加郁金、香附，腰部加杜仲、牛膝，头部加川芎、葛根。同时亦可研粉加醋调敷患处，有内外兼治之功。

　　桃树这古老而遍及世界的树种，其全身皆可药用，从桃仁、桃花、桃叶、桃胶、碧桃干的药用，可知桃树有活血化瘀、通腑泻下、杀虫解毒、降脂化痰、收敛止汗五大功效，各药用部分各司其职。社区药圃必有桃树，随时采收以供药用，若无桃树，手植一株，春暖花开，桃红柳绿，岂不美哉！

从野荸荠疗癌谈荸荠

20世纪70年代，医友姚某，男，56岁，素有乙型肝炎病史，长期乏力、肢肿，肝区隐痛，而后突发呕血，经当地县人民医院检查（B超）疑为肝占位性病变，经杭州、上海等肿瘤医院检查确诊为肝癌。当时建议手术与化疗，但因恐惧手术人财两空，又怕化疗邪正俱伤，因此，一心寻访治癌的中草药，用半枝莲、半边莲、白花蛇舌草、藤梨根、天仙藤等，均未见明显起色；肝区胀满，触之不平，状若覆盆，面色黑滞，舌紫瘀。又从民间获得一秘方：野荸荠60～120g（或不拘量）煎汤，服汤与荸荠。他托亲戚、朋友采集，几经数载，可以说方圆50里地已无法采集到。野荸荠为野生荸荠，个小、皮厚、色黑、质硬、不甚甘甜，状如算盘子；家种荸荠春种冬收，个大、皮薄、色红褐、质脆、味甘甜鲜美，状如芋头，两种为同一植物，只是生长环境不同，野者为自生自长自灭，家种者为人工有意栽培，生长条件优越。患者因野生荸荠药源匮乏，后改用家种荸荠，取老而黑色者入药，经治后病情日益好转，临床症状基本消失。据患者自诉：野荸荠有较好的开胃消积功效，家种逊于野生。经历6年，或因癌肿扩散，或因药源缺乏之故，病情突然恶化，因大量吐血而病故。从此案例可知，荸荠有抗癌消积之功，虽无根治之力，但起到缓解症状，带病延年的作用。

荸荠，为莎草科类植物。荸荠的球茎，为多年生水生草本，有野生与栽培两种，我国温暖地带均有生长。由于市场经济调节，现全国各地均有销售，而多产区制成罐头与冷冻食品遍布国内外，如糖水荸荠、马蹄爽、荸荠粉等制品大量应市。荸荠为地下球茎，地上茎又称通天草，亦为医家良药。

荸荠，又称地栗、地力、水芋、乌芋、马蹄、马薯等，是人人喜爱的甘凉爽口之水果，也是家家餐桌上的佳肴，如荸荠羹是宴席上必备的一道爽口菜。美味可口、营养丰富的蔬菜却是治病疗疾之妙药，如上案的抗癌消积之功，虽为民间所秘传，其实在中医药文献中早有记载，《本草新编》中说："乌芋（即荸荠），切片晒干，入药最消痞积，与鳖甲同用最佳，亦不耗真气，近人未知入药，特表而出之。地栗（荸荠别称）有家种、野产之分，药用宜野产者为佳。然无野产，即拣家种之老者，切片连皮，晒干用之，不特消痞积，更能辟瘴气也。"由此记载，姚某之带病延年，荸荠之功不可泯灭也。

笔者治胃火上炎之口臭、口舌生疮、尿赤、便秘之症，无论老幼青年皆用荸荠7～10只（大个、皮薄）、鲜竹叶30g、鲜白茅根30g（无鲜者干亦可代，但量加倍）煎服。一般3～5剂收功。尤其对小儿疳火证：流涎不止，涎液黏滞，口臭难近，牙龈出血，尿呈米泔，人中二侧红赤，口唇干燥等肝胃之火内灼之证。用此方服其汤、吃其荸荠，见效甚捷，且小孩乐于接受，实为蔬果良方。

荸荠盛产于吴越之地。绍兴酒闻名于世界，饮酒过度，易伤肝脾。醒酒之品，荸荠为上，虽葛花、砂仁亦为醒酒之品，然而信手拈来，果药兼优，当推荸荠，故在宴席上备上荸荠罐头或马蹄爽之类，既可作水果又能解酒，宴末送上一碗荸荠羹更是两全其美。

荸荠甘寒性滑，有清热化痰、消积散痞之功。用于温热病伤阴（如大叶性肺炎），消渴伤津（糖尿病），湿热黄疸（急性黄疸型肝炎、胆囊炎之类），热结膀胱（男女尿路感染），以及目赤、咽痛等病皆有较好的治疗作用。《温病条辨》的五汁饮（荸荠汁、梨汁、鲜苇根汁、麦冬汁、藕汁）专治太阴温病口渴甚者;《泉州本草》记载：湿热黄疸之小便不利者，用荸荠 125g 打碎，煎汤代茶；治咽喉肿痛，用荸荠 125g 绞汁冷服。在诸多方书中还记载了荸荠治下痢赤白、大便下血、妇人血崩、寻常疣等。《本草求真》中说："乌芋（荸荠）止一水果，何书皆言……破积攻坚、止血、治痢、住崩、擦疮、发痘、清声醒酒。其效若是之多，盖以味甘性寒，则于在胸实热可除，而诸实胀满可消；体黑则以力善下行，而诸血痢血毒可祛。是以冷气勿食，食则令人每患香港脚。"由此道出荸荠为妙药的真谛。

秋菊之妙用

　　《御香缥缈录》中记载了清代慈禧吃白菊花的方法：菊花花瓣用稀矾水浸 1～2 分钟，再用温水漂洗，沥干，备用。煮食时，在火锅中放高汤（鸡汁或肉汁汤），锅旁放切薄的鱼片、鸡片，外加少许酱、醋；先将肉片投入锅中，煮 5～6 分钟，再投入菊花瓣，盖 5 分钟，就可吃了。不但味道鲜美，而且有菊花清香，更具有保健养生、防病治病的作用。在《慈禧太后医方选议》中有"长寿医方"菊花延龄膏：鲜菊花瓣，用水熬透，去渣再熬浓汁，少兑炼蜜收膏。每服 10～15g，开水冲服，1 日 2 次。有疏风、清热、明目之功。近年研究认为此方有明显扩张冠脉，减慢心率，增加心肌收缩力之功效，其具有长寿效益，当属可信。在《牧竖闲谈》中说："真菊延龄，野菊泄火。"所谓真菊即食用菊，野菊即药用菊，其他还有茶用菊和观赏菊。

　　观赏菊，即秋天盛开的各类造型、品目繁多，五彩缤纷的供人欣赏的菊花，每年各地皆开菊展，名贵品种有千余种。"看花解郁"，在秋高气爽之季，置几盆菊花，能使人有"怀此贞秀姿，卓为霜下杰"之感。因此，菊花有调节情志，怡养心性之作用。

　　茶用菊，最有名的为浙江杭菊，其次为河南怀菊、安徽滁菊及亳菊。泡茶代饮，不仅解渴，还有养肝明目、平肝降压的作用。苏辙诗云："南阳白菊有奇功，潭上居人多老翁。"说明用菊泡茶饮能延年益寿，防病疗疾。

　　药用菊，主要指野生的黄菊、白菊及茶用菊，有清热解表、凉血解毒、降压平肝之功效。如中医名方五味消毒饮（野菊花、蒲公英、金银花、地丁草、天葵子）专治各种疔疮、痈疽及目赤肿痛等火毒内盛之证。其他如桑菊饮、川芎茶调散加菊花（笔者经验），其止痛效果甚佳。

食用菊，即凡菊花皆可食用，但以观赏菊、茶用菊中色白花大最为常用。不但花瓣可食用，其嫩叶、脑头作菜亦可食用，其味爽口清香，功专清热养阴，泻火解毒。清明代艾食用，其味很香美。

菊花常见的为这四种菊，其实是菊花的四大作用，即观赏、茶用、药用和食用，每一种菊花皆有这四种作用，但各有所偏，偏于药用的即为药用菊，偏于食用的即为食用菊，偏于茶用的即为茶用菊，用于观赏的即为观赏菊。当今随着农村科技的发展和花卉的开发，菊花由观赏向食用、茶用、药用的方向开发和发展。

可口良药白茅根，清胃止血兼养阴

白茅根，又名茅根、茅草根、甜草根、地芦根、地甘蔗等，为禾本科植物茅草的根茎。性味甘寒，有凉血、止血、清胃、养阴、利尿之功。作为药用，早在唐代孙思邈《千金翼方》有用白茅根止吐血的记载。白茅根，因其甘甜，农村孩童在春天有挖食白茅根的习惯，即在田埂地边，茅根丛生之地，除去地上部分及泥土，洗净，揉去须根及膜质叶鞘，直接入口咀嚼，犹如吃甘蔗，汲取其汁，故又名地甘蔗，味道鲜甜，并能清胃火，如小孩口臭，舌糜，大便秘结，小便赤黄，或尿若米泔者，最为适宜。每到春暖花开之时，在农贸集市，山村农民将采挖洗净的白茅根，入市售卖，与马兰头、荠菜齐名，只不过马兰头、荠菜以野菜入市，为春天美味时鲜菜；而白茅根作为草药之用，为春天防病、治病之可口良药。

白茅根既可鲜用，亦常晒干入药，鲜品汁多效佳；干品需量大入煎，各地中药房皆以干品入药。其凉血、止血之功，上治血热鼻衄，下治小便出血。《妇人良方》曰："治血热鼻衄：白茅根汁一合，饮之。"《太平圣惠方》曰："治鼻衄不止：茅根为末，米泔水服二钱。"二方，一取其鲜汁，即用新鲜茅根绞汁，一次服 50mL 左右，有止鼻血之效用；二取茅根为细末，用淘米泔水煎服 10g 左右。笔者常用鲜茅根 100～150g 水煎服，或干茅根 50～100g 水煎服，若效不著，可配血余炭 10g、仙鹤草 30g、黄芩 10g、焦山栀 10g 同煎，则效果较好，并结合五官科鼻腔检查，以排除鼻内器质性病变。《肘后备急方》治小便热淋用"白茅根四升，水一斗五升，煮取五升，适冷暖饮之，日三服"；《太平圣惠方》治小便出血用"茅根一把，切碎，以水一大盏，煎至五分，去滓，温温频服"；《本草纲目》治劳伤溺血用"茅根、干姜等份，入蜜一匙，水二盅，煎一盅，日一服"。三方皆治小便出血，近年来常用白茅根治尿血的基本方：白茅根 30g，车前草 15g，大蓟、小蓟各 15g，甘草 5g，水煎服。单味白茅根用量一般在 30g 以上，用鲜品则效更佳。

白茅根利尿以治肾病，《补缺肘后方》治卒大腹水病，用"白茅根一大把，小豆三升，煮干，去茅根食豆，水随小便下"。张锡纯在《医学衷中参西录》所载白茅根汤中对白茅根利水消肿有更明确、更具体的说明，他说："治阳虚不能化阴，小便不利，或有湿热壅滞，以致小便不利，积成水肿：白茅根一斤，掘取鲜者，去净皮与节间小根，细切，将茅根用水四大碗，煮一沸，移其锅置炉旁，候十数分钟，视其茅根若不沉水底，再煮一沸，移其锅置炉旁，须臾视其根皆沉水底，其汤即成，去渣温服，多半杯，日服五六次，夜服二三次，使药力相继，周十二时，小便自利。"由此可见，古人用茅根治水肿病的经验。现今治疗急性肾炎，用单味白茅根（干品）250g 水煎，每日分 2～3 次服，连服 1～2 周或至痊愈，有较好效果。服药后通常在 1～2 天内小便显著增多，每日可达 1500～3000mL。随之水肿渐消失，高血压及尿检变化亦渐趋好转或正常。但对慢性肾炎、肝源性、心源性水肿效果不甚好。

清胃泻火以治疳渴。疳渴为儿童的常见病，常见口渴喜饮，口臭易饥，口疮疼痛，舌烂苔腐，大便臭秽，小便热赤，或尿如米泔，常伴疳热，治宜清胃泻火，养阴生津。民间多用单方即用白茅根煮荸荠，取新鲜茅根 100g，荸荠连芽（洗净）10～15 只，加水同煮，待荸荠熟后喝汤及吃荸荠，一日数次频饮，连服 3～5 日。若病较重者再加生石膏 40g 同煮。一般为防治疳渴，如见小儿常喜饮凉开水，夜间盗汗，两鼻孔干燥，喜挖鼻孔者，可单味白茅根不拘量煎服，或鲜白茅根洗净，咀嚼吃汁液（尤适宜山村儿童，取药方便）。若胃火灼盛，口舌溃疡，汤水难进，疼痛难忍，笔者常用茅根竹叶汤（自拟方）：白茅根 30g，淡竹叶 10g，石膏 30g，人中黄、人中白各 10g，芦根 30g，大生地黄 15g，甘草 5g，再配合外用双科喉风散（吹口），一般 3～5 剂可以治愈。其中白茅根、淡竹叶、芦根用鲜品则效果更佳。

白茅根全年可采，各地分布，甘甜爽口，取药易得，为儿童喜爱的可口良药。山区田埂、地角让其生长，莫作荒草除其根，宜选作良药，或荒山野坡可开发生产，以供药用。

谈墓头回止血的效用（兼答读者问）

　　墓头回这味中药，由于在我的几则临床报道中经常出现，故引起许多读者的关注，并提出了一些亟待了解的问题，为此特谈墓头回止血的效用。墓头回是《中药学》中的常用名，又称墓头灰（《山西中药志》）、箭头风（《广西中药志》）。为败酱科植物异叶败酱、糙叶败酱的根，浙江均用此品。江苏有用菊花科植物苦荬菜的全草（《中药学讲义》上海科学技术出版社版本）。目前全国各地多用败酱科的墓头回，此为正品，余皆非正品。其实，墓头回的传说也是用目前的正品。

　　墓头回的传说，说的是一名医路过墓地，有棺材抬过，他见棺材中漏出鲜血，急叫停下，问死者可是妇人？回话说是。医者说病人未死，死者家人悲喜交加，便开棺求医；医者顺手拔起草药，嘱立即煎服，果然服下后，"死人"竟然活了。由于这种草救活了从墓头边回来的人，故后人称为墓头回。此事说明墓头回有明显的止血作用。墓头回，味苦而酸涩，性寒，有收敛止血，清热解毒之功，常用于妇科的崩漏、带下、月经过多。《本草纲目》载《集验方》配红花、童便、酒治崩中、赤白带下。因此多用于妇科血证。

　　墓头回其实是一味清热收敛止血之品，对各种出血证皆可应用，关键在于配伍，是诸类止血药中的佼佼者。如我曾治支气管扩张咳血不止，用白及、仙鹤草、藕节、花蕊石、侧柏炭等收敛止血药物少效，后撤诸药，用墓头回60g配鱼腥草30g、山海螺30g 7剂血止而痰清。治尿血（尿路感染）反复不愈，伴尿频、尿急，有时脓尿，用墓头回30g配石韦15g、土茯苓15g、忍冬藤30g，连服一个月而愈。治便血（直肠溃疡）鲜血下注，无痔疮者，常用墓头回30g，配地榆炭10g、制大黄10g（或大黄粉吞 5g）收效明显，血止便顺。妇人月经过多，每月经来如崩，证属血虚者，墓头回配仙鹤草 30g、水牛角片 30g（先煎）、花蕊石 10g、阿胶珠 10g。一般每月服 3 ～ 5 剂，月月照服。连服 3 ～ 6 个月，能减少经量，月经如常。但若是子宫肌瘤则需进一步检查或手术治疗。因此凡一切血证皆可应用，其应用指征大致有 3 点：①血色鲜而量多属热者，因本品性寒，能清热解毒，消炎止血。②出血时间长而反复不愈者，因本品有较强收敛作用，味酸涩，有收缩毛细血管的作用。凡用过诸多止血药而无效或少效，可选用此品。③出血而伴红、肿、热、痛等炎症者本品尤适用。因本品经煎洗外用，可治疗皮炎、跌打伤肿、关节炎，同时亦能抑制癌细胞，故为止血解毒之品。

墓头回在临床应用中无任何明显的不良反应和禁忌证。只是有一种特殊的臭气，这种臭气，只要煎煮片刻亦多能减少大半，同时也无副作用。由于其还有清热解毒，祛瘀消肿之功，因此对妇科病中的宫颈炎、宫颈糜烂、赤白带下等证亦有很好的作用。制药部门以本品为主制成治白带的中成药已应用于临床。对于妇人带下赤白，腰酸乏力，久治不愈的子宫颈糜烂，盆腔炎等，可用川萆薢 30 ～ 60g、墓回头 30 ～ 60g、川续断 15g、杜仲 15g、白花蛇舌草 30g、白槿花 15g、甘草 5g 此方治疗（笔者验方）。若墓头回正品无法买到，或药店售缺，可用菊科苦荬菜或败酱草代用，有时可以取得同样效果。

总之，墓头回是清热解毒与收敛止血并重之品，广泛应用于各种血证，临床应用需强调辨证配伍，用药安全、有效，疗效确凿。目前有败酱科与菊科两种名曰墓头回的品种，但以败酱科的为正品，临床要选用正品，若一时无正品，可用菊科苦荬菜与败酱草代用一时，若无效，必须选用正品墓头回。

蜈蚣为主治阳痿

　　蜈蚣的临床应用我在30年前曾总结过一篇文章，当时文尾的结语是"蜈蚣应用的关键在于正确的辨证。本品辛温，毒性极微，除能息风、镇痉、解毒外尚有祛痰化瘀之功，又有补虚强壮之能。风、痰、瘀、毒四字为应用本品的主要依据"。这里除传统地认为，蜈蚣属于息风镇痉之品外，还提出了它是一味祛痰化瘀之品，并补充其"有补虚强壮"的作用。其后开设中医男科专家门诊，我在收集治男子阳痿的资料中，见到陈玉梅的亢痿灵（蜈蚣18g、当归60g、白芍60g、甘草60g共研细粉，分40包，每次服半包至1包，早晚各一次，空腹用白酒或黄酒送服）报道：近期治愈655例，占88.9%。我如法炮制，临床应用，但治疗效果远不如其所述。故改变其方结构，以蜈蚣为主治疗阳痿。根据临床所见以肾虚肝郁为主要病机，自拟方：蜈蚣30条、海马粉30g、马钱子（油炸）5g、西洋参粉60g共研细后，用0号胶囊套服为一料，一日三次，一料为一个疗程。对肾阳不足，肾精亦虚之中、老年阳痿有较好的疗效。若肝郁气滞，症见心慌恐惧，精神紧张，临房尤甚者，除言语开导外，配以逍遥丸或越鞠丸；若湿热下注，阴部潮湿，手足出汗者，配以知柏地黄丸；若阳虚畏寒，四肢厥冷者，配以金匮肾气丸，或自拟方中加肉桂粉30g。经此调整并辨证加减，效果较好，而且持久。同时，饮食配合也很重要，最常用的是多食虾类、鲍鱼、麻雀、雀卵、乌龟、鳖。这些食物临床应用证明有很好的壮阳补肾之功，不可小看。

　　如治路某，男，36岁，贵州籍人（在绍兴打工），厨师。患者结婚十余年，有一小孩已8岁，夫妻同居，一直房事和合。近几年来因日夜工作繁忙，体质肥胖，自觉性事淡漠，渐渐觉得力不从心，临房举而不坚，初起勉强完成，但时时受到妻子责怪，造成临房紧张，终至阳痿不举，遂由妻子陪同前来求诊。患者人高马大，腹肥如孕，面色黑滞，诉除阳痿外，大腿阴湿，乏力气喘。检查：尿常规正常，B超提示：脂肪肝。前阴及阴囊收缩，腹股沟潮湿如出汗状。证属肝肾不足，肾气不振，肝郁气滞，湿热下注。给予自拟方一料配越鞠丸、知柏地黄丸同服。并教育其妻给予言语安慰和积极配合。经服完一料后阳痿诸证得愈，性事和谐如初，夫妻双双前来道谢。

蜈蚣为主治疗阳痿，其机制虽历代文献没有记载，但从笔者"补虚强壮"的认识，进一步探讨蜈蚣有补肾壮阳之功，从蜈蚣的生活习性分析，其生活在海滩乱石之中，以吃虾类为主，虾具有补肾壮阳之功，此其一；其性辛温，温能助阳，此其二；其能祛风镇痉，说明有调节神经之功效，可能对性神经有兴奋作用。鉴于这种认识，蜈蚣是一味补肾壮阳，兴奋阳道的治疗阳痿之品。本品载其有毒，但毒性极微，至今未有因服蜈蚣中毒，或中毒至死的报道，故可以放胆试用。但笔者自拟方所用之马钱子，必须提醒医患，需慎之又慎，一必须油炸减毒，炸时成黄色为度，发黑成炭者无效；二剂量由小到大，逐渐增量，不可一次过量，防止中毒，亦不可长期服用，防止积累性中毒；三制成胶囊，套服时必须拌匀再套，防止马钱子含量不匀而致过量中毒。注意了这些后，对于蜈蚣为主治疗阳痿其疗效是可靠的，亦是安全有效的。

露蜂房补肾之功独胜

露蜂房为胡蜂科昆虫大黄蜂的巢，又称蜂房、革蜂房、大黄蜂窝、长脚蜂窝等。据历代文献记载，其性味苦、甘、咸，平，有毒；入肺、肝、胃经；功专祛风、攻毒、杀虫；擅治惊痫、牙痛、风痹、乳痈、疔毒等；为阳明之药，外科、齿科中习见用之，如配细辛煎汤漱之治牙痛，配半枝莲治疗疔疮恶毒，配蝉蜕治疗皮肤瘙痒。《证治准绳》制蜂房膏（露蜂房、玄参、蛇床子、黄芪、杏仁、头发、铅丹、黄蜡熬膏）专治瘰疬。然而露蜂房的补肾之功乏人记载，其入肾无从查考，现从临床应用及笔者经验认为：其补肾之功独胜。补肾卓然，功不可泯，故略述如次。

1. 补肾纳气平咳喘

咳喘是以喘息、咳嗽、多痰为主症的肺系疾病，一般属西医学中的气管炎、肺气肿、哮喘等病证。笔者凡治疗老年性慢性支气管炎或伴肺气肿，症见咳喘不宁，动则更甚，甚则不能平卧，痰多色白，病程日久，累及肺肾，出现肾不纳气之象，治宜补肾纳气，止咳平喘。

常用方：炙麻黄10g，细辛3g，五味子5g，黄荆子10g，葶苈子10g（包），杏仁10g，石菖蒲10g，川贝母、象贝母各5g（平喘止咳）；另加露蜂房10g，紫石英60g，沉香末5g（冲）（补肾纳气）。此方标本兼治，既补肾纳气固其本，又止咳平喘治其标，在咳喘专家门诊中为常用之剂，历验不爽。

验案：某患者，女，64岁，患咳嗽气急、痰多已30余年。经X光摄片：肺气肿、支气管炎。平日用西药消炎、化痰、止咳，病情日见加重，而转中医治疗，症见面色苍白，唇舌发绀，说话气短，动则更甚，纳少痰多，乏力肢酸，消瘦。脉弦细，舌紫瘀，苔水滑。证属久病肺肾两亏，肾不纳气，治用补肾纳气，止咳平喘。方药：炙麻黄 10g，黄荆子 10g，细辛 4g，五味子 5g，葶苈子 10g（包），桑白皮 15g，石菖蒲 10g，川贝母、象贝母各 6g，炙苏子 10g，莱菔子 10g，白芥子 10g，当归 15g，熟地黄 30g，7 剂。药后病稍减轻，但气喘动则更甚。前方即用三子贞元饮（景岳方）以补肾纳气，似觉补肾力逊，故改用露蜂房 10g，紫石英 60g，沉香末 5g（冲），又 7 剂，药后气喘明显减轻，前后用此方调治 2 个月，面色红润，痰少喘平，停用一切西药，又配一料肺肾同补药散（海马、露蜂房、冬虫夏草、蛤蚧、水蛭、西洋参）开水吞服，1 日 3 次，每次约 3g。至今日久不发，如常人。

2. 补肾固摄止带下

带下为妇科四证（经、带、胎、产）之一，以阴道排出白、黄或赤白分泌物为主症，并伴腰酸、腹痛、乏力等症。临床常以虚实辨证，实证以清化湿毒为主，虚证以健脾益肾为治。我友沈氏，主任中医师（浙江嘉兴一方名医，妇科专家），有用露蜂房治清水带的经验。他说："临证遇到妇人带下，质地稀薄如清水样带下病者，在辨证施治中加用露蜂房，每获佳效。"

验案：某患者，女，60 岁。绝经已 10 年，近 1 年来自觉下身有无色清水样液体流出，常沾污内裤，经中西药治疗，未见功效。妇检：老年性阴道炎。服用抗生素及外用洁尔阴坐浴，仍未见效。舌淡红，苔薄，脉细无力。证属脾肾两虚之候，前后以参、术、芪及川续断、杜仲、银杏等，虽方证俱合，但其效不显，后在原方加用露蜂房 10g，7 剂而告痊愈。清水带，古籍记载似属白带范畴，其病机为肾气虚寒，治当温肾止带。清水带临床少见，以老年肾虚妇女多患之。根据其治清水带经验，凡见肾虚带下，带下绵绵，腰酸乏力，夜寐多梦，或有梦交证者，常可加用，老年、中年妇人皆可用之。如笔者治某患者，女，34岁，带下如注，腰酸乏力，面色黑滞，时有梦交，醒后带下沾润内裤，自觉难以启齿。脉细弱，舌淡无华，证属脾肾两亏、心肾失交之证，用桂枝龙骨牡蛎汤加川黄连、露蜂房、鹿角片前后调治月余而告愈。

3. 补肾益气治尿频

尿频即小便频数，若伴口干舌燥，饮不解渴，多为消渴病之上消，属肺热之证；若尿频、尿急、尿时疼痛者，为湿热下注之证；而小孩或老人尿频，甚或失禁、遗尿，或青年夜寐频数，为肾气虚衰，膀胱失约之证，常伴畏寒怕冷，四肢不温，消瘦乏力，小便清长。

对于儿童尿频，或遗尿者，常伴先天不足，如鸡胸、解颅或疳积者，需补肾益精，益气固脬，可用散剂常服。

常用方：露蜂房80g，益智仁50g，桑螵蛸30g，五味子30g，海马20g，芡实100g，为一料，共研细（或用0号胶囊套服），每次服3g，1日2次；或3粒，1日3次，连服1料。或用太子参15g，山药10g，炒扁豆10g，黄芪15g，水煎送服，则效更佳。老年人尿频，尿时无力，尿后湿裤，夜间尤甚，余沥未清（常见于老年性前列腺肥大），并伴腰酸、乏力者，常用缩泉丸（益智仁、乌药、山药）加露蜂房、鹿角片、黄芪、金樱子、牡蛎。

验案：某患者，男，58岁，膀胱癌术后（手术加化疗），尿血时隐时现，夜尿频数，乏力肢酸，白细胞计数3.5×10^9／L，脉细数，舌红少苔。证属肾虚气弱，治宜补肾益气，解毒凉血。方药：露蜂房10g，益智仁10g，金樱子15g，黄芪30g，白茅根30g，墓头回30g，白花蛇舌草30g，仙鹤草15g，红枣30g，焦山栀 10g，7 剂。药后尿尚有热感，检查血尿消失，尿频明显减少。给予散剂 1 料：露蜂房 100g，花旗参粉 80g，青黛 50g，牛黄粉 30g（人工牛黄），共研细粉，每日 2 次，每次 1 匙（约 5g）以巩固疗效。

4. 补肾壮阳疗阳痿

阳痿不举，为男性病中较常见的病证，以肾虚作强无能为基本病机。老年肾虚气弱，青壮年房劳伤肾皆可导致阳痿，对于阳痿的治疗除排除器质性疾病外，在精神疏导的同时，以补肾壮阳为基本的治法。在壮阳的方药中注意动静结合，既助阳又需益精，既要兴奋阳道，又需潜摄精神，在诸多补肾药中，露蜂房既能兴奋阳道，又为血肉有情、精气双补之品，故在治疗阳痿时可常用之。既可单味入药，也可配伍应用；既可入煎剂，也可研细吞服。著名中医学者朱良春用蜘蜂丸（花蜘蛛 30g，露蜂房、紫河车、淫羊藿、肉苁蓉各 60g，熟地黄 90g。共研末蜜丸如绿豆大，每早晚服 6g）治疗精血亏损，下元不足而致的阳痿。由于花蜘蛛难觅，可改用锁阳 90g 代之。此方治疗阳痿药简效宏，标本兼治，笔者常用其中露蜂房、紫河车、锁阳配合马钱子、蜈蚣、海马、西洋参制成散剂，胶囊套服效果亦好。

露蜂房虽有记载其有毒，但从临床应用及友人介绍，未见中毒反应或不良反应。文献载其为外科、齿科、疡科要药，其实亦是内科、妇科、儿科中不可或缺之品，因此露蜂房既有文献所载之效用，又有补肾治肾虚所致肾病的作用。但目前对露蜂房具有补肾之功，常忽视，故特阐述，以广其用。

渴饮甘泉，治病疗疾的竹

翠竹，它"根生大地，渴饮甘泉"，遍布大江南北，是治病疗疾的良药。宋代苏东坡有"宁可食无肉，不可居无竹"之名句，说明竹不但美化环境，还有不可缺少的防病保健作用。其实，竹的贞节、虚心、刚劲的形态，陶冶人们情志，亦起着健身治病的外治作用。清代吴师机说："外治之理，即内治之理。""听曲消愁，看花解郁。"因此，竹有内外兼治之功。现将作为内治药物行之有效的竹的治病疗疾之功，介绍如下。

竹的药用部分很多，常见的有淡竹叶、鲜竹叶、笋、竹茹、竹沥、天竺黄、竹花、雷丸、虫笋、笋尖及笋等。其临床应用很广，治效卓著，取材易得，广大农村是取之不竭的药源地。

竹叶有淡竹叶与鲜竹叶之分，淡竹叶为禾本科，淡竹属，山野自生，多年生草本，是药房中常用的竹叶品种，性甘寒，有清热利水之功，主治湿热下注，溺少热痛之尿道炎、膀胱炎及各种下焦湿热之证，著名方剂为导赤散（淡竹叶、木通、生地黄、甘草梢）。笔者临床应用于尿路感染，常见尿频、尿急、尿痛、尿黄赤；尿检：红、白细胞（+）～（+++）和尿蛋白（+）；脉细弦，舌红或苔黄腻。常用导赤散加减，方中木通改为白茅根30g（鲜品更佳），淡竹叶10g，大生地黄15g，甘草梢（或生甘草）5g，并加白花蛇舌草30g，南天竹叶30g，通草5g，焦山栀10g。一般3剂可愈，不必再加西药抗生素。若反复发作，体质较弱的老年女性，可配合食疗：新鲜荔枝（无鲜荔枝可用罐头糖水荔枝代，荔枝干不用）服半斤左右（250～300g），或服柿饼（南北皆产，鲜柿制成）1～2只，1日2次，连服3天。新婚夫妇的蜜月性尿道炎，需加杜仲 10g，枸杞子 12g，菟丝子 10g，并嘱多饮开水。

　　鲜竹叶，为禾本科，多年生长绿苞木的竹叶，使用时采摘新鲜之竹叶或卷心竹叶，即苏东坡所说的"不可居无竹"之竹，庭前屋后，种上一丛，不但避风、美化，亦可随时采摘治病。本品甘淡，寒，清心除烦，解渴利尿，主治身热口渴，胃火内扰之证。笔者利用民间验方专疗小儿疳积（成人口疮亦效）。患者口臭流涎，涎黏如蛋清，口舌溃烂，久治不愈，或自愈自发，烦躁口渴，口疮疼痛不能饮食，虽为小恙，但十分痛苦，舌红苔黄，脉弦浮，大便多秘，经用西药维生素 B_2、维生素 C 及抗生素少效或无效。常用验方：鲜竹叶 1 把（约 50g），荸荠 10 只，白茅根 30g（鲜更佳），甘蔗梢头 2 只（约 100g），石膏 30g。同煎，代茶饮，并兼食荸荠，一般 3～5 剂，口疮全无，诸证若失。或配合外治，可选用加料喉风散（市药有售）吹口。其中甘蔗梢头为南方产的甘蔗的头部，不甜、色白部分，若北方一时难办，不加亦可，可加重白茅根剂量，或配芦根 30g，或平日托人从南方晒干带回亦可。

　　竹叶的效用如上，竹茹及其他竹的衍生物的效用则更为丰富，因篇幅所限，待后一一补述。

竹废皆是药，治病有卓效

竹废即竹所产生的废物或成废竹后的产物，这些竹废皆是药。如天竺黄，因竹被寄生虫竹黄蜂咬洞后于竹节间贮积的汁液，经干涸凝结而成的块状物，这是竹的废物，竹亦由此成了废竹，但却成了一味十分有用的中药——天竺黄。雷丸，为寄生于病竹根部的白蘑科真菌雷丸的菌核，这是病竹即废竹的产物，却是一味较好的驱虫药——雷丸。竹花，为肉座菌科真菌竹黄的子座，子座肉质，渐变为木栓质，粉红色，呈不规则瘤状，竹枝长了竹花，预示着竹林即将衰败，但竹花是一味较好的祛风止痛药，为民间所应用。淡竹的笋被虫蛀，枯萎后带虫的笋干，全是废物，可是作为药用的虫笋，却是利尿消肿的良药。其他如笋尖、竹衣、竹米等皆是竹废或废竹后的产物，但都是医生手中的良药，不可等闲视之，不可弃之，而需用废为宝，用废为药，故竹废皆是药。

天竺黄，性味甘寒，有清热豁痰，凉心定惊之功。凡诸风痰涌，热极生风，中风痰迷，小儿惊厥等证皆可用之。若身热昏睡，气粗息高，风热痰浊壅塞者，常用天竺黄配胆南星、竹沥、石膏，甚者加牛黄、青礞石、石菖蒲。若热病神昏谵语，中风痰迷不语，面赤气粗，大便秘结，或小儿高热惊厥及客忤痰痫者，常用天竺黄配胆南星、川贝母、石菖蒲、竹沥，或用钱乙利惊丸（青黛、牛黄粉、黑丑、白丑、天竺黄）。笔者根据"痰瘀相关"理论，用天竺黄15g，胆南星10g，土鳖虫10g，三七粉5g，白芥子10g共研为散（一料），治疗痰瘀阻络之胁痛，疗效满意。如某患者，男，46岁。长期患胁肋痛，经X光检查，心肺无殊；B超检查肝、胆、脾、胰亦无明显病证；胁痛隐隐，压之、咳嗽痛甚，素体消瘦。西医诊断为肋间神经痛，用消炎、镇痛药可缓解一时之痛。后邀余诊治，试投上方为散，1日2次，每次5g（用胶囊套服）。服完一料痛渐缓解，连服三料，胁痛不作。

雷丸，苦寒，有小毒，有杀虫消积之功。凡绦虫、蛔虫及小儿疳积诸证皆可用之，一般不入煎剂，煎后效力减弱，故常以散剂吞服。色赤者常不入药，因有剧毒。经研究其主要成分是一种蛋白酶，称为雷丸素，为驱虫的有效成分，经体外试验对猪绦虫有效，但对蛔虫感染者无效。由于医学科学的发展，目前驱虫已少用雷丸之属，皆用西药驱虫，如肠虫清（阿苯达唑）之类，但对于猪、牛、羊绦虫可用雷丸驱虫。

竹花，有祛风活血，利湿通络，理气止痛之功。广泛应用于民间，尤其民间草药医，多地摊出售，用白酒500mL，竹花100g，浸7天，即呈殷红色的药液，每日服50mL左右，以治风湿痹痛，陈伤酸痛等关节病变，在乡间广为流传，疗效亦可。笔者常配伍应用，用竹花（去净竹枝）切细，取200g，木瓜100g，五加皮50g，金钱白花蛇3条，浸白酒2500mL，7天后可以饮服，以治疗风湿性关节炎、肩周炎、腰背酸痛等。

虫笋，有利尿消肿之功。凡小便不利，腹水肿胀，如慢性肾炎、肝硬化腹水皆可配伍用之。笔者治肾性水肿有一经验方：玉米须30g，益母草30g，南天竹叶30g，虫笋30g，水煎服，1日1剂，有明显利尿退肿的作用。若蛋白尿明显加黄芪30g，僵蚕10g；尿血明显加白茅根30g，槐米10g；腰痛甚加杜仲10g，龟甲10g。对肝硬化腹水引起下肢肿胀，常配冬葵子15g，黑丑、白丑各10g，炙鳖甲10g，马鞭草30g，番泻叶5g（后下），以利二便为主，并注意消补兼施，攻补并用之法。

由此可知，竹的废物，或废竹产物皆是治病良药，值得推广利用，为人类健康服务。

清清竹沥，治痰妙液

患者，男，36岁，供销社干部。自幼因先天不足，又不慎风寒，反复感冒，继而咳嗽、气急、痰多，经X线及各方检查诊断为支气管哮喘。近几年每年冬病夏治（穴位药贴）后，发作明显减少，但偶尔因疲劳或外感引发宿疾。症见咳嗽频频，痰鸣辘辘，气喘吁吁，面色青白，唇舌发绀，需中药小青龙汤或西药平喘、止咳、消炎，甚或加用激素，才能平息。患者自知只有控制感冒，消除痰浊，才能防止哮喘发作。由此，笔者给予简易方：板蓝根冲剂加鲜竹沥。凡有感冒征兆，或感冒初起，即鼻塞、流涕、畏寒、骨节疼痛、精神不佳等症时，用板蓝根冲剂2包，1日2次，开水冲服，并再服鲜竹沥口服液30mL/支，2～3支，1日2次，一般服2～3日症状消退，而哮喘不作。若不服或忘记服用，哮喘稍时即发。由此，患者常备此两药以防治哮喘，效果显著，值得推介。

哮喘之病，在于痰的作祟。痰伏于内，遇新邪引动而触发，壅于气道，使肺气宣发与肃降功能失常，是哮喘的基本病机。清代李用粹在《证治汇补》中将哮喘病因总结为"内有壅塞之气，外有非时之感，膈有胶固之痰"。由此可知，治外感，化痰浊，平气逆是治哮喘的基本法则。由于哮喘未作，仅见外感，故防治哮喘，截断扭转之法，为外解非时之感，内祛胶固之痰，故用板蓝根冲剂解外邪，鲜竹沥口服液祛痰浊，则防患于未然。其中竹沥之治痰，值得一谈。

竹沥，又称竹汁、淡竹沥、竹油。用新鲜竹竿截成尺许，于中心架火上炙之，两端截口即有液汁滴出，收集备用称竹沥。目前为服用和携带方便，已成批生产鲜竹沥口服液，以供患者需要，但此竹沥的收取和制作已有大的改进。竹沥可自采亦可市售。无竹之地，可用市售（瓶装）鲜竹沥口服液；产竹之地，即自采自制，效果更佳。

竹沥，性味甘、微苦而寒，有清火消痰之次功。善清痰火，性极滑利。凡痰鸣喘急，咳痰不畅，气促胸闷，痰黄而稠，或痰成结块，或痰迷心窍，昏迷痰鸣皆可服用，常竹沥配姜汁、菖蒲汁、芦根汁同用内服或灌服。著名方剂竹沥达痰丸（《沈氏尊生书》，方：黄芩、半夏、大黄、陈皮、白术、茯苓、人参、青礞石、沉香、甘草、竹沥、姜汁为丸）专治痰火喘急之中风惊厥之症，目前常配合抢救时服用。

竹沥镇惊利窍，以开启心肺，治小儿之惊风，口噤发热之症；常见：抽搐，惊厥，痰阻喘鸣，痰声辘辘，昏不如人。可用竹沥配姜汁、胆星（《全幼心鉴》）内服，或单味竹沥热服（《兵部手集方》）。小儿痰厥，目前常中西医结合救治，但配合竹沥内服，常能加速转危为安。

竹沥止咳除烦，取其甘寒养阴之功。《本草再新》载其有"清心火，除肝火，化痰止渴，解热除烦"之功。凡烦闷消渴，尿多口干，可用竹沥恣饮（《肘后备急方》）。心烦不宁，夜寐不安，口舌生疮，尿赤便秘者，常用竹沥配天花粉、灯心草、淡竹叶服之。

竹沥清肺化痰，以治肺热痰壅，气喘痰鸣，痰黄而稠，咳唾不利，身热不适者。常用竹沥配麻黄、石膏、杏仁、鱼腥草、山海螺服之；或单味鲜竹沥饮服，一日数次，每次 $30 \sim 60mL$。

竹沥防治哮喘、清火消痰、镇惊利窍、止渴除烦、清肺化痰之功效，其核心作用为治痰。痰清则火清，痰消则络通，痰去则神安，痰归顺道，则津液正化，津不化痰，则津液自生。故清清竹沥，为治痰之妙液。

青白竹茹，肺胃良药

竹茹，作为药用最早记载是《金匮要略》中的竹皮大丸，用石膏、桂枝、甘草、白薇为末，枣肉为丸，主治妇人烦乱呕逆，以安中益气。自此以后，一直为医家所沿用，并广泛应用在肺胃之病，如肺热咳嗽、胃热呕吐等症，具有和胃止呕之主功；清肺化痰，凉血止血，清心除烦之次功。由于药源广，易取得，简便验，所以是治病疗疾之良药。

竹茹为多年生常绿苞木之淡竹的茎秆，除去外皮后剩下的中间层入药，可鲜用，或晒干后用，或用姜汁炒后用，因此有鲜竹茹、干竹茹、姜竹茹之分。其性寒凉，味甘平带苦，甘能和胃，微苦强胃，故凡胃虚呕吐，面色无华，四肢无力，口淡无味，纳食欲吐者常用之。笔者最常用于妊娠早期之恶阻，一般早妊2～3个月之后，出现见食物则吐，或欲食则吐，或食后移时则吐，伴随面黄肌瘦，四肢酸软，口苦或口淡无味，呕吐严重者，吐出胆汁，或呕出血，若不及时治疗，可影响胎儿，因此需和胃止呕，平肝降逆，常用姜汁半匙，竹茹1团（约30g），川黄连3g，苏梗10g，水煎服。先以小量试药，患者用舌浸药液，然后先服半匙，无呕吐反应，再服1匙。以后不拘时服，以少量多次服为好，一般3～5剂可以止呕。有些患者不能进药，入药则吐，可用膨化玉米细嚼慢咽之后，再服药。因玉米制成膨化食品，有和胃化湿，健脾助运之功，细嚼慢咽可促进胃肠蠕动。若还是不能进药，可用酱油涂舌之后再服药，一般经这样辅助治疗后，药液能顺利服下。除恶阻呕吐外，若平素脾虚胃弱，纳食无味，时时欲吐，面色萎黄，脉沉细，舌淡苔薄白者，用姜竹茹10g，党参 10g，大枣 7 枚，炙甘草 5g，陈皮 5g 同煎，1 日 1 剂，有较好的健脾和胃，止呕平逆之功。

　　竹茹有淡竹之竹茹与苦竹之竹茹，苦竹茹有较好的清肺化痰之功。用于肺热痰黄，咳嗽痰稠，咳痰黏腻，伴口臭口黏，口干欲渴，一般多为急、慢性支气管炎或支气管扩张症之咳嗽，有时常因感冒引发。笔者在咳喘专家门诊时，常用苦竹茹（无苦竹茹，一般竹茹可代）30 ～ 50g 代水，再加石膏 30g，芦根 30g，黄芩 10g，焦山栀 10g，石菖蒲 10g 同煎，一般 3 剂之后，痰少，热清。若有咳嗽再在原方基础上去石膏加山海螺 20g，鱼腥草 20g，一般 5 剂可告愈。《药品化义》说："竹茹，轻可去实，凉能去热，苦能降下，专清热痰。"因此凡痰热阻肺者，用竹茹代水为最佳良剂，因此品无毒，用量可以放大至 100g 左右，鲜品可用至 250g，临床应用，以鲜品为佳。

　　竹茹除可和胃、清肺之外，当有凉血止血、清心除烦之用。血热妄行，常见胃热呕血，或齿龈出血，口干舌燥，舌质红绛，渴欲冷饮，伴口臭不能近人，竹茹常配石膏、竹叶、白茅根、芦根、藿香之属，或配用《备急千金要方》竹茹与醋同煎口含以治齿衄的外治方。心经有热，扰乱神明，心烦不寐，遇事易怒，面赤口干，或产后虚烦不寐者，常配莲心、百合、辰麦冬、合欢皮之属。故《本经逢原》说："竹茹专清胃府之热，为虚烦烦渴，胃虚呕逆之要药。"《本草备要》将竹茹之主功与次功及主治病症记载得更为明确，书中说："开胃土之郁，清肺金之燥，凉血除热，治上焦烦热，温气寒热，噎膈呕哕，吐血衄血，肺痿惊痫，崩中胎动。"

　　笔者总结言之：青白竹茹性甘寒，和胃清肺功独擅，本是山间寻常物，疑是仙草灵、真、善。

治痰妙药——生姜

生姜治痰，人非皆知，治痰之妙，妙在如此，现分述如下。

1. 既治外痰，又治内痰

中医将痰分为外痰与内痰，外痰又称狭义之痰，视之可见，闻之可知，一般指肺与呼吸道的分泌物，或咳唾、呕恶而出，容易被觉察和理解。内痰多称为广义之痰，是由气机郁滞或阳气衰微，津液不归正化，体液停聚或蕴结而发的病理产物，它变幻百出，不易为人所觉察，如中风痰迷、颈项痰核、头晕目眩等。无论外痰或内痰，一切痰证，生姜均能发挥其治痰作用。

（1）外痰

如《备急千金要方》中治 30 年咳嗽方：生姜 1000g（取汁），白蜜 500g，微火煎炼成为丸如枣大，每日 3 次，每次 1 丸。本地有姜汁糖，但其中姜汁含量太少。我治慢性支气管炎，冬季咳嗽、咳痰加重，痰白而稠，属肺寒咳嗽者，以 500g 白糖，加姜汁 30mL（约生姜 100g），熬成姜汁糖，分剪成长 3.33cm（1 寸）、直径 0.8cm 左右的寸管糖，备服。每当咽痒咳嗽时，令服 1 支，不拘时，有明显的化痰止咳之功。对小儿咳嗽亦有效，而且较易接受。可请熬糖作坊代劳，一次可做数斤，密封、冷藏保存，四季可服，药食兼优。在《经验广集》里有五汁膏（蜂蜜、萝卜汁、梨汁、人乳、姜汁共熬成膏），早晚服用，以治劳嗽。劳嗽为虚劳咳嗽，常见干咳少痰、痰中带血等肺燥阴亏之证。但人乳一是难觅，二是量少，所以可去人乳而加牛乳。此五汁膏需服 3～6 个月不间断，对肺结核有辅助治疗作用。

（2）内痰

如中风口噤，常取生姜汁配竹沥，或石菖蒲取鲜品同捣和匀服用，有通窍逐痰之功用。《中医痰病学》中记载了大量内痰证治案例，其中"痰饮内伏形同外感"的内痰案中，对生姜有极高评价："生姜是治疗痰饮水气内伏之要药，故古代医家称生姜为引胃肠水气、止呕之圣药。《药性类明》说，生姜其味辛辣，有开豁冲散（水气）之功。"所以凡胃中留饮，呕恶痰涎之内痰，皆可用生姜治之。笔者常配茯苓、姜竹茹，重用生姜，用之效果卓然。

2. 生姜外用，标本兼顾

生姜在治疗痰病中起着非同寻常的作用，笔者在20余年的冬病夏治支气管炎、哮喘的穴位药贴治疗中，不知用掉了多少生姜。冬病夏治咳喘病是一种扶正固本的治疗方法，在每年伏天，用生姜汁、大蒜泥调和甘遂、白芥子、细辛、玉桂、延胡索等，制成药贴剂，贴敷定喘、大椎、肺俞、膏肓等穴，以根治慢性支气管炎与哮喘。据前几年1000余例病案调查，根治率达到34%，可见生姜起到一定的标本兼治之功效。在20世纪70年代，民间有一种治疗沉寒痼疾（主要是哮喘、老慢支、劳损、小儿发育不良等）的办法：在三伏天，绞取生姜汁1盆，将衬衣用生姜汁浸透，然后让患者穿上。姜汁干则浸透，反复多次，整整穿上一白天（约10小时）。其中用生姜一取其温化寒痰，二取其扶正固本，与我们每年伏天进行的冬病夏治是同一道理。

在《海上方》中记载的晋矾散（生姜切片，放瓦上，置炭火上，将白矾掺生姜上，待焦为末，擦患处）专疗牙齿疼痛，日夜呻吟者。此牙痛症为虚中夹实之证，故用生姜标本兼治，若配内服方（常用露蜂房10g，细辛3g，大生地黄30g，荆芥5g，石膏30g）则效更佳。由此可见，生姜外用，标本兼治，不仅治痰化饮，其他病症也可应用。

3. 药食双佳，需用嫩姜

生姜是生活中不可缺少的调味品，有"不得姜食不食"之说，意思是没有生姜食物就不能吃，但生姜并非单一的调味品，而是药食兼优之佳品。作为食品主要是嫩姜，或称姜芽，可直接作菜食用。嫩姜有助运健脾，化饮祛痰之功。嫩姜质嫩而少纤维，对慢性咳嗽多痰者，有很好的食疗作用。笔者编著的《慢性咳嗽菜谱》有嫩姜炒笋片、清渍嫩姜、姜芽蒸板油 3 则以姜芽为主的菜肴，并于科普讲座中介绍给咳喘病患者。据他们反映，姜芽消痰作用明显，并能开胃和胃。现介绍清渍嫩姜：嫩姜250g，上等酱油250mL，麻油、味精、糖适量。将嫩姜芽切成0.3～0.5cm 小块，取上等酱油放入有盖的器皿（玻璃瓶之类），将切好的嫩姜浸渍其中，盖严，放入冰箱中。服食时取 5～10片，浇上麻油，撒上味精和糖拌匀即可。此为冷菜，取料容易，制作简易，微辛爽口，有温中化痰、和胃消食、清新口气之功。凡痰浊中阻、痰多而稠、脾虚生痰、胃纳不佳、口气秽浊者，每餐以 3～5 片佐菜食之，胜于药治。

贝母的临床分用

贝母为百合科多年生草本植物贝母的干燥鳞茎。临床上应用有浙贝母与川贝母之分，简称浙贝与川贝。浙贝以产于浙江象山为优，故又称象贝；川贝即产于四川为佳，又分松贝、青贝、炉贝，以松贝为最优，其次是青贝与炉贝，在临床上常不再分，统称川贝。由于医药市场的影响，目前川贝价格昂贵，浙贝价格平稳，川贝价格一般是浙贝价格的 5 ～ 6 倍，为了正确、合理、有效地选用川贝与浙贝，特谈贝母的临床应用。

1. 自古不分浙与川

贝母是一味十分古老的中药，早在《诗经》中就有记载，在《神农本草经》中有谓"主伤寒烦热，淋沥，邪气，疝瘕，喉痹，乳难，金疮，风痉"，而没有明确指出其当今归属"润肺化痰，清热散结"的止咳化痰药。贝母古时不分浙贝与川贝，统以贝母称之，《本草纲目》以前的历代文献，并未明确分立浙贝与川贝，至明代《本草汇言》始有浙、川之分，其中说："贝母，开郁、下气、化痰之药也。润肺消痰，止咳定喘，则虚劳火结之证，贝母专司首剂，故配知母，可以清气滋阴；配芩、连可以清痰降火；配芪、参可以行补不聚；配归、芍可以调气和营；又配连翘可解郁毒，治项下瘰核；配二陈代半夏用，可以补肺消痰、和中降火也。以上修用必以川者为妙。若解痈毒，破癥结，消实痰，敷恶疮，又以土者为佳。然川者味淡性优，土者味苦性劣，二者以分别用。"由此，说明贝母有川贝与土贝之分，以川贝为妙，土贝质劣。这里的土贝母即指浙贝，亦即象贝，但真正的土贝母又称假贝母，为葫芦科植物假贝母的块茎，功与贝母有别。

综上所述，贝母自古不分浙贝与川贝，要说分浙贝与川贝当从明代《本草汇言》开始，从其记载功效、主治可以说对贝母的临床应用做了正确明白、可信的概括，亦是当今应用的基本认识，从中亦为当今两者的应用做了异中有同的说明。

2. 异中有同有新用

浙贝与川贝皆为治痰止咳之品，因此凡痰证皆可选用，然而各有专司，川贝入心，擅宁心开窍。如治少女，心主多疑，夜寐不宁。曾去精神病院诊治，稍有改善，因素体肥硕，喜食甘腻之品，精神迟钝，有时嬉笑无度，但系一时性表现，移时如常人，我诊其痰阻心窍，在二陈汤（姜半夏、茯苓、陈皮、甘草）的基础上加川贝 3g（吞）、石菖蒲 10g，嘱服 30 剂，而病告愈，至今在超市工作，未见异常。此案例川贝量不宜大，一般 3 ~ 5g，研粉吞服。

浙贝入肺，擅清肺化痰，解毒散结。慢性咳嗽，如老年性支气管炎，或肺虚干咳，肺痨咳嗽者，浙贝可配茯苓、北沙参、百合，以代川贝之用，在长期临床应用中，体会到不但价廉效佳，而且用浙贝较用川贝更有防微杜渐，治病防变的防未病作用，因浙贝长于散结解毒，清热化痰，对肿瘤的形成有一定抑制作用，故凡慢性、虚性、长期性肺系疾病，常用浙贝而少用川贝。如治肺癌（术后）男性老年患者，年逾七旬，经 X 线、CT 确诊为肺癌。经用沙参麦冬汤（北沙参、玉竹、麦冬、桑叶、天花粉）加白花蛇舌草、天葵子、山慈菇、象贝、青黛（包）随症加减，并嘱其川贝（3g）、冬虫夏草（2g）、炖鸭梨（一只）食疗（一周一次），前后调治 5 年，未见复发。

由此可见，无论川贝还是浙贝都要掌握其特征性，正确应用，消除虚证宜补用川贝，实证当泻用浙贝之陈见，用之得当，补中有泻，祛邪安正。

3. 无须强求补与泻

自明代《本草汇言》提出"必以川者为妙"之后，后世医家多认作：川贝以补为用，常用于虚证；浙贝以泻为功，常用于实证。如《中药学讲义》总结说："贝母有川贝、象贝（浙贝）之分，虽都能止咳化痰，但其用有所不同……川贝多用于虚证，象贝多用于有表邪之实证。"又说："二贝不特为化痰止咳的常用药，而其清热散结之功亦为其所共有……论其用途，当以象（浙）贝为大。"由此，医家多承用此说，其实临床无须强求"川（贝）补，浙（贝）泻"之见。川贝与浙贝皆有止咳化痰，清热散结之功，就其用途浙贝为大，因此临床应多用、广用浙贝，不必泥于"川补浙泻"之说，虽川贝味微甘，滋润性强；浙贝苦寒，开泄力胜，但川贝非补药，浙贝非泻药，若需补泻还得配补泻之品，认识到这一点，既可充分发挥贝母的效用，同时又可以补偏救弊。如阴虚咳嗽，可用川贝配沙参、麦冬，亦可浙贝配沙参、麦冬，虽川贝滋润性强，但不足以配沙参、麦冬效高；虽浙贝苦寒开泄，但配之后则减其苦寒开泄之弊，故可代川贝之用，这样价廉效佳，两全其美。由于川贝价高，因此需充分利用其药效，故需改变剂型，有利于增效、省药。

4. 改变剂型增药效

在临床应用贝母时，一般浙贝多入煎剂，川贝常作散剂，或川贝为主作食疗。笔者曾治年届五十的男性患者，反复咯血、咳脓痰20余年。明确诊断为支气管扩张伴支气管炎。遇冬季病症加重，有时咯血盈盆，生命垂危，需西医抢救。近4～5年，来我处诊治，索求中医方药，因需长期服药，每日煎服汤剂给生活、工作带来不便，因此给予"丸剂缓调"，我给予一方：川贝50g、西洋参100g、白及50g、青黛50g、海蛤壳150g为散剂用0号胶囊套服，一日三次，每次五粒。连服半年，停服。一直未见咯血，咳脓痰，平日痰白咳减，痰量明显减少，精神、体质明显改善。川贝作食疗方，民间亦常用之，但许多人不加辨证，盲目使用。常用方法：川贝炖梨，可取川贝 10 ～ 15g，水浸泡后，备用；梨一只（中等鸭梨约 150g 重），挖去梨心，将浸泡后的川贝放入挖空梨中，连同浸泡水，放入碗中，并加盖，隔水炖约 1 小时，取出，这时可适量加冰糖或蜂蜜调味。主治慢性肺阴不足的干咳；或小儿外感之后的慢性咳嗽，尤其小儿咳嗽，因其味甘醇鲜糯，小孩容易接受。

若川贝在复方中配伍应用，建议直接研粉吞服或冲服，不入煎剂，这样剂量少，药效高，如川贝 10g 煎服可改为川贝粉 3g 吞服为上，疗效与煎剂相同。而浙贝一般入煎剂，不作散剂。

谈贝母临床选用，最终目的是要辨证而灵活地用药，用低价药替代高价药，而取得高价药的同样疗效。以人为本，节约用药，提高疗效，是当前医疗市场竞争的根本。

莱菔子的临床异用

莱菔子，为十字花科莱菔（萝卜）的种子，俗称萝卜子。药源丰富，应用广泛，疗效显著，取用方便，尤其适合广大农村医疗机构临床应用。为此，笔者将自己 30 余年临床应用体会，略谈一二，以供医师们参考试用。

一、治痰无"推墙倒壁之功"

莱菔子为性味辛、甘、平之品，入脾、肺经。有消食化痰、下气定喘之功。朱丹溪有言："莱菔子治痰，有推墙倒壁之功。"后世医家多承此说，以为其化痰迅猛，不敢轻易使用。其实，莱菔子虽治痰化食，但无如此迅猛之力，朱丹溪之言失当。明代李时珍说得中肯，他说："莱菔子下气定喘，治痰，消食，除胀，利大小便，止气痛，下后重，发疮疹。"因此，无论老、弱、久病、小孩皆可应用。我常用已故名医魏长春所订的三子贞元饮治疗老年性慢性支气管炎、肺气肿，收到较好的疗效。如曾治某男性患者，86 岁，高年肺肾两亏，全身衰弱，咳嗽气喘，动则更甚。每到冬季咳痰频繁，痰如蛋清，消瘦乏力，脉细数，舌红根腻。治宜补肺益肾，纳气平喘，佐以化痰，即用三子贞元饮加味（莱菔子 10g，炙苏子、白芥子各 10g，熟地黄 30g，当归 10g，炙甘草 5g，紫石英 60g，沉香曲 10g），另配胶囊剂（西洋参、蛤蚧、海马为散，胶囊套服）吞服。每月调治，未用西药，患者诸症得瘥，生活如常。

二、无忌与参芪之属配伍

莱菔子与人参、黄芪、白术及其他诸参，医界及民间多认为不能配伍或合用，用则消除补益之功。因此，凡服参类的补益剂，多忌服莱菔及莱菔子。在临床上，若过量服或误服人参之类补剂，出现气壅火升之象，医患亦多用莱菔子解之。其实不然，莱菔子不但能与参芪等补益药配伍，而且只要用之得当，还能增其补益之功。尤其小儿脾虚食积而致疳积，必须如此配伍，方能助运健脾，消食和胃。如笔者曾治一患儿，男，5岁，自幼少乳喂养，由其外婆抚养，任性骄躁，常喜饮水，夏日以冷饮为主，面黄肌瘦，夜间盗汗，毛发枯燥，大便干结，尿黄而赤。请西医儿科诊治，用维生素营养剂、消食健胃药，无见寸效，由其外婆抱来就诊。因小儿不肯服汤剂，给予市售消积口服液治疗，亦未见效。笔者左思右想，给予一方：莱菔子（炒香研极细）50g，西洋参（研细）100g，加白糖适量共为散。每日3次，每次3g（约1/4匙）开水冲服。服完求诊，小儿诸症大减，面色红润，纳便正常，唯有盗汗，再予原方加五味子30g为散，病遂告愈。

其实，莱菔子与参芪配伍，在《本草新编》中早已解惑，该书中说："萝卜子，能治喘胀，然古人用于人参之中，反奏功如神……或问萝卜子专解人参，一用萝卜子则人参无益矣。此不知萝卜子而并不知人参者也。人参得萝卜子，其功更神，盖人参补气，骤服，气必难受，非止喘胀之症为然，得萝卜子以行其补中之利气，则气平而易受，是萝卜子平气之有余，非损气之不足，实制人参以平其气，非制人参以伤其气也。"由此说明莱菔子与人参同用，能补中有消，补中有疏，补而不壅，相反相成，相得益彰。

三、研打入药能增效省药

目前医者、药剂师均是直接将莱菔子入煎，顶多有炒用或生用之别。其实，要提高莱菔子的药效，节省用药量，最佳方法是将莱菔子研碎或打碎入煎，或直接将莱菔子炒熟研极细，配伍他药直接内服。我在治疗老年性痰饮时，有一小方，专供长期服用，即莱菔子（炒）、干姜等量研为细粉，用 0 号胶囊套服，每天晚饭后服食 3～5 粒，长期服食能消痰增食。不是补剂，胜似补剂。莱菔子入煎一般用量 10～15g，若研后入药可减为 5～8g，这样既节约药材，又增强疗效。

用莱菔子为散剂多服、久服无伤正气，临床亦信而有征，在《医学衷中参西录》中张锡纯有极精辟的论述："莱菔子，无论或生或炒，皆能顺气开郁，消胀除满，此乃化气之品，非破气之品。盖凡理气之药，单服久服，未有不伤气者，而莱菔子炒熟为末，每饭后移时服钱许，借以消食顺气，转不伤气，因其能多进饮食，气分自得其养也。若用以除满开郁，而以参、芪、术诸药佐之，虽多服久服，亦何至伤气分乎。"因此，莱菔子化气而不破气，消食而不损正，对于老人、小儿及体弱者用之尤宜。

综上所述，莱菔子有三大功效：治痰、化气、消食。①治痰：治内外之痰，凡咳嗽多痰，气喘痰鸣，气逆痰痞等外痰之证（即肺及支气管病证，如肺气肿、老年性慢性支气管炎、咽喉炎及哮喘等症），素体肥硕，风痰内阻，痰瘀内结等内痰之证（心脑血管病证及代谢障碍的各类疾病），皆可选用。②化气：气郁胸痞，胸腹胀满，喘胀气壅，里急后重等气滞肠胃之证，既可内服亦可外用（外用以治疗肠梗阻、肠粘连、肠痈等肠道病变，用外敷腹部、脐部的方法）。③消食：一切食积不化之证，可以单服，或配伍山楂、神曲等品，其消食健脾，消不伤正，有别于其他消导之品。因此，掌握了莱菔子的三大功效，可以大胆使用，广泛应用。

白果虽毒是良药

白果又称银杏，为银杏科植物银杏的种子。银杏是 3 亿年前的活化石，1 亿 7 千万年前遍布全世界，直到 3000 万年前，北极冰川南下，我国东西走向的山脉，阻隔冰川，保护了这珍稀的古木，使其成为当今的东方圣者，白果由此身价不凡，成为药食兼优的一味中药。白果有敛肺气、定咳嗽、止带浊、缩小便之功。主治哮喘、咳嗽、带浊、尿频、遗精、白浊等。每到秋冬，香糯现炒的白果成为人们品尝的珍果。白果虽美味可口，然其毒性不可不知，食之过多，或生食之常引起中毒，甚至危害生命。白果在药房常年有售，亦是医者习用之品，但白果的质量令人担忧。为此谈一谈白果的临床效用。

一、注意质量，改进贮藏

几年来笔者自购白果，以药食之用，但贮存不到 3 个月，约有 1/2 霉变，不到半年仅存 1/10 可食，白果仁皆变质，不可食用。后查本院中药房白果及院外中药房白果，10g 白果只 1 ～ 2 粒质量尚可，余皆变质。如此，实际用药情况及白果质量，令人吃惊！

白果的贮存一直是个值得研究的问题。为了使其不变质，笔者的方法是将白果新品（一般 10 月份上市）洗净，去皮破壳及杂质，然后在开水中煮一下（约 20 分钟），沥干，晾凉，再晒干（或烘干）贮存，随时取用。若食用，剥去外壳，取白果仁水浸发胀后，煮食；若入药煎服，即将其打碎后入煎。对于新鲜白果如何较长时间贮存，值得寻求；能贮存多长时间不变质，值得探讨；目前中药房中的白果现状如何改变等问题的解决，是提高白果药效的关键。

二、定喘止带，皆从痰治

白果定咳喘是临床常用的，常选《摄生众妙方》中定喘汤：白果（去壳、炒黄、打碎）10 枚，麻黄 10g，苏子 8g，款冬花 10g，桑白皮（蜜炙）10g，黄芩 5g，姜半夏 10g。此方多用于喘息性支气管炎，哮喘发作，外感咳嗽气急者。其中白果取其化痰以定喘，痰浊化，喘自平，因此辨证上是实证；若虚证咳喘，需补虚纳气，常加熟地黄、当归、炙甘草（贞元饮）。白果止带浊，常选《傅青主女科》中的易黄汤：山药 30g，芡实 30g，黄柏 10g，车前子 10g（包），白果 10g。此方常用于脾虚带下，虽曰易黄汤，不特治黄带，凡带下不止均可用之，因方中加黄柏、车前子，加强了清湿热、止带浊之功，故黄带者功更佳。其中用白果以化痰止带。在《痰瘀相关论》中认为："带从痰治，经从瘀治。"由此可知，白果不但治外痰，亦擅治内痰。当今高脂血症、血管硬化症，皆是痰浊阻于血管之病变，因此降脂化痰是目前治疗这类疾病的基本法则。白果用到心脑血管病中的高脂血症，即取白果的治痰作用。由此，凡老年病中的高血压、心脑血管硬化、高血脂等血中痰浊的病证，常用白果作为食疗方应用。如黑木耳炖白果：黑木耳 30g，水发后，洗净泥沙，白果 30g（去壳、去霉变者）同炖 1 小时，待炖烂，加适量调味品，如白糖（有糖尿病者，可用代糖之甜味剂）；或直接服食，一次 250mL，白果约 10 粒（即一小碗），一日服完。对防治血管硬化、降脂、降压皆有较明显效果。

三、生熟有别，安全运用

白果中毒，古有记载，《三元参赞延寿书》言"昔有饥者，用以白果代饭食饱，次日皆死也"，说明熟食白果过量，亦能致人死命，因此熟食白果亦有限量，一般儿童吃熟白果（炒或煮）一岁一粒，成人一般亦应控制在15粒以内，不能过量。生白果，一般不内服，内服成人致死量在10粒左右；但生白果可以外用，以治皮肤病、外科感染性疾病，如酒渣鼻、头癣、股癣、皮肤溃疡，捣烂外敷有很好疗效。白果生者禁食，熟者限食，严防中毒。

白果有毒成分为氰苷，中毒症状：头痛、呕吐、抽搐、烦躁不安，甚至呼吸困难等。可用生甘草60g，水煎服；或用白果壳30g，水煎服解救（《上海常用中草药》）。若不效，或中毒严重，当急送医院救治。

四、药食兼优，注重食养

银杏树又称长寿木，结出的白果称为长寿果。白果既是良药，又是香、糯、美味的食品，现炒白果，沁人心脾。古有"绛囊初入贡，银杏贵中州"的记载（欧阳修诗），说明宋代银杏十分名贵，需用紫红色的丝绸包裹，贡给皇上品尝。今非昔比，白果各地皆有，不但药店有，超市亦有，并作为食品进入市场。究其原因，白果有补益之功，入肺、肾经。李时珍认为：熟食温肺，定喘咳，缩小便，止白带，止小便频数，止夜尿增多。如民间单方，小儿遗尿（先天不足）用鸡蛋一只，开孔放入白果2～3粒煮熟吃蛋，每日1～2只，有强壮与治疗作用。又如：银杏（去壳）10粒，煮糯米粥，有健脾和胃、利湿止带之功，并有补益强壮作用。这一食疗方，目前推荐给老年朋友服用，对慢性支气管炎、高血压、高脂血症皆有较好的养生保健作用。

　　白果含有大量蛋白质、多种氨基酸及微量元素，故是食养佳品。食养可入粥、入菜肴，在宴席上有一药膳——神仙鸭：鸭一只，红枣 49 枚，白果 49 粒，莲子 49 粒，人参粉 3g，酱油、绍酒适量。鸭子宰杀后，去尽肠杂，洗净，沥干；红枣洗净，去核；白果洗净，去壳；莲子洗净，去皮、心；红枣、白果、莲子水发后备用。将鸭子放入大碗中，用牙签在鸭子身上扎孔，将绍酒与酱油混合后，涂于鸭身上，将红枣、白果、莲子、人参粉调和后，填入鸭腹内，外用棉线扎紧，上蒸笼，先旺火煮沸，后用小火蒸 2 小时，待鸭熟而酥，即可出笼食用。本菜药香扑鼻，入口清爽，补脾益气，温肺益肾，凡肺系慢性咳嗽属虚证者，或脾肾两亏而少气乏力者可常选用。可数人合用，或分餐食用。

清暑良药刘寄奴在夏季的效用

刘寄奴为菊科多年生草本植物奇蒿的全草。8～9月采割（带花、籽），晒干，切碎，入药。一般各中药房均有售，江南广大农村亦常备，民间多作草药应用。尤其是夏季，在江浙一带常作防暑、清暑、消食、祛风、活血、止血之品。刘寄奴，又名奇蒿、六月霜、化食丹、消饭花等，味苦，性微温，入心、脾、胃经。一般中药专著归属于活血祛瘀药，这与其名字的来历有关。相传南朝宋武帝刘裕少年时与蛇搏斗受伤，用刘寄奴草药治伤，故成了1500年前流行于江南的活血止痛伤药。

其实，刘寄奴是防暑、清暑妙品，是夏月常用之药。现将其夏季临床应用略述如下。

一、清暑之良品

刘寄奴清暑化湿，有防暑之功，在夏季农村乡间的施茶坊（免费供应茶水处），茶水中常放入刘寄奴泡饮，一般在大缸（约25kg）放2～3枝（全草去根）带籽的刘寄奴，浸泡一天后换新鲜的。茶水淡黄，入口微苦而清香，有顺气宽中、清暑和胃之功，因此一直成为人们夏季防暑的茶饮料。

最近浙江某饮料公司与浙江中医药大学联合开发"六月霜"冲泡剂，专做夏日茶饮料投放市场，各大超市有售，深受消费者欢迎，但价格昂贵，还不如自己制作。方法如下：刘寄奴（当年采摘、带籽）去根，洗净，晒干（或烘干），或自然干燥（农村廊檐悬挂月余即自然干燥）。将其切碎，与茶叶拌和，两者之比以1∶8为宜，即刘寄奴1g拌茶叶8g。若刘寄奴比例过大，味极苦，不易入口，而作为饮料，达到防暑、清暑目的，宜少而精（多用籽，籽的有效成分高）。若治中暑、发痧，用量可按常规10g 左右入煎。

夏季中暑或发痧（中暑之先兆，或中暑之轻症）常见头晕头胀，恶心呕吐，或腹痛吐泻，四肢酸重，口渴烦热，面色灰滞，舌质淡苔浊腻，尿少而黄，或发热，汗不出，精神萎弱等。一般可诊断为夏月中暑，常用效方：刘寄奴 10g，金银花 15g，香薷 10g，青蒿 10g，姜半夏 10g，水煎服。另配藿香正气胶囊 2 粒，3 次 / 日，一般 3 剂可愈。此为常用验方，不妨试用。或单味刘寄奴 10 ～ 15g 水煎服亦可。

二、消食之妙药

刘寄奴作为消食化积的草药，民间早有应用。在《浙江民间常用草药》中记载："性温，微苦。解暑，消食，活血，祛瘀，止痛。"治消化不良：全草 15g，石菖蒲 10g，红木香 10g，徐长卿 6g，桂枝 3g，水煎服。夏日由于过食寒凝之物，胃失温运，食积不化，常见纳食不消，胃脘胀满，时有嗳腐、吞酸、疼痛，大便不爽，舌淡瘀苔白腻，尤其舌根厚腻不化，口臭而黏。若是肉食不消：刘寄奴 10g，山楂 30g，神曲 10g，水煎服，一般 3 ～ 4 剂即可消食；若谷物所积：刘寄奴 10g 单味水煎服即可，还可用炒焦饭或炒米同煎，则效更佳。因刘寄奴性味苦温，苦能健胃，温能散寒，故夏日过食寒凝之物而致食积不化，此物特妙。

临床应用时，由于刘寄奴味苦，故用量不宜过大，一般 10g 左右，同时配以谷芽、麦芽，或鸡内金，既可护胃健脾，又能减其太苦碍胃之弊。食积不化的消食基本方：刘寄奴 10g，谷芽、麦芽各 15g，鸡内金 10g。临证时随症加减，并可四季应用，凡需消食，用之极妙。

三、活血之佳剂

夏日发痧，又称痧气，常因感受风寒暑湿之气，或因感受疫气、秽浊，而见寒热时作，头、胸、腹或闷，或胀，或痛，手足直硬麻木，指甲青紫，此是因痧气阻滞经络所致，气血阻滞，民间用刮痧法，以活血通络，逐邪外达。用刘寄奴治痧气，亦为简便效验的佳剂。记得20世纪70年代，夏季笔者参加农村的双抢（抢收、抢种）下乡医疗队，当时农村合作医疗办得较好，用草药、针灸治病，亲见赤脚医生治疗发痧患者的方法：针印堂、太阳（双）、内关、合谷、足三里；配刘寄奴一把（约50g），嘱其针后回家浓煎服。一般一剂知，二剂已。以后在临床中笔者照法应用，效果确凿。这里刘寄奴要量大而浓煎服之，取其活血散瘀、清暑化湿之功。一般服1～2剂，待痧退后，需调理脾胃，清暑化湿。

考《卫生易简方》治血气胀满：刘寄奴穗实为末，每服10g，煎酒服。此方证所示血气胀满，其病理机制与发痧一致，故此方移用于治夏日痧气，实践证明是药简效宏的佳剂。夏日常备或常饮刘寄奴可防治发痧。

四、止血之便方

夏日由于气温高，衣不蔽体，肌肤外露，易致外伤，小孩外出玩耍不慎，常致金创出血，用《普济本事方》刘寄奴散：刘寄奴一味为末，掺金疮口。有止血止痛之效。刘寄奴止血外用，比其他收敛止血药更胜一筹，其一止血活血，止血而不留瘀血，既可内服，又能外用；其二消炎止血，《太平圣惠方》有"治风入疮口肿痛"的记载；其三取用方便，简便验廉。因此为止血之便方。

　　刘寄奴作为外伤止血药，一般选取其精华部分即刘寄奴穗
（带花、籽的部分）洗净，干燥后研为粉末，高压消毒后，贮于
密闭的容器中，备用。或可配马勃、青黛、白及共为粉末。制成
止血外用药，则效果更好。基层医疗机构（如社区医务室）平日
可以自制备用。

第六章

方药心悟

金能镇惊释疑

黄金入药，由来已久。金能治病，效果如何？自古存疑。临床验之，金能镇惊，其理若何？现特以临床验证予以释疑。现介绍 1 则病例。

【病例简介】

焦某，男，65 岁，退休，绍剧艺人。2005 年 1 月曾因心悸、胸闷、气急、惊恐不宁而入绍兴市某医院住院治疗。

当时检查有室早伴二联律，诊断为冠心病（心肌缺血）。住院半个月，病情基本稳定后回家调养。回家后，时时惊恐，天天怕死，疑神疑鬼，弄得家里鸡犬不宁。

后去某精神病专科医院门诊，诊断为焦虑症。给予罗拉、黛力新、怡诺思等药物治疗，未见疗效，有时反而加剧。后经人介绍而来我处求治。

患者精神正常，对答满意。自诉发作时恐惧不安，自觉前阴有勃起、射精感，亦欲性交，但因虑及年老体弱，又有心脏之疾，不能有此欲望，故强烈抑制，随即惊恐不已，大呼救命，胸闷欲绝，并求神拜佛。家人为之恐慌，即送医院或服药（镇静剂之类），但还是反复发作。诊时问之：是否有精液流出？阴茎是否勃起？答曰：无精液流出，阴茎稍有勃起。又问：如此情况时间多长？答曰：2～3 个月。问毕，告之不必恐慌，不会致命，并赠其"战胜自我"四字。给予养心安神，疏肝解郁，清泻相火之剂：淮小麦 30g，炙甘草 5g，代代花 2g，石菖蒲 10g，磁石 30g，川黄柏 10g，知母 10g，龙骨、牡蛎各 15g，郁金 10g，柴胡 10g，辰茯苓 10g。共服 7 剂。药后时发时止，发时症状稍有减轻。

　　患者 2005 年 9 月又来就诊，我左思右想，实在无奈，突然想起 20 世纪 70 年代曾治 70 岁老妇"怕死"一症之有效单方"辰灯心一束、金戒指一只，水煎服"。当时老妇年过七十，家境小康，长年有小病小痛，日夜怕死，惊恐不宁，当时给予谷维素 20mg，3 次 / 日，长期服用，而病得愈。再嘱其将金戒指 1 只、灯心 1 束，每日煎服，以此起到镇惊的效果。

　　从上述病例可知，金能镇惊。查金箔的效用，据《本草蒙筌》记载："除邪杀毒，却热驱烦，安魂魄，养精神，坚骨髓，和血脉，禁癫狂疾走，止惊悸风痫，幼科药作锭丸，必资此以为衣饰。"《本草再新》谓："舒肝气，定心智，安魂魄，滋肾水。"《圣济总录》金箔煎，用金箔一百片之多，以治风邪发狂。《证治准绳》金箔丸，用金箔二百片，以治心脏风邪，恍惚狂言，意志不定之证。由此可见，自古用金来镇静、镇惊，是一种习用之品。然而近代医药界已很少用黄金来治病，制药部门亦少用黄金来制药。为光复黄金的药用，特予释疑。

　　黄金制成金箔入药，古已有之；现今虽少用金箔入药或制药，但有黄金宴出现，即用金箔来制作菜肴，成为一种时尚，说明有食疗作用，今有金箔入酒制作的酒出现，引起了一番议论，其实，作为药用是可以的，作为酒剂饮品是值得讨论的，但是可以饮用的，此其一。目前提倡人体补充微量元素（如硒、锌等），其实，金元素亦是微量元素之一，此其二。上述病例中，笔者虽不用金箔，但用纯金制剂煎服，仍收到明显的效果，说明金是能治病的，主要是重镇安神的作用，此其三。诸多金石贝介类中药，质重能降，如龙骨、牡蛎、自然铜、磁石、代赭石等，皆有明确的功效、主治，而金箔自古亦有明确的功效、主治记载，所以应与金石贝介类药物一样，应用于临床，不能将其遗忘，此其四。如此等等，可以想见"金能镇惊"，效果显然，建议大家应用。

用时的注意事项：①用金器如戒指、手镯、耳环、金条（块），必须洗净（用去污剂洗去油垢等），再用清水冲洗，然后可以入煎。②因金器是贵重物品，煎时需用纱线固定，以防丢失。③煎后对金器一般无损害，仍可佩戴。④煎的时间需在半小时以上，文火缓煎，并可配伍他药。一般常用于镇惊安神，可用辰灯心1束（10～30g），投入3g左右金器1具。亦可在辨证用药的方剂中，放入金器同煎。⑤作为配合治疗，还可佩戴金戒指于中指上，长期佩戴既可作装饰之用，又能镇惊安神。中指为手厥阴心包经，所主病候为心痛、胸闷、心悸、心烦、癫狂等，故宜戴在中指上，对神经、精神系统疾病有一定作用。亦可戴在小指上，因小指为手少阴心经尽处。但常以中指更佳。⑥金箔要定购或定制，虽金箔面积大，释放的金元素量多，但取用还是现成的金器方便，金器为贵重之物，没有的，可借用或租赁，定期归还。

水牛角临床如何替代犀角应用

自国家将犀牛列入保护动物之后，犀角已属禁用的中药；因此，用水牛角片替代犀角。在十余年的水牛角片替代犀角的临床应用中，有许多问题值得注意。尤其在重危急症的治疗中，水牛角替代犀角更值得引起我们重视，如热证出血、难证出血、热毒血证及历代古籍中用犀角的一类病证，如犀角地黄汤证（热入血分证：热甚动血，吐血、尿血、斑色紫黑、舌红绛等）。这些病证，皆为目前临床上常见的病证，现多由西医进行救治。而犀角自从由水牛角替代后，水牛角主要应用于慢性的疑难杂症。水牛角片在临床上如何替代犀角，现谈几点认识，以供同道参考。

一、水牛角可替代犀角，但不能等同

水牛角片是牛科动物水牛的角镑片或刨片而成；犀角是犀科动物印度犀、爪哇犀等的角。两者因成分大同小异，故水牛角可替代犀角。有关部门研究认为：两种角都含有胆甾醇，但犀角尚含微量的其他甾醇、碱性肽类组成的氨基酸，犀角有天冬氨酸，而水牛角无；又犀角所含胍类较水牛角为少；角蛋白两者大致相同，但犀角尚有不同的角蛋白存在。因此水牛角可替代犀角，但不能等同。

中医药文献记载：水牛角性味咸苦而寒，有清热凉血、解毒止血之功；犀角性味酸咸而寒，有凉血定惊、清热解毒之功。如《本草择要纲目》中对犀角记载："磨汁治吐血、衄血、下血及伤寒蓄血，发狂谵语，发黄发斑；痘疮稠密，内热黑陷或不结痂。泻肝凉心，清胃解毒。"而水牛角只有"治淋，破血"的记载。

《日华子本草》认为：水牛角煎剂可"治热毒风并壮热"；犀角可"治心烦，止惊，退热消痰，解山瘴溪毒，镇肝明目；治中风失音，热毒风，时气发狂"。至于临床应用，犀角的文献记载十分丰富，尤其在温热、瘟疫方面的应用十分广泛，如治温热暑疫的《温热经纬》神犀丹；治太阴温病的《温病条辨》清宫汤；治伤寒发斑的《圣济总录》犀角汤等。这些病证皆属危重急症，目前中医已很少接触，多代之以西医西药治疗。水牛角的主治文献远远少于犀角的记载，大都用于血证、热证、毒证、杂证，如《陆川本草》记载"治热病昏迷，麻痘斑疹，吐血，衄血，血热，溺赤"；《海上集验方》记载"治喉痹肿塞"；《圣济总录》记载"治石淋，破血"；《子母秘录》记载"治血上逆心，烦闷刺痛"。

由上所知，水牛角与犀角，在性味、功效上基本相同，从成分分析上看亦基本一致，但临床应用上犀角性阴寒，清胃热，凉心血，为除大热、解血毒之专药。古人认为，用犀角之证，无分上下表里，而总唯血热而有毒者宜之，故凡伤寒、瘟疫、热病，邪入血分，热毒壅盛，如发黄、发斑、发狂、谵语、鼻衄、吐血等症，非犀角之解热散毒，则不为功。而水牛角目前很少涉及犀角主治的范畴，而多在慢性杂病上应用，偶尔用之，亦不甚理想。

认识以上的问题，目的是使医患了解廉价的水牛角与昂贵的犀角，其药用价值是不同的。自国家出禁令之后，现无犀角面市，若有犀角应用或出售者，一是假冒伪劣之品，二是违法行为，所以目前无论饮片或成药若标有犀角者，皆属假冒伪品，而犀角常用水牛角替代，故水牛角的临床应用是值得重视的，如剂量的调整、适应的病证及应用时的注意事项等。

二、水牛角替代犀角，需调整剂量

犀角由于稀有而珍贵，质优而效宏，临床上常用量较小，一般在 0.3 ～ 0.5g，重者在 3 ～ 5g，且多磨汁冲服，或犀角粉（极细者）吞服，或犀角片（条）煎服。水牛角药源丰富，价廉易取，尤其是广大农村多可得到。个别地方常弃之不用，或作其他用处，如牛角梳、印章、吹号（玩具）、眼药瓶等。作为药用是近十几年的事。剂量（除小儿外）一般在 10g 以上，常用 30g 水煎服。20 世纪 70 年代初笔者曾治一女孩，自幼皮下出血（乌青块常发生于四肢），经当地及省、市各大医院检查为血液病。多处求医，效果不佳。但小孩能照常生活、读书，后至青春期，每届月事，淋沥不断，以致贫血，此时其父母与我联系，要求用民间单方。我经反复查考及结合自己经验方用水牛角片（刨薄片）不限量（30 ～ 100g 以上），水煎服，并嘱服湘莲炖粥食疗，经 1 个多月试用，效果十分理想，一是乌青块少见，二是月经量明显减少。后又去上海某血液病专科医院检查，为先天性造血因子缺陷所致疾病。中西医无特殊的疗法。病家父母已无信心治疗，故未再做任何检查，并继续应用此方。据当时上海医家所言，一不能结婚，二若结婚不能生育。但患者于 2000 年已结婚，翌年生子，现母子平安，并无发病迹象。此例病案前后用去水牛角不计其数，每次用量皆在 30g 以上，多则 100g 左右。由此可见，用水牛角量需大，对疑难症用药时间需长。当时选用此方的思路是犀角凉血止血，如此难证当用犀角，但犀角无药，且价格又贵，同时病家要求用民间单方，因此用水牛角代之，配湘莲（莲子）食疗，主要是健脾益气，统血归脾。实践证明：剂量需大，服用时间需长，方能取效。

三、水牛角替代犀角，治内科杂病

水牛角目前临床应用重点是血证、痰证、痰瘀内结证。适用于①各种出血证，如尿血、鼻衄、吐血、紫癜；②高脂血症；③高血压症。

尿血不止：水牛角片配墓头回、瞿麦、萹蓄、大蓟、小蓟、白茅根。如葛某，18岁，学生，反复血尿，尿检：潜血（+++），红细胞（++）～（+++），偶见白细胞。据诉病起2年余，临床症状不明显（无明显尿频、尿急、尿痛、腰酸等）。B超：膀胱、肾、输尿管无殊。去上海某专科医院检查，疑为肾小球肾炎，但用药无效。受人劝说服维生素E与维生素C有时好转，但费用昂贵。经人介绍来我处求诊，给予清利湿热，坚阴止血，即用水牛角片30g，墓头回30g，瞿麦10g，萹蓄10g，大蓟、小蓟各15g，白茅根30g，仙鹤草30g，红枣30g，龟甲15g，川黄柏10g，知母30g。并嘱其停服维生素E、维生素C，前后调治2个多月，经反复尿检，血尿消失而愈。

高脂血症用一般血生化检查，显示血脂、胆固醇超出正常范围，并多伴有脂肪肝等症。按中医辨证多为痰证和痰瘀内结证，因血中浊脂中医似为痰浊，痰浊留于脉道，阻止血行，即为痰瘀内结之证。

血脂高者：水牛角粉、牛黄粉、天竺黄、胆南星、三七粉共为细粉后，用0号胶囊套服，一日三次，每次5～10粒，需长服1～3个月，一般都能降脂活血，尤其对高血压伴高脂血症者更是理想的方药。

若高血压需配汤剂：杜仲10g，槐米20g，水牛角片30g（先煎），夏枯草10g，苦丁茶10g，茵陈15g，甘菊10g，枸杞子10g，水煎送服上述胶囊剂，长期服用，能防治中风、降低血压、清利头目。临床应用数十年，本方较单纯用西药降压效果好而持久，尤其对防治中风有明显效果，故高血压患者，不妨配合使用。本方能活血化瘀、降脂化痰、疏利脉道、调补肝肾、平肝降压。

　　若高血脂亦可配汤剂：虎杖 30g，决明子（炒）10g，绞股蓝 30g，水煎代茶送服上述胶囊剂，则效果更好，降脂更快。

人称仙草的石斛配伍应用

石斛，由于铁皮枫斗晶的广告效应，可以说家喻户晓。其实，铁皮枫斗晶是石斛的一种制品。石斛因品种和加工方法的不同，一般可分为金钗石斛、黄草石斛、小黄草石斛、耳环石斛四种。其中耳环石斛又称枫斗，由于石斛属多种植物的茎经特殊加工制成枫斗，又可分为①西枫斗：西枫斗按所用原料的不同，还可再分为铁皮枫斗（铁皮石斛制成）、铜皮枫斗（细茎石斛制成）、云南枫斗（小美石斛制成）。②圆枫斗：是指铁皮石斛、细茎石斛、小美石斛经加工成为圆形，如钟表发条状的称为圆枫斗。③结子斗：将铁皮石斛烘干时打成扭结状。由此可知，铁皮枫斗晶是由石斛中的耳环石斛中的一种经加工而成。

由于石斛人工栽培的成功，故投放市场的石斛制品亦十分丰富。石斛治病，早在《神农本草经》就有"主伤中，除痹，下气，补五脏虚劳羸瘦，强阴，久服厚肠胃，轻身延年"的记载。本草专著将其列入补益药中的滋阴药，《本草纲目拾遗》称其为"滋阴补益珍品"。其味甘、性微寒，入肺、胃、肾经，有滋阴、生津、清热、止痛之功。夏季暑热伤阴，秋天燥气当令，正是石斛应用的最佳时机。如何在夏秋季配伍运用石斛，现略述一二，以供临床试用。

一、石斛配洋参，夏秋清补剂

金元四大家中的滋阴派代表朱丹溪认为："人阴常不足，阳常有余，阴虚难治。"夏日暑热迫津外泄，大汗伤阴，秋季燥气当令，燥则津枯，因此夏秋常见气阴两亏，伤阴劫液，口干舌燥，五心烦热，乏力神疲，舌红少苔，需滋阴益气，而最佳清补剂即石斛配西洋参。石斛清热养阴，生津和胃；西洋参益气补阴，生津养液，两药配伍，相得益彰。夏日进补，多用清补，一般方法：鲜石斛30g，西洋参5g，加水炖后服（可加适量冰糖），每日1次，连服3～5日。若心肺两亏，心悸胸闷，咳嗽少痰，或动则气喘，可再加冬虫夏草2g同炖；若肝肾不足，视物昏花，或两目干涩，可加枸杞子10g，甘菊5g同炖。亦可将西洋参与枫斗等量共研，用0号胶囊套后，每日3次，每次3～5粒，或早晚各5粒吞服。

二、石斛配青蒿，养阴清暑好

夏季暑热伤阴耗气，暑邪伤人易致中暑、发痧，因此养阴清暑是夏日防治暑热的基本法则。石斛养阴生津，益气清暑；青蒿清暑化湿，芳香辟浊，两药配伍，既可治病，又能防病，是夏季常用的清暑饮料。一般用石斛（鲜者30g，干者10g），青蒿（鲜者30g，干者5～10g）开水冲泡代茶。若用于治疗中暑或痧胀，用鲜石斛30g，青蒿10g，水煎服，或加金银花15g同煎，则效更佳。

秋燥多伤津液，津伤阴亏，内热炽盛，虚热上扰，潮热面赤，皮肤干热，口干烦渴，舌燥少津，可以石斛养阴清热，生津止渴，青蒿清退虚热，疏利气机。故一般用鲜石斛30g，青蒿10g水煎代茶；若配沙参、麦冬、地骨皮、白薇，则助石斛以养阴，助青蒿以清虚热。

三、石斛配芦根，养阴兼利湿

夏令除气候炎热外，常多雨而潮湿，因此除清暑养阴之外，利湿化浊亦必不可少。在诸多方药中，石斛配芦根最为相宜。芦根为甘寒多汁之品，有清热利尿、止呕除烦之功。《医林纂要》谓："能渗湿行水，疗肺痈。"故芦根既养阴生津又渗湿利水，再配以石斛，则养阴清热更胜一筹，使滋阴而不碍湿，利湿而不伤阴。故夏季凡高热口渴，而湿阻中焦，舌苔白腻者，必用此二味。

秋季燥邪伤肺，肺为娇脏，喜润恶燥，若出现干咳少痰，痰黏而稠，咳咯痰血，喘息胸痛，则配以石斛、芦根，既清肺胃之热，又润肺胃之阴，痰血与肺热随之而除。且芦根专疗肺痈，若治肺痈宜加鱼腥草与山海螺，一般鲜石斛 30g，芦根 30g，山海螺 25g，鱼腥草 25g 为基本方，再随症加减。

四、石斛配黄芪，益气又养阴

暑性升散，耗气伤津，热迫汗出，气随津泄，而致气虚。因此夏日常见大汗淋漓，少气乏力，疲倦懈怠，精神萎靡，短气喘息等气虚之症，在养阴清暑的同时需加补气升阳之品。黄芪补气固表，不但功效卓著，而且补而不滞，尤其是 2 型糖尿病患者可用此代茶常服。若配山药、天花粉、萸肉、五味子则效更佳，成为夏日糖尿病用药的基本方。

现有经验方"养阴益气汤"：黄芪、石斛、香橼各 15g，水煎服，专治慢性萎缩性胃炎。在夏日由于饮水较多，又进寒凝之物，故胃阳不足，温运困难，胃阴更损，消化更难。因此，可在上方基础上加木瓜、三棱、莪术，即成为夏日较理想的治疗萎缩性胃炎的专方，一般黄芪 30g，鲜石斛 15g，香橼 10g，木瓜 10g，三棱 10g，莪术 10g，水煎服。

五、石斛配荷叶，专疗夏季热

小儿夏季热，是婴幼儿在夏季发生的特有病证，常见发热、口渴、多尿、少汗、纳差、消瘦等症。这是由于小儿机体尚未完善，对暑热之邪特别敏感，易出现耗气伤津，肺胃阴伤之象。在治疗上除用石斛养阴清热、益气消暑外，还需芳香化湿。简便方即石斛30g，荷叶（鲜约1张）50～100g，水煎后，加适量调味品（如冰糖）供小儿代饮服用。本方清暑益气，老幼皆宜，亦可用于治疗疰夏。

疰夏是发生于夏季的一种常见病，是因暑湿之邪，损伤脾胃之气，耗伤阴液所致的一种病证。以怠惰嗜卧，眩晕乏力，心烦多汗，饮食不佳，低热不退为基本特征，笔者在《疰夏百问》一书中就介绍了以鲜石斛、荷叶露为主治疗疰夏的辨证方药。除此二味外，其他如西瓜翠衣、天花粉、白茅根、芦根、西洋参、金银花露、荸荠汁、藕汁、茅根汁等有利于治疗疰夏的药物，亦可选用。

除以上五组石斛治疗夏季常见病证的配伍应用外，尚有石斛配川贝母治疗夏季因暑热、秋季因燥热引起的慢性咽炎；石斛配枇杷叶治夏、秋肺热干咳；石斛配玉竹治夏、秋间干燥综合征；石斛配芡实治夏季脾虚泄泻。如此种种，不胜枚举。

总之，石斛为夏、秋季常用之品，既有补虚养阴益气之功，又有清热祛暑利湿之效，所以既是补益养生的保健品，又是防病治病的药物，是医养兼优的佳品。

枸杞嫩苗叫天精——谈枸杞嫩苗及叶的效用

枸杞又称枸杞子、杞子、甘枸杞。天南海北都有它的踪迹。它不怕寒，不怕旱，不怕碱，不怕阴；深山里，大海边，树林下，枯树上，荒地上，石缝中，河畔岸，道路边，房前屋后，墙头屋顶都能欣然安家，故有"粗野"之物之称。枸杞果鲜红亮丽，鲜若玛瑙，干若小枣，入口甘醇，享誉国内外，为人见人爱的滋补强壮品，可熬膏、制酒、入药，有滋补肝肾、明目益精之功，凡肝病、肾病、心脑血管病、糖尿病皆可服用，并有很好的防治作用。我国的枸杞以宁夏枸杞最为著名。目前市场上多以此为主品。枸杞果可以说是家喻户晓，人人皆知的药食兼优之品。然而其叶的食用和药用却鲜为人知，尤其枸杞的嫩苗，是极佳的春天佳菜，其名曰：天精。

《太平圣惠方》中载有神仙服枸杞法：古时有一使者去西河办事，路上遇一年轻女子，责打一位八九十岁的老人；使者见之，拉住此女子问："此老何人？"女人答道："他是我的曾孙。"使者很惊奇，又问她："你今年几岁？"女子道："我已三百七十二岁了。"使者十分惊讶，问其如此高龄服何妙药？女子说："药仅一种，而有五种药名，春叫天精，夏叫枸杞，秋称地骨，冬称仙人杖，亦称西王母杖。一年四季服用，可以与天地齐寿。"使者记下，传于后世，即是神仙服枸杞法。故事毕竟是故事，服枸杞子成仙的说法固不可信，但其强身治病的功能使人深信不疑。

四季服食枸杞，春天服食其嫩苗，即古称天精，意为天然的精华。阳春三月，野菜遍地，嫩绿的枸杞苗，绽出枝头，摘取嫩头，可作美味的佳肴，清香可口，鲜美无比。虽摘掉嫩苗，但枸杞仍不畏催摘，生命力极强，不到一周即能冒出新芽。枸杞嫩苗能迅速生长，它不仅是一味清香可口的野菜，也是防病治病的良药，为药食兼优之品。《本草纲目》说："枸杞苗叶，味苦甘而气凉，根味甘淡气寒，子味甘气平，气味既殊，则功用当别，此后人发前人未到之处者也。"又说："春采枸杞叶，名天精草；夏采花，名长生草；秋采子，名枸杞子；冬采根，名地骨皮。"说明古时已将枸杞叶、花、根、果分别用之，而其功效、主治亦有所不同。枸杞叶、苗，味甘微苦，性微寒，入五脏，无毒，有补虚益精、祛风明目、清热止渴之功，主治虚劳体弱，烦热口干，热毒疮疖，血虚风盛等证。《药性论》谓："和羊肉作羹，益人，甚除风，明目；若渴可煮作饮，代茶饮之；发热诸毒烦闷，可单煮汁解之，能消热面毒；主患眼风障赤膜昏痛，取叶捣汁注眼中。"说明自古将其作为食疗和药治之品。

《太平圣惠方》枸杞粥：枸杞嫩苗 250g，粳米 200g，煮粥，继成后，加豉汁、葱适量调食。主治五劳七伤，房事衰弱。

《圣济总录》枸杞羊肾粥：枸杞嫩叶 250g，羊肾一对（切碎），米 200g，煮粥，葱白适量调食。主治腰膝酸软，阳虚畏寒，五劳七伤。

《滇南本草》：枸杞嫩苗，与鸡蛋同炒，佐餐。主治女人肾虚带下。

从以上古代食用方的记载可见，枸杞苗可作茶代饮以清热养阴，解渴生津；煮粥代食以补虚益精，调补肝肾；制作菜肴，清香可口，清利湿热，补肾滋阴。

初春，正是枸杞嫩苗盛长的时机，因此，用以防病治病、保健养生正当时。现代研究显示枸杞叶含有甜菜碱、苦香苷、维生素 C、肌苷、琥珀酸及各种氨基酸，对高血压、高血脂、糖尿病、肝病目疾、心脑血管病有防治作用。现介绍几种食用方法，以供大家参考。

1. 清炒枸杞苗

摘取枸杞嫩苗 250g，洗净，切成 3 ～ 5cm 的段，备用。锅置火上，加食用油 30mL（约 3 匙），待油八成熟热时（稍冒烟），将盐放入热油中，随即将嫩苗倒入，并迅速拌炒，并加少量水，煮 3 ～ 5 分钟，当嫩苗熟后，即可起锅装盘食用。

此菜清香爽口，味美极鲜，稍带微苦，清热养阴。凡平日肝火偏旺，内热偏重的高血压、糖尿病及体弱多病者皆可佐餐。

2. 枸杞苗粥

枸杞嫩苗 100g，洗净，切碎，待用。粳米 100g，红枣 30g，莲子（去皮）30g 加水，同煮成粥，粥成时，将嫩苗倒入，稍煮，当嫩苗熟时，即可服食。可作点心服食。

此粥香甜可口，健脾利湿，和胃清火。凡平日胃火旺，口臭，便秘，纳食不佳的患者可服食。

3. 枸杞叶茶

枸杞嫩叶及尖，摘取后杀青，然后烘干，备用。其制法与制茶叶相似。用时取单味枸杞叶 3 ～ 5g 开水冲泡，或配枸杞子、茉莉花、茶叶同时泡饮。

此茶清凉芬芳，解渴生津，养阴清火。凡胃火旺，肝阳亢，阴液不足，内热偏盛之体，可常饮当茶。

枸杞全国各地都能生长，尤其是宁夏、甘肃、内蒙古等地域能生产出优质的枸杞子，畅销国内外；然而枸杞嫩苗、叶是亟待开发的新产品。上面介绍的食用方法，从饮料、菜肴及医药等诸多方面来开发市场，是值得引起各界关注的课题。

价如黄金的冬虫夏草如何选用

冬虫夏草由医药市场而进入保健、食品、百货、礼品市场。其价一直飙升，现已是价如黄金，如此珍贵的中药，如何去辨认、选择、应用？现条述如下。

一、冬虫夏草是中药而非补品，更非食品

冬虫夏草是一种补虚治病的补益药。按其临床效用可分析归纳如下：味甘性微温；入肺、肾经；主功为补肺益肾，次功为化痰平喘；治劳嗽痰血，阳痿遗精，病后虚损，男子不育，女子不孕等。然而冬虫夏草并非寻常补品，若补不对证，则有虚虚实实之弊。其不是所谓补品（俗称的保健品），更非人人可吃的食品。因此对冬虫夏草的选用，首先必须进行辨证，一般凡阴阳俱虚而偏阳虚者，五脏皆损而偏肺肾两虚者，气血两虚而偏气虚者可以选用。虽不能作为保健品或食品来使用，但在辨证基础上可以配合食疗，如民间治肺肾不足，咳喘不宁，少气乏力之虚喘，常用"冬虫夏草5钱～1两（15～30g）配老雄鸭服"（《云南中草药》）。笔者现用冬虫夏草（5～10g）塞入老母鸭的颈项内部，加适量盐蒸熟后，服鸭、汤及冬虫夏草。

二、冬虫夏草应有虫、草，需识真假

冬虫夏草是昆虫与真菌的结合体。虫是虫草蝙蝠蛾的幼虫，草是虫草属真菌。历代中医药典籍中记载"冬为虫，夏为草"，《聊斋志异外集》中说："冬虫夏草名符实，变化生成一气通，一物竟能兼动植，世间物理信难穷。"说明冬虫夏草冬天是一条虫，

夏天变成一株草。事实是蝙蝠蛾虫卵变成小虫，钻入地下生长发育为成虫后，土层中虫草真菌的子囊孢子钻入虫体，并吸收虫体营养，萌发菌丝，生长繁殖，使虫体慢慢死去，虫体死后，体内的虫草真菌继续生长，待菌丝充满虫体后，翌年春天，虫草真菌在虫体的头部长出一棵紫红色的小草——真菌子座。因为子座在春季出土直到初夏，故称之为"夏草"。所以完整的真品，应当有真菌子座——草，与充满虫草真菌的虫体——虫，两者连接在一起为冬虫夏草。曾有患者请我鉴别冬虫夏草的真伪，发现有形似冬虫夏草的伪品，往往只有虫，并无草。故凡无草者，或草虫分离不能连接在一起的皆可认为是伪品。笔者还发现，虽有虫、有草并连接在一起，但用手稍一碰后草即能脱开虫体，并见有竹签或小木棒插入，这种冬虫夏草有真、有假，即使有真的，即去掉插入的异物后，虫与草能密切结合，也是不法商人为了增加重量牟取暴利的产物。所以凡选购冬虫夏草，应有虫有草，并严防掺假。历来在冬虫夏草掺假中，有在虫体内灌锡、铅者，或加沙石等质重的异物者。

三、冬虫夏草补肺肾，治痰血，人非皆宜

《本草正义》对冬虫夏草的应用有精辟的论述："冬虫夏草，近人恒喜用之，皆治阴虚劳怯，咳嗽失血之证，皆用吴氏说也（吴仪洛《本草从新》），然却未见其果有功效。《四川通志》明谓之温暖，其说甚是，又称其补精益髓，则盛言其功效耳，不尽可凭也。"说的是当时医患多喜用冬虫夏草，并按照吴仪洛对冬虫夏草的记载进行应用，但未见效果，并认为其性温阳散寒，宜治真寒，不宜于治虚热，对其补精益髓之功持有怀疑态度。当今之人亦因其昂贵而喜用之，不知人非皆宜。而从前人用量的记载，少则5钱（15g），多则1500g，如《文房肆考》所载：治虚怯证，

汗大泄，虽盛暑，犹畏寒，病3年，医药不效，用冬虫夏草3斤（1500g），作肴炖食而病愈。因此，必须因人、因时、因地制宜地选择应用冬虫夏草，尤其现今由于生活水平的提高，应用补剂更需强调辨证。若素体湿热偏盛者（如嗜酒、茶、烟者），肥胖血压高或血脂偏高者，阴虚火旺而肝阳上亢者，或柔弱虚损不任补益者，皆非冬虫夏草所宜。

四、冬虫夏草类制剂，需科学选择

冬虫夏草产于高山草地、气候多变、人烟稀少之地，主要在四川、青海、西藏、云南、贵州等省，以青海为多。由于过量的采集，目前药源逐渐匮乏，"物以稀为贵"，这是造成价格飙升的主要原因。

在前面我们介绍了冬虫夏草形成的奥秘，可以这么说，人工种植冬虫夏草是不大可能的。然而随着科学技术的发展，目前培育出了与冬虫夏草极其近似的一个种属，即蛹虫草（又称为北冬虫夏草），它与冬虫夏草有同样的生活史。天然野生蛹虫草始载于《新华本草纲要》，曰："味甘，性平，有益肺肾，补精髓，止血化痰。"其功效与冬虫夏草的功效基本一样，所以出现了以蛹虫草为主的各类冬虫夏草制剂。此外，还有所谓"冬虫夏草菌素"一类制剂，或有的干脆注明"冬虫夏草"的制剂，这些名目繁多的虫草制剂令医患无所适从。目前市场上可见的至灵胶囊、金水宝胶囊、百令胶囊、蛹虫草菌粉胶囊，其主治大同小异，以治疗虚损型的肺系疾病为主，如老年性慢性支气管炎、小儿支气管哮喘、支气管扩张、肺心病等，同时也在肝、肾、肺瘤病中应用。还有一些纯粹以冬虫夏草命名的制剂，如冬虫夏草口服液、北冬虫夏草等，这类制剂需详细了解其出厂单位、国家批准号及辨真伪商标等，以防假冒伪劣。

　　冬虫夏草原品，目前价格高者与黄金同值，所以非冬虫夏草主治的病证，一般不要盲目选用；适宜用冬虫夏草的病证，需辨别其真伪及质量。对于需用冬虫夏草的病证，可选用国家批准进入医疗单位使用的冬虫夏草制剂，如蛹虫草菌粉胶囊之类。若馈赠亲友则没有必要用此作礼，因它毕竟是药品，药有偏性，若不对症，适得其反，故临床如何选用，医患必须清楚。

饭焐萝卜地人参

萝卜，为十字花科莱菔的新鲜根，是秋冬季节主要的蔬菜和秋冬季治疗常见病的妙药，民间喻其为"人参"，有谚曰"饭焐萝卜地人参"。其功似人参，又胜于人参，必须掌握其应用季节和方法，而使这形似人参的萝卜显现人参之功。

"饭焐萝卜地人参"是秋冬季人们一直用来养生治病的食疗方。萝卜取用霜降之后的白萝卜，这时的萝卜皮薄肉细，汁多味甜，少带辣味或无辣味，熟食鲜糯，个不大呈圆形，长于黄土中的质更佳。由于这种萝卜水多味甘，故又称水萝卜，其甘醇之味有"赛过梨"之喻，因此常可代水果食用。清代吴其濬说："回炉永昼，忽闻门外有卖水萝卜赛过梨者，无论贫富耄幼，奔走购之，唯恐其越过街越过巷也。"说明当时萝卜代水果深受人们的喜爱，也是人们冬季常食的蔬果。这是萝卜的生吃法，生吃萝卜，养阴清火，化痰消导。然而，萝卜作为"人参"之用，常是熟吃，即用"饭焐"为最佳方法。所谓"饭焐萝卜"是取霜降后的萝卜，洗净、切块，在煮饭时将其放入饭中，或用架子放在饭上同蒸，待开饭时将熟萝卜拣出淡食，或加调料（盐或酱油、味精、麻油）捣烂佐餐，1次服食250g左右，小孩减量，或视个人喜恶随意服食。每日服之，具有健脾益气、宽胸利膈、消痰祛浊之功。童叟服之，无不纳旺便调，生肌长肉，精神饱满，故有似服人参之效。

20世纪70年代笔者曾治愈某患者，年逾七旬，素体消瘦，每到冬季，咳嗽痰多，胸闷气促，动则更甚，纳差口淡，四肢少力，行动困难，面色黑滞，二便不畅，每每晨起手持一竹罐作为

吐痰之用。经西医诊断为老年性慢性支气管炎、肺气肿。中医辨
证为脾肾两虚之痰饮病，予服张锡纯期颐饼方合龙蚝理痰汤加
减：芡实 30g，鸡内金 10g，龙骨 15g，牡蛎 30g，姜半夏 10g，
茯苓 15g，姜 3 片。并嘱服饭焐萝卜每日 250g，前后调治月余，
痰明显减少，并弃去痰罐。后停药，继服饭焐萝卜，不但痰极
少，而且纳旺有味，面色转红润，冬不怕冷，二便顺畅，似有服
食别直参之功。老人又追问："可否不用饭焐？"吾释道："饭焐
取其谷气，消萝卜消导之弊，这样用之，补脾益气，功同人参。"

　　随着经济的发展，人们生活水平的提高，计划生育的普及，
独生子女增加，随之带来的是对儿童的宠爱、溺爱，出现营养过
剩，许多"小胖墩"成为医学界关注的问题，成为一种儿童中的
病态，因此多吃饭焐萝卜是极好的防治方法。笔者曾遇一儿家长
来咨询：其 8 岁的儿子，肥头肥脑，喜食甘肥，出现越吃越胖、
越胖越吃的恶性循环，学校的体育运动不能参加，动则气喘吁
吁，故为其着急。我告之以秘方即"饭焐萝卜"，每餐必吃，代
之以甘肥之品。然而小孩不从，后我嘱其前来视诊，"告之以其
败，语之以其善，导之以其所便，开之以其所苦"。小孩毕竟懂
事，即遵行，前后服食萝卜不断，即使其他季节亦照样服食（市
场有售跨季节蔬菜）。经年，体质壮实，精神饱满，轻劲多力，
无气喘乏力之感，一切发育正常，亦少疾病。其母告曰："萝卜比
人参还管用。"由此可见，萝卜形似人参，而胜于人参。《本草经
疏》中说："莱菔根，《本经》下气消谷，去痰癖，肥健人，及温
中补不足，宽胸膈，利大小便，化痰消导者，煮熟之用也。"饭焐
萝卜就是煮熟之用。临床治小儿、老人痰湿咳嗽伴脾虚纳差可用
萝卜 150g，加冰糖 10g 炖服，一般 3 ～ 5 剂即可见效。热病（如
肺炎、外感高热）之后，胃纳不佳，舌红苔腻，可用萝卜 150g，
金橘饼（市售）15g，红枣 10 枚同煎服，其效远胜于药治。脂肪

肝患者消化不良者，小儿疳积者，慢性肝炎者等，长期服熟萝卜对疾病有治疗和辅助治疗的作用，若用饭焐萝卜，则补脾益气之功更著。

萝卜，凡本草书中多言其戒人参，有消导消削之功，似乎只泻不补，其实，补的真谛是"补中有疏、补中有消、以通为补"，萝卜似人参，在一定意义上是揭示和应用补益的真谛。因此，从补益的角度应用萝卜，一是取用霜降后的白萝卜，二是用熟萝卜，三是饭焐之后，得其谷气，消其浮性。现代研究显示萝卜含有大量维生素 C 及葡萄糖和多种微量元素，具有健脾助运之功，既能祛实邪，又能补脾气，为疏补兼施之品，故能治病防病，又有保养人体之效，故有"冬吃萝卜夏吃姜，不劳医生开药方"之谚。临床实践证明了这一点。

话说与鸡有关的花与药

金猴送岁，锦鸡报春，新年伊始，万物向荣。一唱雄鸡天下白，百花斗艳齐争春，到处莺歌燕舞，满目姹紫嫣红，在万花丛中独立金鸡，显示出鸡花的魅力：形似鸡冠的鸡冠花，绿叶婆娑似碧鸡，五更只欠一声啼，收敛止血疗带下。状若鸡头的鸡头实，叶似水芙蓉，花常带紫红，果仁名芡实，乃补脾涩精之妙药。鸡口之中鸡舌香，就是俗称丁香花，花冠色白稍带紫，异香扑鼻结香果，香果就是中药之丁香，丁香为温中、暖肾、降逆、止呕之佳品。叶如鸡爪的鸡爪槭，秋季叶呈深红色，霜叶红于二月花，观叶之木成雅趣，枝叶入药治腹痛，又可外洗治疮疖。落叶灌木鸡蛋花，外白内黄略带红，花开芬芳性甘寒，药用其花，有清热利湿、化痰止咳之功，为治支气管炎之良药。又有直角鸡蛋花，就是著名昙花之俗称，因其花苞将开时形同鸡蛋大，花与柄成直角故名；其花药用，润肺止咳，养阴清热。枝茎色如鸡骨的鸡骨柴，就是六月开花的六月雪，皑然满枝，如同一片白雪，散发阵阵凉意，使人心清气爽，既是制作盆景的好材料，又是一味治肝炎、疳积、白带的中草药。其他如叶如鸡眼的鸡眼草，藤臭如鸡屎的鸡屎藤，枝上长刺的鸡脚刺，藤髓如血的鸡血藤……这些用鸡命名的花卉，不但有观赏价值，更有极佳的药用效果，故鸡花之魅力是无穷的。

鸡的一身皆是宝，除其肉供食用外，鸡的胆、肝、胃、血、屎、涎及鸡子清、鸡蛋黄、凤凰衣、鸡蛋壳等皆能入药，而且是一味纯正的中药。鸡肉，味甘性温，温中，益气，补精，添髓，如黄芪炖鸡，以治气虚乏力，脾虚食少。鸡胆，味苦性寒，消炎，止咳，解毒，明目，如治百日咳，可用鸡苦胆调糖内服。鸡肝，味甘性微温，补肝肾，疗目疾，如夜盲症，常服鸡肝即可治愈。鸡胃，俗称鸡内金、鸡肫皮，味甘性平，消积滞，健脾胃，如食积不化，鸡内金研末吞服，即可消食化积。鸡血，味咸性平，补血，活血，祛风，通络，如血虚贫血，月经涩少，常食鸡血有养血调经之效。鸡屎，味苦咸性寒，利水，泄热，祛风，解毒。如《黄帝内经》鸡屎醴，治臌胀腹满。鸡涎，解毒祛风，专治蜈蚣咬伤。鸡子清，味甘性凉，润肺利咽，清热解毒，主治肺虚失音。鸡蛋黄，味甘性平，滋阴息风，养血润燥，如热病动风，常用鸡子黄息风定惊（小定风珠）。鸡蛋壳，止酸和胃，如胃痛泛酸，用鸡蛋壳煅后研末吞服，有制酸止痛之效。凤凰衣，即蛋壳内的衣膜，清利咽喉，专治失音。其他如鸡肠治小儿遗尿；鸡脑治小儿癫痫。如此种种，不胜枚举。真是"鸡年话鸡花与药，学习之中寓娱乐，更有遗闻与轶事，听得捧腹牙笑落"。

说起有关鸡的轶闻、趣事，真使人捧腹大笑。古时有一秀才，一日瑞雪满地，出外扫雪，逶迤来到野外，走上一座板桥，见桥面雪上有些印迹，该秀才读书勤奋，眼睛近视，隐约看到是"梅花""竹叶"的图画，觉得奇怪，问同道："这是谁在这里画画？"同道大笑曰："书呆子，那不是人画的，是鸡、狗走过留下的脚印。"秀才心一动，诗意大发，即刻吟曰："鸡犬过雪桥，步步梅花竹叶。"回家后，他又坐在绿纱窗前读书，忽见窗纱上晃动着芙蓉、牡丹的影子，以为是隔壁情妹在逗戏他，蹑步出门欲去抓她，却扑了空，倒惊飞了"黄莺""蝴蝶"，原来是把黄莺和蝴蝶的影子看成了花。于是他又写了两句："莺蝶飞窗前，映出芙蓉牡丹。"

人中黄、人中白与动物屎药的应用

笔者常遇到远道来求医、回原地配方的患者，因缺配人中黄、人中白与动物屎药而来函、来电求助的尴尬。这从中说明此类中药目前各地，尤其是广大农村的配方部严重缺货。亦提示我们：这类药物在中医药界将失去应有的地位和作用。因此，笔者特谈谈人中黄、人中白与动物屎药的临床应用，以光复其效用，重振其雄风。

人中黄是用甘草末，入竹筒，浸入粪中制成。人中白是人尿自然沉积的灰白色块状物。动物屎药即动物的屎（粪便）入药，常用的有五灵脂、夜明砂、蚕沙。民间应用的还有童尿（儿童小便）、牛屎、鸡屎、地龙屎等，但这些药更为少用，或基本不用了。而人中黄、人中白、五灵脂、夜明砂、蚕沙自古至今应用于临床，现将笔者应用体会略述一二。

1. 人中黄配人中白

人中黄，味甘咸性寒，善解热毒，如《张氏医通》人中黄散（人中黄、辰砂、雄黄），以治大头疫疬。人中白，性味咸寒，清热解毒，凉血祛瘀，如《证治准绳》人中白散（人中白、麝香、蟾酥、芦荟为散），主治小儿疳热。临床上我常两者配合应用，相得益彰，药专效宏，擅长解火毒，凉血热，常用于口腔炎、风热壅肺、热毒疮疖及上焦（肺、咽喉、耳、鼻）热毒之证，无论虚实皆可用之。

笔者曾治一老妪，年过六旬，因患口腔溃疡而痛苦不堪，已有月余，用过西药抗生素、维生素 B_2、维生素 C、肌苷口服液、外用碘甘油等，无见寸效，后转中医诊治。患者系水乡渔民，由其夫划船求诊，因日夜疼痛，语言亦觉困难，口流涎不止，欲食不能，大便不畅，舌红少苔，脉弦细。诊为口疮。用清胃火，养胃阴，解火毒，凉血热之法：人中白、人中黄各10g，石膏30g，青黛10g（包煎），焦山栀10g，淡竹叶10g，芦根30g，生地黄30g，甘草5g，7剂，并用双料喉风散，吹口。7日后复诊，诉当夜疼痛明显减轻，服药7剂后溃疡面大部消失，再给予原方去石膏、青黛、焦山栀，加北沙参30g，鲜石斛30g，葛根30g，7剂，后未见来院诊治。时隔数月，又有一妇人口腔溃疡而求诊，诉因前同村老妪介绍前来求治，故问及老妪近况，她说：前次病（口腔炎）好后，一直在家，操持家务。此方治疗口腔溃疡效果很好，延用数年，历验不爽。其中，外用药双料喉风散，不知何故目前较难配到，其虽为喉科外用吹剂，但用于口腔炎非常效验，有明显止痛、止血、收敛、长肉之功，临床应用大大优于锡类散之类的外用药品。

风热壅肺，常表现为咳嗽多痰、痰多色黄，伴发热咽痛等症。西医学常指上呼吸道感染、急性支气管炎及伴发肺炎的一类病证。一般宜清肺化痰，祛风解毒，处方：人中黄、人中白各10g，鱼腥草30g，山海螺30g，黄芩10g，焦山栀10g，杏仁10g，桑叶10g，金果榄10g，野荞麦根30g，七叶一枝花10g。以此为基本方，随症加减。

热毒疮疖、急性扁桃体炎、目赤红肿、咽喉红肿等急性炎症，一般宜清热解毒，凉血祛风，处方：人中白、人中黄、七叶一枝花、青黛合五味消毒饮（金银花、野菊花、蒲公英、地丁草、天葵子）加减应用，其清火解毒之功尤胜于一般抗生素，若长期、反复使用无明显抗药性。

2. 五灵脂配蒲黄

五灵脂，味甘性温，有活血止痛、化瘀通络之功，如《本草蒙筌》说："行血宜生，止血须炒，通经闭及治经行不止；定产妇血晕。"因此，五灵脂为入肝散血之药，肝主血，诸痛多责之于肝，故此药治血病而止诸痛。《太平惠民和剂局方》失笑散（五灵脂、蒲黄）为妇科常用名方，专治血滞诸痛。蒲黄，性味甘平，亦有行血（生）止血（炒）之功。如《简要济众方》治吐血、唾血，《肘后备急方》治痔疮出血，《经效产宝》治产后下血，《简便方》治耳衄血等，皆以一味蒲黄为用，可知其单味止血效佳。但《梅师集验方》治产后血瘀，《塞上方》治跌仆损伤，亦以一味蒲黄为治，则其亦有活血行瘀之功。止血、行血看似矛盾，但临床应用，确亦如此，故前人早有生用行血、炒用止血之说，生炒不同，功效亦殊。五灵脂配蒲黄，常生熟相拌，善于活血止痛，调经止血，常用于痛经、闭经、跌仆损伤、血瘀内滞，以及胃脘疼痛，久治不愈，血瘀水停，全身水肿等证。

　　笔者曾治一妇人患血管神经性水肿。汤某，女，47岁，农民。每届经汛，则乏力腰酸，经来色黑，时有隐痛，并出现头皮如馒头状水肿，按之柔软、不痛，有时一只，有时 2～3 只，待经尽后数日（约一周），即渐渐消失，因无甚痛苦，亦未做治疗，但觉得奇怪。因年近五十，又恐其有何病变（恐癌变）而来求诊，诊其脉弦细，舌淡瘀，诊断为血瘀水肿（血管神经性水肿），给予调经活血，利水消肿，用失笑散合五苓散（白术、桂枝、泽泻、茯苓、猪苓）加减：蒲黄、五灵脂（包煎）各 10g，茯苓10g，猪苓 10g，泽泻 10g，炙桂枝 5g，益母草 30g，川芎 15g，5剂。并嘱其每次月经前 5～10 天前来求诊服药，连续服 2～3个月。这样调治之后，每届经期，不复头皮水肿，月经已调，病遂告愈。

　　五灵脂配蒲黄，常用于妇人痛经，平日笔者很少单独使用，常合四物汤同用，对于月经初潮少女痛经者尤佳，但若疼痛甚剧，需配合外治，外治方法：可用麝香止痛膏或风油精、清凉油涂贴脐部，一般半小时到 1 小时疼痛可缓解。重复使用亦同样有效。

若胃脘疼痛，久治不愈，古人认为："必有痰凝血聚。"所以在胃痛方中配伍五灵脂、蒲黄，一以治痰化瘀，以防病变；二活血止痛、止血散瘀更合胃痛病机。如笔者治血瘀型胃痛（久治不愈，疼痛不止，有时吐血、便黑，舌淡瘀）常用白及、八月札、蒲公英、九香虫、蒲黄、五灵脂、娑罗子、甘松、延胡索、炙甘草为一方，随症施治。

外伤跌仆，血瘀肿痛，在活血消肿方中配伍五灵脂、蒲黄能活血利水，起到痰瘀同治的效果，对伤愈后的陈伤复发，有积极的防治效果。笔者在 20 世纪 80 年代提出"痰瘀相关说"时，特别强调在治伤方中注意治痰（即痰瘀同治）是防止陈伤复发的重要治则。陈伤即外伤后遗症（伤愈后局部酸痛，尤其是气候变化时更为显著），是瘀血化痰水的病理变化，若在初期祛瘀活血佐以化痰利水，则能清除这些病理产物，从而达到消除外伤后遗症的目的。常用方如桃红四物汤（生地黄、当归、白芍、川芎、桃仁、红花）合失笑散（五灵脂、蒲黄），随症加减。

3. 夜明砂配石决明

夜明砂，味辛性寒，清肝明目，散血消翳，如《本草纲目》谓："治目盲，障翳，明目，除疟。"石决明，性味咸平，清热平肝，明目祛翳，如《海药本草》载："主青盲内障，肝肺风热，骨蒸劳极。"故两药配伍，主治目疾，皆为肝经要药。《证治准绳》之决明夜灵散（石决明、夜明砂、猪肝）即以此两味为主，治疗夜间昏盲之夜盲症。此方主要用于眼科。在内科疾病中常配伍应用于肝阳上亢，视物昏花之肝阴不足证，如高血压伴眼底动脉硬化而视物昏花者常配甘菊 10g，枸杞子 10g，怀牛膝 10g，代赭石

30g，龟甲 10g（先煎），萸肉 10g，石决明 30g，夜明砂 10g（包煎），水煎服。此方临床偶用之，此类患者多请眼科诊治，故所治不多。

4. 蚕沙配滑石

蚕沙，味甘辛性温，燥湿祛风，活血定痛，如《本草纲目》载："蚕性燥，燥能胜风去湿，故蚕沙主疗风湿之病，有人病风痹用此熨法得效。"滑石，性味甘寒，清热解暑，利湿通淋，如《本草通玄》谓："利窍除热，清三焦，凉六腑，化暑气。"古代名方六一散（滑石：甘草为 6：1）专治暑湿之证。蚕沙与滑石配伍为吾绍医家习用之药对，往往简书为"蚕、滑（各）"。

夏月暑湿当令之时，常以此清暑化湿，辟秽化浊，以治暑湿阻滞，经络酸痛，寒热不清，舌苔浊腻，脉濡滑之夏月时病，故犹如河间六一散之繁用，而且其效比六一散更卓著，此两药配伍，来自《温病条辨》宣痹汤，吾绍前辈医家清代俞根初著《通俗伤寒论》亦载之。对夏月泄泻、腹痛、呕吐、纳呆等证，常配伍应用，如中暑腹泻，腹痛水泻，纳差欲吐，头胀头晕，嗜睡，烦躁，舌红苔腻，脉濡滑者，常用藿香正气散加蚕沙、滑石。夏日感冒，头痛鼻塞，全身骨节酸痛者，常用荆防败毒散加蚕沙、滑石。夏月湿热痹痛者用《温病条辨》之宣痹汤（防己、杏仁、滑石、蚕沙、连翘、焦山栀、薏苡仁、姜半夏、赤小豆）。

蚕沙除与滑石配伍治疗夏月时病外，还常与夜明砂、皂角子配伍应用。蚕沙配夜明砂，升清降浊，凉血散结，除翳明目；主治肝热血郁之目赤，头晕眼花，目生翳障，一般晚蚕沙 12g，夜明砂 10g（包煎）。蚕沙配皂角子，祛风湿，通大便，消胀满；主治湿热内壅，腹胀腹痛，少腹硬满之证。如此配伍，取皂角子味辛咸性燥，入肺与大肠，燥能除湿，辛能通窍，子重有下达之性，故两药合用升清降浊，使有形之湿邪由大便而去。

5. 临证注意事宜

人中黄、人中白与动物屎药在选择使用时，严格注意质量及饮片的前加工处理（上柜前的炮制），如人中黄，甘草末浸入竹筒后必须密封（松香熔化），粪中浸 81 天，取出后清水漂 20 余天，然后再日晒夜露，至无臭为度；人中白，需清水浸漂，刮去杂质，晒干，并在瓦片上煅过；夜明砂，两端皆尖，色褐黑状似鼠粪；蚕沙，夏季新鲜蚕屎晒干，略带绿褐色，筛去杂质；五灵脂，分灵脂块与灵脂米，灵脂块又称溏灵脂，质优，粘连成块，润泽发亮，中心溏软，气甚臊恶，灵脂米，又称散灵脂，呈粒状，似鼠屎，色黑褐，外硬内松，断面纤维性，质较差。对于这些药物在作煎剂使用时，宜包煎，这样可以使煎汁清爽，同时可免除某些患者心理上的恶性刺激。

应重视对这些药物的临床研究，如人中白、人中黄与青黛、七叶一枝花配伍，可广泛地应用在各种感染性疾病，其效果优于抗生素；五灵脂配蒲黄、益母草，对血管神经性水肿、外伤肿胀疼痛、肾病综合征水肿等痰（水）瘀内阻之证的临床应用观察；蚕沙是否具有与维生素 E 同样的作用，因为蚕沙是目前提取维生素 E 的主要原料，其含有叶绿素、胡萝卜素等，目前如何扩大其应用范围？如此种种，都是我们今后值得引起重视的临床研究、观察、总结的课题。

好斗蟋蟀，利尿良药

秋分一过，各设栅场，"将军"荟萃，各显身手，每逢仲秋斗蟋蟀不失为人们的一种乐趣。斗蟋蟀的习俗，据记载在唐代天宝年间已经形成，当时在长安斗蟋蟀为宫廷之乐，继而传至民间，直至当今成为人们节令的点缀品。

勇敢好斗的蟋蟀，皆为雄蟋蟀，倘若遇到异性立即便变得温柔亲近，以便让雌蟋蟀确认它为自己的伴侣。然而同性相斥，若遇上雄蟋蟀必进行一场殊死的格斗，振翅鸣叫、龇牙咧嘴地向对方袭击，这种争斗现象，俗称"争雌"，乃生物之天性，因此勇敢好斗的蟋蟀必是两雄相争，必有胜负。雄性是二尾，雌性是三尾，雌雄相遇绝不相斗，而发出几声温情脉脉的啼叫，好似深夜琴声。

蟋蟀作为人们娱乐的小昆虫可陶冶情操，增加生活的乐趣和生机，有养性怡神之功；无论儿童、老人每逢秋凉捉得几只蟋蟀，相互比试，听听它们的啼叫，无疑有益于健康。但更大的作用，即蟋蟀的尸体却是治病的良药，蟋蟀干燥后又称将军干，喻其效之峻烈，犹如将军之勇猛。其功善利水消肿，对于臌胀、水肿、尿闭、难产均有效验。鲁迅对蟋蟀治病也有侧面的记载，鲁迅之父患臌胀，腹胀青筋暴露，尿少小便不利，请当时绍兴名医何廉臣诊治，何廉臣曾用蟋蟀一对以利水消肿，但因病入膏肓，蟋蟀利水退肿也救不了鲁迅之父的命。于是鲁迅用辛辣尖酸的词句指责何廉臣，在《朝花夕拾》中提到的陈莲何就是影射何廉臣的，鲁迅用谐音倒序其名进行责骂，这无疑是一种偏见。但后来他也进行了自我剖析，他的这种偏见"其中大半是因为他们耽误了我父亲的病的缘故罢，但怕也很挟带些切肤之痛的自己私怨"。蟋蟀利水退肿以治疗臌胀本是对症的良药，至今对晚期肝硬化腹水用复方蟾蜍胶丸，其中蟾蜍 8g，蟋蟀、蝼蛄各 2g，地龙 0.8g，分别焙干研细，混匀，分装 40 丸，每日服 4 次，每次 2 粒，有较明显的利水消肿之功。此外，对慢性肾炎水肿，用焙蟋蟀、炙蝼蛄（去头、足、翅）各 30 只，共研细末，分作 30 包，每日一包，一日三次；并用黄芪 15～30g 煎汤送服，攻补兼施，效果甚佳。

　　利水消肿是蟋蟀的主功，而其对难产，宫缩无力也有效验。炙蟋蟀一对，研细末，温水送下，比用催产素安全、缓和。男子阳痿不举，炙蟋蟀一对配淫羊藿 12g，锁阳、淡苁蓉各 9g，紫河车、甘草各 5g，同煎，有助肾壮阳之功。因此，区区小虫，为人类健康之友，在您玩乐之后，切勿将蟋蟀丢弃，用开水杀死，烘干即可备用入药，或自然死亡之后也可烘干备用。

水蛭治咳嗽的经验介绍

水蛭，又称马蛭、牛蛭、蚂蟥。多由水蛭科日本医蛭、宽体金线蛭、茶色蛭等干燥全体入药，全国各地中药房有售。水蛭有破血、逐瘀、通经之功，以治蓄血，癥瘕，积聚，干血成劳，跌打损伤等证。历代本草无水蛭治疗咳喘之记载。1980年我报道从痰瘀同治的角度，用水蛭治疗咳喘取得较好效果，并指出"水蛭除破血外，尚有利水化痰之功，《本经》所谓'利水道'实是化痰水。笔者所验，痰水内结，诸药少效，佐以水蛭5g，有明显利水化痰之功"。因此又列入痰瘀同治之品，以专治咳喘之证，几十年来历验不爽。

1. 关键在"痰瘀"

津熬为痰，血滞为瘀，津血同源，痰瘀同治，故凡痰瘀同病之咳喘证，可用水蛭治疗。痰瘀同病之咳喘证，常见咳嗽气促，痰多而稠，面浮肢肿，唇舌发绀，面色黑滞，动则更甚，遇寒辄发，尤其老年及久病者为多，脉滑而弦，舌质紫瘀，苔白而滑，根部白腻。一般老年性慢性支气管炎、肺气肿、肺心病、心力衰竭患者多见，或肾病综合征及肾衰竭患者亦多见。中医范畴为咳喘证。治疗时适时加用水蛭，其效果显著。

2. 治标亦治本

水蛭为治痰化瘀之品，咳喘证多由气管阻塞所致，而出现气滞血瘀，气结生痰的现象，因此祛痰瘀是治疗咳喘之根本。水蛭能推陈致新，张锡纯《医学衷中参西录》说："水蛭……破瘀血而不伤新血……纯系水之精华生成……于气分丝毫无损……而瘀血默消于无形，真良药也。"再看张仲景的大黄䗪虫丸治五劳虚极之证，其用水蛭至百枚，说明其有补虚扶正、祛邪安正之功。笔者认为其为动物之品，"水蛭破血，血肉有情"，既有扶正固本之功，又有祛痰利水之力，为标本兼治之品。凡慢性、久治不愈之咳喘证，宜长期服用，不能急于求成，需潜移默消，改善心肺的血液循环，提高抗病能力，达到病邪去而身体健之效。

3. 无须畏其毒

水蛭的鲜活之品，吸人之血，形态丑陋，使人视之而畏惧；其干燥之品腥臭之气浓烈，因此患者或医者望而却步。若入药，又惧其毒害人体。且诸多本草专著载其有毒。如《本草经疏》谓"有大毒"，《名医别录》载"有毒"，而《中药大辞典》《中华人民共和国药典》均谓其"有毒"。到底如何看待其有毒和无毒呢？《素问·脏气法时论》曰："毒药攻邪，五谷为养。"治病祛邪要用毒药，即使水蛭有毒，但有毒之品能攻邪，故能化痰祛瘀以治标；然而从临床实践总结和观察，其无明显不良反应，而是一味"水之精华生成""于气分丝毫无损""血肉有情"之品，因此其"毒"即使有亦是极微的，不足畏惧，无论老、弱、幼、残者皆可应用，也可用于肾不纳气之咳喘证。

4. 宜研粉入药

水蛭因其入煎剂有破坏其有效成分的不良反应，以致减低药效，同时一般药房所售水蛭已经爆炒处理（取滑石粉入锅内炒热，放入切段水蛭，炒至微微鼓起，取出，晾干，入药），所以宜直接研粉入药。同时由于其形态及气味对医患有不良刺激，故研粉后入药来消除这种影响。一般可研细后制成丸剂入药，如《太平圣惠方》中桃仁丸，用水蛭40枚，与糯米同炒黄，去糯米入药为丸。

笔者治咳喘固本的经验方：水蛭粉100g，蛤蚧尾1对，川贝母50g，冬虫夏草100g，西洋参80g共研细为一料。用0号胶囊套服，每次 5 ～ 10g，每日 3 次。

咳喘治标经验方：水蛭粉、地龙粉各 50g，川贝母 50g，麻黄 100g，天竺黄 100g，胆南星 100g，陈皮 50g 共研细为一料。每次 1 匙（10 ～ 15g），开水调服，每日 3 次。

二方可交替使用，对咳喘证未发时服固本方，慢性咳喘服治标方。

冬病夏治——夏令补剂

冬病夏治是内病外治的一种自然疗法，就是用外治方法治疗内科疾病，如取嚏治呃逆、灸百会治脱肛、丁桂散敷脐治小儿腹泻等。夏天利用气候炎热，皮肤血管扩张，血液循环加快的天人合一的现象，在人体特定穴位通过经络的传导直达五脏六腑，使药物直达病所，起到扶正固本、祛除病邪的作用，所以冬病夏治犹如夏令补剂。

"外治之理，即内治之理"。这是清代钱塘（杭州）外治专家吴师机的至理名言，即一切外治的原理与内治的法则是一致的，外治中的补益方法与内治的补益剂有异曲同工之妙。如补先天不足常取大椎、百会；补后天之失调常取足三里。因此在冬病夏治中常选强壮补益的穴位，以补益人体，如足三里、大椎为必用之穴，尤其是足三里，为调补后天的必用穴位。

"若要身体安，三里常不干"。这是民间流传的一句保健养生谚语，就是说若要身体安康，必须保持足三里经常"湿润"，即"不干"，亦说是需长灸，使之经常"流脓出水"。所以常灸足三里有益健康。若先天不足，小儿脱肛，可灸大椎、百会，不但升提中气，也能益气养血，有抗贫血的作用；如妇人贫血，子宫脱垂，则有立竿见影之效（笔者经验）。但并非所有病都可灸这些强壮补益的穴位，且我国古代医家有"阿是穴"的取穴方法，即以局部酸痛为取穴的标志。

许多内科疾病"有诸形于内，必形于外"，即在体外有一定的表现和反应，如肺气虚弱，咳嗽少痰，容易感冒者，常肺俞穴发冷、酸痛，或缺盆酸痛，这时就提示：肺虚需灸这些体表反应点，患者呼"酸痛"即为此穴，常说"阿是"，故称阿是穴。所以除常见的补益穴外，有此根据虚证表现的取穴，亦是一种可取的方法。

冬病夏治虽以治疗呼吸系统疾病为主，但在传统的治疗中还治疗许多顽固性、久治不愈的虚损证，如小儿疳积，久泻不止，发育不良，老人虚损，肾虚腰痛，肺痨，男子阳痿，女子不孕，子宫寒冷，久治不愈之痹证，凡一切虚证，皆是治疗对象，即所谓"伏天中的铺灸"。但过去"铺灸"是用艾炷直接在穴位上着肉灸，不但疼痛难忍，而且疤痕不易消失。现今经过改进，用冷灸方法，即穴位药贴的冬病夏治方法，一改过去常态，不但疼痛明显减轻，而且疤痕易消失，其效果更佳。冬病夏治是多种疾病的扶正疗法，是夏令中的特殊补剂。

土鳖虫治腰腿痛

土鳖虫，又称地鳖、地鳖虫。入药者为鳖蠊科昆虫地鳖或冀地鳖的雌性全蝎，既可在野外捕捉，也可饲养，一般中药配方部有售。土鳖虫性味咸寒，入肝经，有活血化瘀、通络止痛之功，为伤科、内科常用之品。用于治疗腰腿痛（一般西医所指的坐骨神经痛）有特殊疗效。

在 20 世纪 70 年代笔者曾治一位山区农妇，患者因山上造房（山高百余米）挑砖与水泥等，劳累加损伤，引起腰腿疼痛，不能行走，尤以右侧腰腿酸痛为甚，抬腿十分困难，下山上山完全不能正常行走，只能着地爬行，故来医院求诊。刻诊见患者年过五十，面色苍老，消瘦乏力，右侧腰腿疼痛，曾给予中药、西药、针灸治疗 1 周多，未见明显好转。因经济困难，无法继续治疗，故建议其用土鳖虫研末吞服，1 日 3 次，每次 5 只（5g 左右）。当地农村灶边、墙角随处可以捉到活的土鳖虫，服用约 1 周后，病有所缓解，可自行慢步行走。因其服土鳖虫有效，故"效不更方"，嘱其继续吞服土鳖虫，给予单味土鳖虫 250g 研细为末，1 日 3 次，每次 6g，温开水送服。服用 1000g 左右，病得痊愈。不但腰腿痛消失，而且面色好转，轻劲有力，纳食旺盛。

我用土鳖虫治腰腿痛，是从一老农急性腰肌劳损的治疗方法中移用而来。其方法：活土鳖虫 4 ～ 5 只，开水泡死后，捣烂，用黄酒冲服，一般 1 ～ 2 次即可治愈，服后需卧床休息，第 2 日即痛止，或减轻，一般 2 次痊愈。而上病案中因妇人不会饮酒，故一直开水送服。前后服用 2 个多月，持之以恒，最后获愈。

土鳖虫不但能治愈腰腿痛，而且能强壮身体，补肾益气。此理可从张仲景的大黄䗪虫丸中得到启迪：大黄䗪虫丸的主药是大黄与䗪虫（土鳖虫），主治"五劳虚极羸瘦，腹满，不能饮食，食伤、忧伤、饮伤、房室伤、饥伤、劳伤、经络荣卫气伤，内有干血，肌肤甲错，两目黯黑。缓中补虚"。大黄䗪虫丸（《金匮要略》）为补中缓气之品，说明其有扶正祛邪、推陈出新、调养全身之功，所以从此方中可以知道土鳖虫是破血而不伤血，祛邪而不伤正的活血养血、舒经通络的止痛良药。其研粉后入口之味无腥臭，有一种特殊香味，不难吃。但研时需研细为止。临床可大胆应用。

有些本草书载：土鳖虫，有小毒，如《名医别录》载"有毒"，《中药大辞典》亦载"有毒"。但从临床所见，只要严格掌握适应证和药量，无明显不良反应。其入药方式有煎剂、研吞，笔者认为以研吞为最好，既能节省药材，又能提高疗效。由于目前土鳖虫有专门饲养的养殖场，因此以新鲜者质佳效高，陈久者稍差，若虫蛀霉变者不宜入药。

土鳖虫除治腰腿痛外，亦可用于骨折劳伤、外伤血肿，有接骨疗伤之功，如焙之存性为末，1次吞6g左右治骨折、伤筋（《医方摘要》）；或配自然铜为细末黄酒调服（《袖珍方》）。综上所述，治腰腿痛之单味应用值得试用，尤其适于在农村、社区中应用。

谈谈用单验方辨治疰夏

疰夏又称苦夏、注夏，是夏季特有的一种病证。凡春末至夏季出现乏力懈怠，精神不振，胃纳不佳，心悸自汗，或低热不退的一种病证，一般中医诊断为疰夏。由于本病证为一过性病证，入秋之后常不药而愈，且临床症状常较轻浅，所以民间流传着诸多的单验方，这些单验方的运用必须辨证论治，这样效果就佳。现将单验方根据疰夏的证型分述如下。

一、元气不足型

精神萎靡，怠惰懒言，肢体酸软，神疲欲睡，头晕目眩，多汗气短，脉濡弱，舌淡苔薄而胖嫩。治则：清暑益气。

选单验方：①西洋参5g，西瓜翠衣30g，水煎服，1日1剂。②莲子红枣羹：莲子50g，红枣100g同炖。待莲子酥烂，饮汤吃莲肉、红枣。此方尤适宜于脾虚气弱者选用。③太子参10g，白术10g，扁豆30g，红枣30g，水煎服。此方适宜于小儿疰夏，常见消瘦、纳差、便溏之症。

以上3方，成人疰夏用①方，小儿疰夏用③方，药食调理用②方。

二、津液耗伤型

心烦潮热，多汗心悸，口舌干燥，皮肤皱褶，舌红少津，苔干而白。治则：养阴生津。

选单验方：①西瓜汁、金银花露、藕汁、梨汁、鲜生地黄汁、荸荠汁各等量兑汁服。阴液亏耗甚者可不拘时频饮。②鲜石斛 30g，生地黄 15g，天花粉 15g，鲜芦根 30g，水煎服，每日 1 剂。③百合莲子汤：百合、莲子等量同炖。本方可作为饮食疗法选用。常服此汤或单服百合、莲子有清心除烦、养阴消暑之功。

以上 3 方，若津液耗伤较甚用①方，常用②方，作为食疗应用选③方。

三、外感暑湿型

身热少汗，疲惫倦怠，头晕头胀，胸闷恶心，腹胀便溏，脉濡数，苔白而微黄。治则：宣化暑湿。

选单验方：①荷叶 30g，扁豆 15g，冬瓜皮 15g，香薷 10g。常用于外感暑湿，常见晨起面浮，尿少口淡，纳食不佳之症。②青蒿茶，即青蒿泡茶不拘量饮服。常用于外感暑湿之轻症，常见头胀头晕，时有身热等症。③藿香 10g，佩兰 10g，荷叶 30g，水煎服，每日 1 剂。常用于外感暑湿，中阻脾胃，伴见口干而腻，饮食无味，四肢懈怠等症。

以上 3 方，凡暑邪偏盛用②方，湿邪偏重用①方，暑湿并重用③方。

四、暑湿困脾型

神疲乏力，头胀而晕，脘腹痞满，恶心呕吐，口淡而黏，渴不欲饮，不思饮食，大便时溏，夜间口干而苦，苔白腻或黄腻，脉濡细。治则：芳化暑湿。

选单验方：①刘寄奴 30g 泡茶代饮。此为民间常用之方，常用于暑湿困脾，食滞不化之证（刘寄奴又称消饭花，用其要带花的茎、枝、叶）。②神曲 10g，苍术 10g，水煎服。常用于暑湿困脾之腹泻（又称为曲术丸，等量为丸，每次 10g，1 日 3 次）。③豆蔻 3g，石菖蒲 10g，水煎代茶。常用于胃浊不清，或胃浊上泛之证。④绿豆衣、扁豆衣各 10g，水煎代茶。常用于脾虚湿困，暑邪外侵之证。

以上 4 方，暑湿困脾，食滞不化用①方或②方；暑浊中阻，胃浊不清用③方；暑湿困脾证情轻浅用④方。

以上为民间习惯，常用单验方，为便于医患临证选用，特分类列述。其实疰夏常用的一些中草药大致可分为祛暑、化湿、健脾、养阴 4 类。祛暑的如荷叶、西瓜翠衣、绿豆、青蒿、刘寄奴、藿香、佩兰；健脾的如太子参、白术、山药、扁豆、莲肉、红枣；化湿的如豆蔻、薏苡仁、苍术、厚朴、佩兰、藿香；养阴的如北沙参、西洋参、麦冬、石斛、芦根、茅根、龟甲、鳖甲。因此掌握了这 4 类药物，就可根据疰夏病机、证型、随证选用，许多单验方亦是从中选用而组成的。既要灵活选用单验方，又要能随症加减，这样才能药到病除，效若桴鼓。

推介民间三代家传麻科经验方

我国自 1965 年研制成麻疹疫苗后，开展了预防接种，收到明显成效。儿童麻疹发病率大幅度下降，然而青年麻疹相对增多，1994 年、1995 年北京、南京、苏州、杭州等地亦有报道；上海《大众医学》1995 年 2 月有题为《校园流行新曲——麻疹》一文报道；20 世纪 70 年代末和 80 年代初，美国的初中、高中、大学及新兵中麻疹暴发流行。因此从总体来说，麻疹发病率大大降低，但未能完全控制；麻疹患者的病情严重性大为降低，但急危重症仍有发生；青少年、成人麻疹则普遍增多。这是现代麻疹的特点。

中医传统的麻疹治疗学，仍发挥着积极有效的作用。浙江嵊州市三代家传麻疹专科大夫王大文，经验丰富，继承家业，效验颇多，并编著成《中医麻疹诊疗学》一书，流行乡间，现将其常规、家传、效验的经验方选介如下，以供社区（乡村）医师试用。

一、清热解毒汤

药量按年龄增减，即幼儿、少年、成年量（下同）。焦山栀 5g、8g、10g，金银花 8g、10g、12g，北沙参 8g、10g、12g，淡黄芩 8g、10g、15g，净连翘 8g、10g、15g，生谷芽 8g、10g、15g，原麦冬 8g、10g、12g，牡丹皮 6g、8g、10g，生甘草 3g、5g、6g，羚羊角片 0.5g、1g、2g（羚羊角片先单独煎汁饮服）。

适应证：在麻疹流行季节，或非麻疹流行的季节，小孩或者成人，突发高热，尚不能辨明是否要出麻疹，但体温偏高，已达

39℃或39℃以上，不管是何种原因引起，均可以此方试服。

此方能清热，抑制病毒，抗御流感、脑炎及其他各种病毒的侵扰，又能健脾益胃，效果明显。且药性平和，无不良反应。即使要出麻疹，此方也有益无害。

根据症状，可做如下调整。

如咽红喉痛，或者急性扁桃体炎，可酌加射干5g、6g、8g，薄荷叶1g、2g、3g。

如胃火炽盛，口干、舌红、唇焦燥，可酌加生石膏10g、15g、20g，淡竹叶10g、15g、20g。

此方一般服1～2剂即可见效。

二、疏肌解毒汤

淡黄芩8g、10g、12g，光杏仁8g、10g、12g，净蝉蜕3g、5g、6g，粉葛根10g、12g、15g，北桔梗6g、8g、10g，赤芍6g、8g、10g，牛蒡子6g、8g、10g，冬前胡6g、8g、10g，粉丹皮6g、8g、10g，净连翘8g、10g、12g，生甘草2g、3g、5g。

适应证：麻疹前驱期，已临近透疹期的前第1、第2、第3天，可以预估出或者确定是要出麻疹的患者，体温偏高，达38.5℃及38.5℃以上，咳嗽喘急，口干鼻燥，似夹有感冒、惊风样的症状，或者身体素质较弱，可以此方试服。

此方能清热疏肌解毒，又能润肺清喉，有助于麻疹顺利透发。

如高热过度，达39℃及39℃以上，可酌加羚羊角片1g、1.5g、2g，焦山栀5g、8g、10g。

胃热炽盛，参照1号方酌加生石膏、淡竹叶。

此方在前驱期可服用2～3天，在透疹期的第1天，见头面疹点匀润，或者偏稀，色泽尚红活，神情尚正常者，仍可服用1天。

三、平顺透疹汤（一日三潮用方）

粉葛根 8g、10g、15g，光杏仁 8g、10g、12g，赤芍 6g、8g、10g，净蝉蜕 5g、6g、8g，北桔梗 6g、8g、10g，细生地黄 8g、10g、15g，牛蒡子 6g、8g、10g，冬前胡 6g、8g、10g，杜红花 3g、5g、6g，原麦冬 6g、8g、10g，生麦芽 10g、12g、15g。

适应证：麻疹透疹第 1 天，即一日三潮时节，患者体温在 38℃左右，头面额心开始见点，疹色浅红匀润，或者赤紫，五官不甚干燥，咳嗽平平，或者偏激一些。此为基本平顺之症，为确保安全，可服用此方。

此方能疏肌清喉，润肺益脾，滋阴活血，能有助于麻疹平和顺利地透发。

如果在寒冷季节，初潮时额心无点，面部稀疏不匀，疹点紧细，似有寒邪所闭，可加用升麻 2g、3g、5g，麻黄 3g、5g、6g，去生地黄、麦冬。

如果在炎热季节，初潮疹点稠密，或稀密不匀，体温偏高，舌红，口鼻偏燥，可加用生石膏 10g、15g、20g，淡黄芩 8g、10g、12g，去蝉蜕、前胡。

此方一般只透疹第 1 天服用 1 剂。

四、回斑消毒汤

淡黄芩 6g、8g、10g，金银花 6g、8g、10g，南山楂肉 6g、8g、10g，地骨皮 8g、10g、12g，净连翘 8g、10g、12g，生枳壳 3g、5g、10g，原麦冬 6g、8g、10g，牡丹皮 6g、8g、10g，生麦芽 8g、10g、15g，干大青叶 6g、8g、10g，生甘草 3g、3g、5g。

适应证：麻疹三日九潮期满，疹也透发到脚，回斑期开始了。患者身热仍持续着，疹斑红赤，回退不明显，可以此方试服。

如果体温偏高，在 38℃及 38℃以上，可黄芩用量加倍，又可加用羚羊角片 1g、1.5g、2g，黑玄参 6g、8g、10g，去枳壳、南山楂肉。

如果舌苔厚腻，食积明显，退斑迟钝，口鼻又不甚燥，可南山楂肉用量加倍，加用小青皮 3g、5g、6g。

如果咳嗽还剧烈，肺、气管偏干燥，可加用杏仁 6g、8g、10g，地骨皮 10g、15g、20g，紫菀 8g、10g、12g，鲜琵琶叶 3 片、3 片、5 片，去枳壳、南山楂肉。

如果脾燥象明显，火毒还盛，可加用生石膏 10g、15g、20g，淡竹叶 10g、12g、15g。

如果疹斑赤紫，可加生地黄、紫草等。

五、大剂羚羊夺命汤

生石膏 10g、20g、30g，淡黄芩 10g、20g、30g，焦山栀 6g、10g、12g，肥知母 10g、15g、20g，川黄连 5g、6g、10g，地骨皮 10g、15g、20g，原麦冬 10g、15g、20g，生大黄 6g、8g、10g，大生地黄 6g、8g、10g，牡丹皮 6g、8g、10g，淡竹叶 10g、15g、20g，鲜大青叶 3 大片、5 大片、7 大片，羚羊角片 1g、2g、3g（先煎汁饮服）。

适应证：无论痘、麻疹、斑疹伤寒及其他病证，凡是实证高热，体温 40℃以上，心肝肺胃大热大燥，病情严重，有生命危险的，如胃火证的口干舌燥，舌面板结、芒刺、焦裂连及唇口者；如肺炎喘急，面青鼻扇者；如痘、斑、麻疹干涩晦暗，焦紫黑陷或隐没者；如高热狂乱，神昏谵语，惊厥抽搐者，均可应用此方，以大剂量饮服。

此方性凉力大，能大泻实火，降热、凉血、解毒，生津养阴，清胃润肺，平肝息风，养心宁神，诚为夺命抢救之要药。

脂肪肝与"肥气"及治方

脂肪肝是肝细胞内脂肪堆积过多的一种西医学病名。近年来由于保健意识（体检）增强，饮食结构（丰盛）改变，诊断方法（B超）水平提高，因此其发病率呈直线上升的趋势。脂肪肝并非独立疾病，它是一种临床常见病、现代文明病，严重地威胁着人们的健康和生命，故此病的防治已日益引起中西医药界的关注。中医如何认识和治疗脂肪肝？现根据笔者证治体会结合文献复习，做如下探析。

一、病名试析

在中医文献中无"脂肪肝"病名。但自《黄帝内经》起有此病的描述，并有相应的治疗方药，所以对此病中医是早有认识的。根据脂肪肝的临床特征，有人将其归属于"积聚""痞满""胁痛"等病的范畴，但无具体所指。其实，根据脂肪肝的特定部位、临床特征、治疗方药的分析，笔者认为脂肪肝似为《黄帝内经》所载的"肥气"。

《灵枢·邪气脏腑病形》说："肝脉……微急为肥气，在胁下若复杯。"说明肝之积块在胁下，其状如复杯，名曰肥气。指出了病位、病状、病名。《难经》继承了《黄帝内经》的认识，并指出此病"连岁不已"，说明病的形成和发展缠绵漫长。注释《难经》的唐代杨玄操认为："肥气者，肺盛也。言肥气聚于右胁之下，如覆杯突出，如肉肥盛之状也。"描述了人体肥胖的特征。这些症状特征和其病在肝的记载与脂肪肝相一致，所以《黄帝内经》中说的"肥气"似为今指的"脂肪肝"。

肥气的治疗古有肥气丸，如东垣所订的肥气丸由柴胡、黄连、厚朴、椒目、昆布、皂角、干姜、巴豆、川乌、茯苓、人参组成，该方祛脂化痰，健脾疏肝。《三因极－病证方论》中的肥气丸由当归、莪术、三棱、青皮、铁粉、蛇含石组成，该方重在活血散结，疏肝理气。还有鳖甲丸专治肥气，由鳖甲、大黄、三棱、木香、桃仁组成，此方降脂活血，化痰软坚，药简效专，故列为肥气之专方。以上诸方从各种不同角度治疗肥气，至今移用于治疗脂肪肝十分合拍。脂肪肝的基本病机：痰（脂肪）瘀（瘀血）内结，肝郁脾虚。治当祛痰化瘀，疏肝健脾。从以上古代治疗肥气的药物分析：诸如祛痰化瘀有昆布、皂角、巴豆、椒目、茯苓、三棱、莪术、桃仁、大黄、鳖甲等，疏肝健脾有柴胡、青皮、木香、人参、茯苓、干姜、黄连、厚朴等。因此从治方分析，西医学所称的脂肪肝与古代记载的肥气基本一致，因此脂肪肝的中医病名宜以"肥气"较为妥帖。

二、病机分析

脂肪肝病位在肝，病变为肝之积，古称肥气。肝主藏血和疏泄，起着贮藏血液和调节血量的作用。肝被脂肪浸润，肝中脂肪堆积，中医称为肝中痰浊。朱曾柏在《中医痰病学》中说："血脂犹如营血津液……过量血脂实有类痰浊也。"肝中痰浊阻凝，失其疏泄、调畅之功，使其藏血和调节血量之功能受阻，导致血流瘀滞，而为瘀血，瘀血与痰浊胶结，而为痰瘀互结之变，这是肝内病理变化。

肝体阴用阳，藏泄并主，刚柔相兼，与脾胃关系甚密。李时珍说："风木太过，来制脾土，气不运化，积滞生痰。"若风木不及，木郁土虚，脾土失其健运，水湿酿而为痰，因此，张景岳说："夫人之多痰，悉由中虚而然。"又说："在脾者，以食饮不化，土不制水也。不观之强壮之人，任其多饮多食，则随食随化，未见其为痰也。惟是不能食者，反能生痰，此以脾虚不能化食，而食即为痰也。"所以痰浊之生，多因过食厚味，或醇酒，戕伤脾胃，脾虚失运，遂生痰浊，形成恶性循环。脂肪肝发病率的上升与肥胖、营养过剩、酗酒有着直接关系，这都与脾虚肝郁有着密切联系。这是肝脾之间的病理变化。

三、证治经验

脂肪肝临床上分有症状与无症状两大类型。无症状的脂肪肝主要靠实验室检查，尤其是通过 B 超检查以明确其轻重程度，其他如血脂、肝功能测定，亦可用 CT 及肝穿刺检查。有症状的脂肪肝可根据临床症状进行辨证施治。然而两者之间并无绝对区别，无症状的脂肪肝一般为较轻度的脂肪变性，但通过四诊，尤其脉、舌亦可找出一定症状；有症状的一般为中、重度的脂肪肝，除按症辨证外，亦需实验室检查，以明确诊断。目前对有、无症状的脂肪肝在实验室检查（B 超首选）的前提下，进行辨证施治，常见证型辨治如下。

1. 胃强脾弱型

饮食不节，嗜好品鲜，频繁应酬，喜食甘肥，不进肥油之品胃里嘈杂难受，酗酒无度，喜饮乙醇含量高的白酒，有甚者餐餐需酒，否则酒瘾难忍，大腹便便，犹如妇人十月怀胎，按之软绵，以脘腹为甚，四肢不见粗壮，面色油亮，轻度浮肿，大便次频，起床即欲上厕，大便完谷不化，懒惰乏力，精神不振，时有昏睡之感，尤其餐后更觉疲乏，动则气喘，胸闷心悸，舌淡质胖嫩，边有齿印，脉濡缓。在辨证上属胃强脾弱之证，经 B 超检查常为中、轻度脂肪肝。血脂检查常接近最高限值，肝功能常无变化，多见于男性青壮年，以从事脑力劳动的人为多。

治疗：清胃浊，健脾气，化痰瘀，疏肝郁。常用笔者自拟的胃强脾弱汤（川黄连 3g，葛根 30g，藿香 10g，青蒿 10g，诃子炭 10g，蒲公英 15g，八月札 10g，炙甘草 5g）合自拟的护肝降脂汤（茵陈 30g，虎杖 15g，绞股蓝 30g，泽泻 10g，枸杞子 20g，丹参 30g，鳖甲 10g，三棱 10g，莪术 10g，陈皮 5g，炙甘草 5g，柴胡 10g，青皮 10g）加减：川黄连 3g，葛根 30g，藿香 10g，青蒿 10g，诃子炭 10g，茵陈 30g，虎杖 15g，绞股蓝 30g，泽泻 10g，丹参 30g，陈皮 5g，炙甘草 5g。并嘱其节饮食，多运动，少饮酒。

2. 肝郁脾虚型

胸臆不畅，胁肋胀满，性格内向，少言寡语，时时嗳气，有时独言自语，常欲开窗敞门，时有捶胸打背之举，有时喜抽烟解闷，烟中喜放香料（薄荷油），气短乏力，四肢倦怠，食少便溏，有时腹痛欲便，便时不畅，食后脘腹胀满，面目浮肿，腹部脂肪堆积，按之柔软，舌质淡，面无华，脉弦细而沉。在辨证上属肝郁脾虚之证。经 B 超检查常为中度脂肪肝，血脂常偏高，肝功能常见转氨酶偏高。多见于中老年患者或伴有肝病（乙肝）者。

治疗：疏肝郁，健脾气，化痰瘀，软坚积。常用笔者自拟护肝降脂汤（见上文）。本方根据脂肪肝的基本病机，结合现代中药药理研究及笔者治疗经验组方。方中茵陈、柴胡、青皮疏肝利胆，虎杖、绞股蓝、泽泻降脂化痰，三棱、莪术、丹参活血养血，陈皮、炙甘草健脾益气。绞股蓝为人参样五加科植物，既降脂又益气；枸杞子既降脂又养肝；鳖甲既养肝阴又软坚化积，与三棱、莪术共用起到化痰散结的作用。凡脂肪肝者本方皆可试用。

3. 肝脾血瘀型

有长期饮酒史或肝病史、糖尿病史，肝脾肿大，肝区压痛，面色黑滞，颈或面颊有红丝赤缕，脘腹胀满，大便不畅，矢气频频，乏力肢酸，纳食不化，喜食酸味之物，尿黄浊不清，时有牙龈及鼻出血，尤其劳累时多见。腰背酸胀，尤以近肝区为甚，素体肥胖（有的有家族史），肢体沉重，有时下肢浮肿，尤以下午为甚，晨起渐退，按之有指印。舌淡苔瘀有紫斑，脉沉弦。辨证属肝脾血瘀之证。经 B 超检查为重症脂肪肝伴肝纤维化（肝硬化），出现蛋白倒置或平衡、转氨酶偏高等多项肝功能损害。多见于酒精中毒性肝病、乙肝、糖尿病、高脂血症的中、晚期患者。

治疗：化痰瘀，软坚积，健脾胃，养肝肾。常用自拟护肝降脂汤加减：茵陈 30g，虎杖 15g，绞股蓝 30g，泽泻 10g，枸杞子 20g，丹参 30g，鳖甲 10g，三棱 10g，莪术 10g，土鳖虫 10g，萸肉 10g，墓头回 30g，槐米 30g，怀山药 30g，大腹皮 10g。若兼糖尿病加黄连 10g；伴酒精中毒性肝病加砂仁 5g，葛花 20g；伴有出血加三七粉 3g（吞），仙鹤草 30g，白及 10g；水肿明显加玉米须 30g，益母草 30g，马鞭草 30g。伴肝硬化腹水宜处二方，另为逐水汤：冬葵子 10g，郁李仁 10g，玄明粉 5g（冲），大腹皮、槟榔各 10g，番泻叶 3g（后下），陈葫芦壳 30g。两方交替使用。

釜底抽薪新义方

釜底抽薪，一般是比喻中医通腑泄热的一种治法。如高热，大汗淋漓，大便不通，脘腹痞满，腹痛拒按，甚或潮热谵语，舌苔黄糙起刺，脉滑实，用大承气汤（大黄、厚朴、枳实、芒硝）峻下热结，达到通腑泄热之目的。犹如锅下柴多火旺，抽去柴薪则火减热退之法，故中医喻通腑泄热之法为釜底抽薪法，此为一般医者之常识。然而，本文所论釜底抽薪法，为柴多火不旺，需抽减柴薪，使气机疏畅，火力增旺之抽薪法，此法临床应用甚广，故从"釜底抽薪"之新义予以阐述。

一、痰瘀内阻，阳气衰微

在临床上常见患者年过四十，大腹便便，腹胀气塞，动则气喘，舌淡瘀苔白腻，脉沉涩。口唇发紫，时时畏寒，出现痰瘀内阻，阳气郁遏征象。如某些单纯性肥胖症、冠心病、高脂血症、高血压、肺心病等。此多由于气滞血瘀，津液留滞，化生痰瘀所致，犹如锅下柴薪过多，阻塞炉膛，而致柴不尽燃，这需釜底抽薪，抽去过多柴薪，则火旺柴尽燃，因此需祛痰化瘀，则阳气自升。常用丹参、当归、桃仁、红花、胆南星、天竺黄、杏仁、象贝母，稍加炙桂枝治之。

二、食积胃脘，中阳不振

临床上常见素来脾阳不足，脾失健运之人，无论男女老幼皆可出现。如小儿疳积，腹大如鼓，喜食多便，人体消瘦，鼻痒喜挖，舌淡苔薄白，指纹淡瘀。出现食积胃脘，中阳不振征象，在治疗上需先予"釜底抽薪"之法，如用保赤散，或黑丑、白丑以泻浊邪，使中阳振复，脾得健运，一般泻浊邪只能用 1～2 次，否则易过病所而伤及正气，待泻下之后，即用温脾和胃之剂调理，如钱氏参苓白术散、四君子汤、异功散等。

三、肾虚水泛，寒湿内停

肾虚阳气衰微，水湿不能温化而内停，临床常见：面浮肢肿，咳嗽痰壅，胸脘胀满，食欲不振，面色苍白，舌淡而胖嫩，脉沉弱。如肺心病心衰症、慢性肾炎肾病综合征、再生障碍性贫血之水肿、缺铁性贫血、钩虫病及各种心力衰竭之伴发症等。在治疗上以温阳化水为主，即抽去潮湿含水之柴薪，使之气机畅达，阳气自振，水湿得以蒸化，此亦为釜底抽薪之法，所谓"通阳不在温，而在利小便"是也。方如五苓散、真武汤之类。药如玉米须、车前子、茯苓、桂枝、陈葫芦壳、通草、肉桂粉（吞）、生姜、杏仁、薏苡仁等。

其他如肝脾血瘀、痰浊壅塞、津血留滞、脉络瘀阻等皆可用釜底抽薪之法，以除多余之柴薪，生发衰微之阳气（火）。所以提出釜底抽薪之新义，目的是补"釜底柴多火微"之义，认识临床上"柴多火微"的疾病，从而订立釜底抽薪新义之方，从釜底抽薪的另一角度来认识多种疾病的病理变化，以拓宽治疗思路。

梨荸姜贝枣橘饮，诸般咳嗽可试行

1. 案例

喻某，女，5岁，上海闵行区某小区幼儿园幼儿，2011年11月3日初诊。

患儿体质虚弱，形体娇小，面色苍白，咳嗽频频，已有3个多月，并在诸多西医医院诊疗，咳嗽未见减轻，其家人告知，经西医检查无任何特殊变化，故前来中医调治。经四诊所得：咳嗽少痰，咽痒而咳，遇寒受风则咳甚，脉细数，舌淡少苔。辨证为肺卫虚弱，肺燥干咳之证。拟开桂枝汤加杏仁、川贝母调治。家人告知：中药很苦，小孩不要吃，没办法服中药。我苦思冥想后告知平时常用的、疗效较好的药食一方：鲜梨1只（约100g）不去皮，切成小块；荸荠6只，洗净泥，不去芽；生姜3片，洗净；川贝母6～10g；大枣8只；鲜橘取皮1只。水煎代茶饮服，一日数次（一般一日四五次）。

数日过后，患儿家人告知：回家后照方采办，煎熬服用，味道鲜香甘甜，小孩不但愿意服，也喜服，一剂服完，咳嗽渐止，再剂咳嗽消失。

2. 组方

该方是药食兼治之剂，以食为主稍佐中药，即鲜梨、荸荠、生姜、大枣、鲜橘皮、川贝母共6味，常用于秋、冬季感冒咳嗽。方中多为应时鲜品，如梨、荸荠、生姜、橘子皮；大枣、川贝母为干品，中药房有售。

3. 方义

本方药物皆入肺、治痰，鲜梨——润肺化痰，荸荠——清肺化痰，生姜——温肺化痰，大枣——健脾化痰，鲜橘皮——燥湿化痰，川贝母——止咳化痰。本方寒温兼用，脾肺兼治，不仅治痰之源（脾），也清痰之器（肺）；在选药上皆以鲜品为主，既能加强药效，又取药方便，适合时令的变化；在治疗上表里兼顾，重在治里，不忘解表。在应用上适合众多人群，尤其是儿童、老人及怕苦味、怕吃中药的人。因其多为时尚水果和厨下之品，入口鲜甜、清香，故是一个药食兼优的效方。

4. 应用

常用于各种慢性咳嗽，临床特点：①咳嗽多痰，以晨起为甚，小孩以剧烈运动后（如跑步）或迎风受寒后表现明显。老人以受冷，尤其是背部受冷更为明显。②咽痒在天突穴为主，有时自己按摩一下该穴也有止痒止咳的作用。③痰色黄白稠厚如果冻状，小孩没有自主吐痰的能力时可以在喉头听到痰鸣声。④舌质淡红色，苔白薄或微腻，脉濡滑。在辨证上多属痰湿内阻、脾肺两虚之咳嗽。

在西医认识上多为慢性气管炎、老年性慢性支气管炎、感冒咳嗽（即感冒3～5天后出现咳嗽），或急、慢性咽喉炎等，但用抗生素效果不好，若配合此方能提高疗效。我认为：咳嗽有痰并非都是炎症，并非必用抗生素或抗病毒的药才能消除炎症，有许多需配合中医药的诸如止咳化痰、活血化瘀、健脾利湿之品才能得到有效的治疗，正因为如此，所以医药市场上有诸多治疗咳嗽的中成药或中药制剂，如半夏露、杏仁川贝枇杷糖浆等。

5. 禁忌

①高热伴咳嗽，暂时不能用，需查明病因，辨证论治，使热退后，若兼咳嗽可配合使用。②湿热内阻，舌苔浊腻，痰黄而稠者一般不用，或需增减使用。③糖尿病患者一般不用，因本方味甘，含糖量高，不适合患者选用。

番木瓜——抗癌美身助消化，抗敏去弊需防它

番木瓜是目前水果市场上的时尚佳果，与传统木瓜是两种不同的果实，如何发挥番木瓜的抗癌、美身、助消化的功效？现介绍给大家。

在吃番木瓜时，我们要兴利除弊，番木瓜并非有百利而无一害，它也有特殊的不良反应：①番木瓜的皮、籽对某些人有致敏作用，出现皮肤瘙痒，所以在去皮及籽时不要多接触它们，拿过番木瓜后要勤洗手，同时千万不要接触眼睛。尤其是小孩，要父母帮助处理皮、籽。②孕妇不宜多食番木瓜。番木瓜有丰乳、兴奋子宫的作用，多吃易造成流产，每天可服 10 ~ 30g，不要多吃常吃，应不吃或少吃。只有这样抗敏去弊，我们吃番木瓜就安全了，现选介几则食疗方以供我们应用。

一、冰糖木瓜羹抗癌助消化

组成：新鲜番木瓜 500g，洗净，去皮（刨刀去皮）、去籽（调羹去籽）；薏苡仁（水中洗净浸泡 24 小时）100g；粳米 100g。番木瓜切成小块后，加入薏苡仁、粳米，加适量水，放入盅内，隔水用高压锅蒸 30 分钟，熟后加冰糖适量（有糖尿病者可用甜味剂如元贞糖之类），每天作为点心服食，一般 9 时或 15 时服食，一次 250 ~ 300mL，儿童、老人酌减，长期服食有健脾利湿、助运和胃、抗癌解毒的作用。

二、鲜食番木瓜美身又养颜

食新鲜的番木瓜要选择熟透的，其特点：①外表金黄色而有

光泽，无烂疤及虫咬疤。②按之质软，无坚硬感，但太软也不佳，以软度适中为上。③有一股番木瓜的甜香味。青皮、质硬的、切开色白的番木瓜不宜生吃。一般宜先洗净，然后用刨刀去皮，用调羹去籽，最后切成小块，用牙签戳后入口，咀食，一次可吃 3 ～ 5 小块（100 ～ 200g），每天饭后服食，1 日 2 ～ 3 次，长期服用对女子有丰胸美身之效，对男女青年有润肤养颜之功。

三、青色番木瓜宜做汤和羹

色青的、未成熟的番木瓜不能生吃，因未成熟的番木瓜肉质白而色青，味淡而带涩，但其蛋白酶同样丰富，因此常做汤或羹。方法：青番木瓜去皮、籽，切成薄片约 50g，白木耳（水发后）30g，同炖，待木瓜酥而木耳烂，加冰糖 10g，并用芡实粉（水淀粉）勾芡成羹，随即服食。或青番木瓜熟后，加番茄 1 个（切块），适当加调味品如盐、味精、香油制成番木瓜汤，也别有风味。青番木瓜汤健脾开胃，消食清暑，是夏秋季节的保健汤料，长期做菜，不但抗癌、清热、杀菌，而且能轻身美容。

四、番木瓜榨汁配伍味更美

成熟色黄质软的番木瓜，可去皮、去籽后用榨汁机榨汁，得到的橙黄色纯木瓜汁鲜美可口，是时尚、营养的保健饮料，并可根据自己喜好配伍，则味更美。常用方法：①木瓜生姜汁：番木瓜 2 个（约 250g），生姜 1 块（约 10g），番木瓜去皮、籽后，切块，生姜洗净切片，然后同时放入榨汁机，取汁，即饮。这种木瓜生姜汁不但风味独特，还能提高人体免疫系统功能，预防感冒，防止衰老。②番木瓜菠萝芒果汁：番木瓜 1 个（约 150g），芒果 1 个（约 50g），菠萝 1/4 个（约 250g），各去皮、核及籽，切成块，然后同时榨汁，取汁即服。若感觉味太甜可适当掺入凉开水。这种果汁芬芳甘甜，清香扑鼻，而且能清洁消化道，有强效的抗氧化作用，起到养阴益气、抗衰老、养容颜的目的。

五、番木瓜杏仁面膜美容又护肤

番木瓜去皮、籽后，取净肉 90g，杏仁（水泡去皮）30g，猪油 10g，共捣为泥，以制成面膜。晚上睡觉前涂于面部，晨起洗去，每日 1 次，连做 10 ～ 15 次能改变面部肌肤，使颜面润泽，颜面斑疹或黑色肌肤去净，则颜面变得净白。

第七章 同窗汇讲

八珍汤治重度贫血一例

这是我初次行医第一个季度所遇到的患者。患者系一青年妇女，由其夫用小三轮车拉到公社卫生院门口，其夫扶着她下车，又扶着她蹒跚地走进卫生院。因为卫生院的门和走廊极其狭窄，两人无法横排走，只能一前一后行。因门诊室实在太小了，其夫将她放下后（丈夫姓郭，从事阉猪职业；身体魁伟，说话声音很响。与其妻适对照），倚门框半个身子探进门与我说话，他简单地介绍了其妻的病情，说其妻病了半个来月了，到人民医院看过说是贫血，注射了维生素 B_{12}，吃了补血药，原来身体也还结实，现在他一只手可以轻轻地拎起来，走路要他扶着，二十几岁的人像个八十几岁的老太太……我看了患者的舌脉等情况，舌质与面色均淡白无华，脉极细软，但脉象尚属缓和。问诊患者回答得很轻微，说：食欲不旺，全无力气，步态不稳。这样主要的"望、问、闻、切"四诊都全了。我的印象这是一个纯虚证，体内没有实邪，诊为气血两虚，以八珍汤加减，减去川芎加制黄精、炙黄芪，剂量一般每味为三钱至五钱（10～15g），用潞党参，不用高丽参或吉林参，虑其虚不受补，也虑及郭家经济能力，故先服3剂，服完视情复诊。

5天后丈夫来卫生院告诉我说："真是神了，我老婆吃你的药的第二天就说好些了。3剂吃完，像换了个人。面色回到了姑娘时代，力气也有了。"4天后我从山里出诊回来，路过其家门口，听见有人喊我董医师。随声望去，见是郭夫人从水稻田里走上来，说是要我到她家坐坐，喝杯茶。我连连说，不用了，卫生院还有患者等着呢。边说边离去，这时我看清了几天前我诊治过的

患者，面色红润，行动也十分敏捷，确如其夫告我情状，我就欣然离去了。（董自达）

　　注：董自达，男，浙江湖州（安吉）人，毕业于浙江中医药大学。此案生动地讲述了治疗的情景，既具体又真实，且又具实效，真是当时时代情景的真实写照。

风引汤治疗植物人一例

1968 年我去温州第一医院中医科进修，有幸得到温州地区治疗心脑血管病第一把手金慎子老师的验方，一直珍藏。直到 1999 年某一天，遇上一个患者，真是三十年遇一回。

钱某，男，50 岁，浙大校办厂电工，脑出血手术后成植物人一年半。其妻求助于我，要我死马当活马医，如能开口和她说话她就心满意足了。症见：左瘫，关节已畸形，呼吸存在，血压高，大便不通，半张口，舌头紧缩，尚能少进流质，多以营养液维持。我就以金慎子老师的方法试用。20 天后，患者开始动了，继而烦躁不寐，吵闹不宁，病情有了转机。继续以原方出入，患者渐渐清醒了，发现自己成这样，用健肢捶胸蹬足，痛哭流涕，说对不起妻儿啊！经过四五个月的调理，患者舌头伸展，能正常饮食，思维记忆全部恢复，不仅能说话且能决策家庭事宜。唯患肢不能恢复。

"风引汤除热瘫痫"七字，为《金匮要略》中冷僻条文。经过金慎子老师的活学活用，达到活人济世之功。我从中体会到"继承发掘光大中医"的意义。

处方：大黄，生石膏，寒水石，桂枝，龙骨，生牡蛎，紫石英。

方解：石膏、寒水石、龙骨、牡蛎以清热息风镇心，大黄荡涤阳明积热，桂枝以热监寒并温通血脉，紫石英镇纳肾气以固本。

随症加减：风盛者加入虫药加强搜风镇痉通络之力。

如半身不遂，加蜈蚣、全蝎、僵蚕、地龙、蕲蛇。

血瘀甚者加水蛭、虻虫、土鳖虫。

痰多者加天竺黄、姜半夏、陈胆南星、竹沥。

便秘加玄明粉。

尿黄而短加滑石、灯心草。

头痛加赤芍、木贼、茺蔚子、菊花。

舌红绛加鲜生地黄、芦根、石斛。

面色苍白，唇舌俱淡加当归、熟地黄、玄参。

神志不清加安宫牛黄丸、紫雪丹、苏合香丸、玉金丸、神犀丹等。

上例患者用安宫牛黄丸1粒/日，共3周而醒。（陈安仁）

注：陈安仁，女，浙江温州人。此案为金慎子老师经验的实践录，既证实了古人、前人的宝贵经验，又表述了她灵活学习运用老师经验的临床心得。

生石膏在临床上的应用

石膏味辛甘，性大寒，入肺、胃经，为清解气分实热之要药，临床应用非常广泛，为历代医家所推崇。笔者虽临证不多，但也体会到其应用之广，认为只要辨证准确，配伍得当，确能收到满意的疗效，现将临证治验案例介绍如下。

一、妊娠恶血

陈某，女，21 岁，农民。经停 3 个月，呕恶频繁，滴水不进，形体消瘦，颜面潮红，心烦脘闷，偶有乱语。她曾 2 次住院用补液止吐未效，劝其终止妊娠未从。舌质红中裂，苔薄黄，脉浮滑。此因孕后血聚养胎，肝血虚少，加上剧烈呕吐，滴水未进，损伤胃阴。拟清胃火，养肝血，仿竹叶石膏汤之义：生石膏 15g（先煎），太子参 15g，川黄连 4g，杭白芍 12g，川石斛 15g（先煎），姜半夏 8g，砂仁 5g，生甘草 5g。上方服 1 剂呕吐即止，2 剂能进食。前方除石膏加淡竹叶 10g，服 3 剂即愈。时隔半月，旧病又发，仿前方 3 剂而愈，后生得一女。

二、暑温（乙脑）

付某，男，8 岁，1981 年 3 月 12 日入院。高热头痛几天，面赤无汗，呕恶嗜睡，神志朦胧，颈项强直，舌质略红，苔薄白腻，脉浮洪数。此为暑温夹湿，邪入气营，拟泄热凉营，兼以化湿，白虎加苍术汤加减：生石膏 30g（先煎），肥知母 10g，炒苍术 10g，生甘草 5g，六一散 12g（包），藿香、佩兰各 8g，净连翘 10g，大青叶 12g，石菖蒲 8g，双钩藤 12g（后下）。另局方紫雪丹 1 支，鼻饲灌服。次日复诊：昨起两眼上翻，四肢剧烈抽搐，左侧肢体偏瘫，舌质红，苔薄而黄腻，脉仍洪大。此为热毒炽盛，引动肝风，拟泄热凉营，息风止痉，处方：生石膏 50g（先煎），知母 10g，双钩藤 12g（后下），藿香、佩兰各 8g，僵蚕 10g，生甘草 5g，水牛角片 30g（先煎），羚羊角片 2g（先煎）。局方紫雪丹 1 支，鼻饲，每日 1 次。服 3 剂后，热退，抽搐渐止，后清解余邪以调之，2 个月后痊愈出院，未有遗患。

三、肺痈（肺脓疡）

陈某，男，44 岁，教师，1980 年 10 月 21 日入院。发热咳嗽气急不能平卧，咳痰量少而有臭味，右侧胸部胀闷作痛，烦躁不安，转侧不利，舌苔黄腻，脉浮滑数。此为肺胃热毒亢盛，痰热壅滞于肺，为肺痈已成之候，拟泄热清肺，化痰散结，以麻杏石甘汤合千金苇茎汤出入：麻黄 5g，生石膏 30g（先煎），黄芩 10g，光杏仁 10g，鱼腥草 30g，冬瓜仁 15g，芦根 30g，桃仁 12g，生甘草 5g，再配合西医抗菌消炎而治愈，不但疗效好而且疗程短。

四、消渴

陈某，女，38 岁，工人。烦渴多饮，怕热多汗，面色红润，虽入秋而着单衣，舌苔薄黄，脉弦。此系肺胃热盛之消渴证。拟玉女煎加减：生石膏 20g（先煎），肥知母 10g，生地黄 20g，天花粉 30g，麦冬 10g，川黄连 5g，怀山药 30g，生黄芪 30g，生甘草 5g。服 5 剂，烦渴多饮减轻，出汗减少。继服半个月而诸症皆减。此为痼疾，难以根治，每遇病情复发，皆以上方加减而有好转。（吴斌）

注：吴斌（又名吴爱娥，"文革"中易名），女，杭州（建德）人。本案是其近年来的临床应用点滴，对石膏的应用和认识颇深，案中中西医药结合治疗，是目前临床常用之法。

对脂肪肝的认识与辨证用药点滴

随着社会不断发展，人们生活水平的提高，饮食结构的改变，许多疾病需要我们去认识，脂肪肝就是其中之一，今天我讲一点对此病的认识，以供大家讨论。

一、脂肪肝病因病机的中医认识

由肥胖、酒精中毒、病毒性肝炎、糖尿病及药物等原因引起的脂肪肝，中医学认为与痰湿、血瘀为病有关，即痰瘀互结之证。由于过食肥甘厚味，食伤碍胃，或久卧久坐，体丰痰盛，气血不畅，或七情内伤致使肝失疏泄，脾失健运，水湿内停，痰浊内生，气滞血瘀，阻塞肝络而形成。一般 B 超检查根据《临床肝胆杂志》报道凡符合下列一个条件即可诊为此病：①肝脏回声弥漫增强。②肝肾回声对照明显增强。③深部回声衰减。④肝内血管欠清晰。血清学检查：有肝功能检查（谷丙转氨酶，谷草转氨酶）；血脂检查（总胆固醇，甘油三酯，脂蛋白）及乙型肝炎病毒标志物检查。

二、脂肪肝辨证用药的经验

1. 辨证论治

症常见胁肋胀痛，胸闷腹胀，心烦易怒，纳呆食少，便溏，肢倦乏力，常因情志刺激而加重，舌淡苔白，脉弦细，可有谷丙转氨酶（ALT）升高，多为肝郁脾虚型。治法：疏肝健脾。药用：大黄、虎杖、决明子等可促进肠道蠕动，减少胆固醇吸收；何首乌、郁金等可阻止胆固醇类脂质沉积滞留；金银花可降低肠内胆固醇吸收；茵陈可使内脏脂肪沉着减少；槐花可有效降低肝内胆固醇含量；三七、酸枣仁亦可阻止胆固醇吸收及在血管壁堆积。

2. 改善肝功能

脂肪肝患者多伴有不同程度的 ALT 与谷草转氨酶（AST）升高，有研究显示脂肪肝患者，肝功能异常者占 53%，病理组织学显示部分脂肪肝患者伴肝实质损伤、肝间质炎症渗出与增生及脂肪浸润，脂肪变性程度与肝功能损害呈平行关系。当ALT>130IU/L 时，ALT 迁延升高则提示有脂肪肉芽存在，当肝功能改善时脂肪肝随之减轻，因此，保护肝细胞、改善肝脏功能是脂肪肝治疗的重要环节之一。临床证实某些清热化湿、活血化瘀、滋补肝肾、健脾化湿药等都具有较明显的护肝降脂、利湿退黄及改善血清蛋白比值的功效。药用：丹参、桃仁、红花、六月雪、平地木、茵陈，或三棱、莪术、鳖甲等。

3. 阻抑纤维化的发生与发展

有研究提示在重度肥胖性脂肪肝中约 25% 的患者并存肝纤维化，而其中 1.5% ～ 8% 发生或即将发生肝硬化。因此，有效地阻抑纤维化的发生发展对改善脂肪肝的预后意义重大。阻抑肝纤维化发生发展的治疗途径有两个，一是抑制胶原纤维的生成，二是促进已形成的胶原纤维的降解和吸收。有资料报道用活血化瘀药（丹参、当归、桃仁、红花）与补气药（黄芪、白术、苍术、茯苓）组成的中药（含复方如逍遥散）能有效地防治大鼠的肝纤维化，治疗后网状纤维和胶原纤维的沉积明显减少。

多数研究表明中药抗肝纤维化以活血化瘀药最有希望，活血化瘀可以改善肝脏微循环，增加肝脏血流量，同时加用化痰之品，用痰瘀同治之法，能软缩肝脾，促进胶原纤维降解，对防止肝硬化有一定作用。药用：黄芪、白术、苍术、茯苓、赤芍、牡丹皮、丹参、白芥子、象贝母、穿山甲。

4. 病毒性肝炎特别是慢性乙型肝炎是引起肝脏脂肪变性的重要原因

在治疗时应充分顾及慢性乙型肝炎的临床特点，如坚持清热解毒、凉血活血、疏肝健脾、滋养肝肾等治疗，使其恢复到最理想的状态，脂肪肝则可因之而减轻或恢复。因此，针对病因的治疗是重要的，一味强调祛脂治疗，舍本逐末显然并不相宜。药用：垂盆草、六月雪、白花蛇舌草、平地木、鬼针草、当归、焦山栀、牡丹皮、赤芍、白芍、茯苓、黄精、玉竹、山楂。

5. 糖尿病与脂肪肝的发生关系极为密切

有资料报道脂肪肝患者中有 46% 发生糖耐量减退或显性糖尿病。在糖尿病患者尸解中发现糖尿病患者有 1/3 合并脂肪肝，积极有效地控制血糖也是对脂肪肝的较好防治措施。药用：山药、黄芪、川黄连、苍术、苦瓜干、麦冬。

6. 酒精性脂肪肝在我国发生率日益增多

有资料报道目前酒精摄入已成为脂肪肝的首要原因。应劝患者严格戒酒，在治疗中适当加入解酒护肝药物以提高肝脏解毒功能，如葛花、葛根、生甘草、荸荠、砂仁等，对于提高疗效大有助益。（盛辉）

注：盛辉（又名盛金柱，"文革"中易名），男，杭州（桐庐）人。本案对当今"文明病"脂肪肝的中医辨证论治有自己的看法，其中用药值得参考。

赵民望的中医药治学要旨

我从事中医临床近半个世纪，师从许仲凡、魏长春等名老中医，专于内科兼治妇儿科，对中医经典、体质学说、脾胃学说、湿温、时病有较深研究，现讲讲我对中医药学的治学观。

一、学习中医重在理法

中医学博大精深，经 2000 多年的传承，名医辈出，精彩纷呈。如何入门深造，确非易事。在师从名老中医的过程中，我看到他们都熟读经典，精通理法，尽管各有所长，但医理是相通的。中医是古代哲学思想指导下产生的医学，是将人与自然融为一体来观察思考病因病机。若没有中医理论的指导，企图投机取巧，一病一方，速成中医是不可取的。先贤秦伯未曰："余之教人也，先之《内》《难》《本经》，使知本也，次之以《伤寒》《金匮》，使知变也，次之以诸家之说，与以博也，终之以诸家医案，与以巧也。"实践证明，这是学习中医唯一正确的途径。

二、重视人体内外环境的平衡协调

从哲学的角度讲，中医从理论到实践都践行系统整体的思维。中医强调天人相应，认为人体与大自然气候变化、生态环境息息相关，相互影响，"天食人以五气，地食人以五味"。中医学认为人身是个小天地，把五脏六腑归纳为木火土金水五行，通过生克乘侮的相互作用，达到多维双向反馈调节，保持脏腑功能相对平衡和协调有序，使机体有很强的自我调控能力。在治疗上主张"谨察阴阳所在而调之，以平为期"。人体的脏腑之间，形神之间，天人之间，在结构和功能、时间和空间、水平层次与垂直层次等各个方面存在着多因素、多变量、多规律的交互作用。通过辨证论治就是要恢复人体阴阳的平衡，脏腑间功能的协调，从而调动机体自身的功能，使之适应大自然的变化，达到除病治病的目的。美国著名学者布拉德，在系统学习考察中医后认为："应该把西医融入中医，以中医为主体，借助现代科技的手段来研究如何保持体内平衡的这一中医几千年来永恒的主题。"这是世界上绝无仅有的一门高超技艺。望医界同道自重自强，并共勉之。

三、辨证论治是一个动态的过程

本条请详阅我的专论《辨证论治是一个动态的过程》（P358）。

四、以胃气为本须贯穿疾病诊治的全过程

有胃气则生，无胃气则死。但如何体现在疾病诊治的全过程，并非每个医生都有深刻理解和体会。1978年我进修时，魏长春诊治一位慢性支气管炎伴感染，又伴发肺心病心衰的重危患者，老妪年过七旬，喘咳不能平卧，形瘦不纳，住院经中西医结合治疗半月余，未能缓解，神怠不支，搀扶来诊。魏长春只开了5味中药：党参、苏子各9g，冬虫夏草6g，炙甘草3g，大枣5枚。服2剂，咳喘渐平，夜能安卧，进食少许，精神渐复，已能自己步行复诊。在场四位进修医生均惊诧不已。魏长春说，此妪中气衰败，元气殆尽，难任克伐，此寥寥数味，甘缓扶中气，益肺肾，平喘逆。挽此危局，寓神奇于平淡，若非炉火纯青不能为也。这案例令我终生难忘，有胃气无胃气诚非虚言也。上下交损治其中，扶胃气也，痞满燥实承气攻下，救胃气也，温热伤津甘寒增液，救胃津也，浊邪壅滞化浊降胃，醒胃气也，可见扶胃非

一端也，胃气一转，全盘皆活。

五、六气伤人，因人而化

体质学说先贤早有论述，并应用于临床。《临证指南医案》曰："大凡六气伤人，因人而化，阴虚者火旺，邪归营分为多，阳虚者湿胜，邪伤气分为多，一则耐清，一则耐温，脏性之阴阳，从此可知也。"叶天士认为，邪气进入人体后，可随体质的阴阳、寒热、燥湿、虚实发生不同的变化，表现不同的症状，治疗也应随体质而有所不同，接着又指出，为防止病邪的深入和传变，当先安未受邪之地，如邪入少阴，热邪用咸寒滋水，伤寒用咸热助火，药不同而理法一也。充分认识体质与疾病的关系，对于进一步掌握发病规律、临床用药和最终康复都具有指导意义。如阳虚者易感寒邪，阴虚内热者易感温邪，脾阳不足者易水湿为患，肺阴不足者易燥邪伤津。水湿为患者在寒体易停而为饮，在热体易灼津为痰，寒体食积如水中之冰，热体食积如炉中之炭。在治疗用药上，阳旺多火忌辛热，阳衰体寒忌沉寒，上实之体忌升药，下虚之体忌泻药。总之，辨识体质，未病可防，或康复养生保健时，继续纠正体质偏差，以期阴平阳秘，健康长寿。

六、因势利导，给邪去路

外邪入侵，医者当根据邪气的性质和部位，因势利导，给邪去路。《素问·阴阳应象大论》说："其高者因而越之，其下者引而竭之，中满者泻之于内……其在皮者，汗而发之……其实者，散而泻之。"邪在表汗而散之，半表半里宜和解之，入里而未实者当清之化之，邪入里结实者方可攻下。人体本身就具有抗病祛邪的能力，外邪由表及里，肺气不宣，毛窍闭塞，发热咳嗽，就是正邪抗争的表现，顺势而为，解表发汗，宣开肺气，开泄毛窍，使邪气外出而愈。若一见发热，早用清泄，必致阳气怫郁，毛窍紧闭，引邪入里，出现变证。总之，邪气未消，切忌早用滋腻补涩，以免闭门留寇。

七、辨证要明，用药要精

辨证明，是处方用药的前提。所谓辨证明，要落实到脏腑、阴阳、寒热、气血、虚实、升降。《临证指南医案》在脾胃篇按语中指出，脾胃当分析而论，一阴一阳，一升一降，一燥一湿，治法迥然不同。木乘土篇又指出，肝木犯土治法，有阴阳虚实之殊，若肝阴胃阴未亏，肝阳亢逆犯胃，用药远柔用刚，若肝阴胃汁已虚，木火炽盛，风阳扰胃，用药忌刚用柔。细品其案，可见叶天士辨证之精细，用药之专一，遣方用药无不丝丝入扣，故为一代巨匠。(赵民望)

注：本文是赵民望治学的自我总结，简明扼要，突出重点，对中医药的学习和研究做了很好的典范。其中所得，皆出于前人及自己的体会，所以也是如何继承发扬中医药的心得，值得我们和后学借鉴。

中医研究方法的回顾与分析

中医的研究和临床总结如何开展，应遵循什么原则，这是关系到 21 世纪中医发展的方向问题。最近开展的热烈争鸣已日渐明确，中医之所以成为中医，能存在发展，能博得患者的信赖，就是因为有鲜明的特色、确切的疗效，如同国画、京剧、武术一样，是中国的国宝。因此，中医的研究和总结，应该而且必须弘扬和反映这一特色，而不是否定中医的特色，这一点是不容置疑的。《上海中医药杂志》提出"从中医药中来，回到中医药中去"，已经逐渐成为 21 世纪广大中医药工作者的共识。

中医从《黄帝内经》算起至今已有 2000 多年辉煌历史，回顾历史，看看古人是怎样研究发展中医的，对我们研究中医会有很好的启发。

1. 阐发中医理论体系

《内经》《难经》是研究阐发中医理论体系的鼻祖，它们以古代朴素的辩证哲学为指导，广泛吸收自然科学、人文科学、社会科学、天文学、气象学、心理学等多学科的知识，构筑了全方位的中医理论。如天人相应的整体观，脏腑相互关联协调的内环境统一观，外感六淫、内伤七情的关乎气象、地理、心理的发病观，因人因地因时而异的个体化原则，标本缓急的最优化治疗原则，未病先防、注重养生、既病防传、及时控制疾病发展的预防原则。这众多总览全局，高屋建瓴的医学指导思想，至今闪烁着不朽的光辉，处处体现了人在这个宇宙大体系中的中心地位。后世医家在此基础上，或加以发挥，或择其一点深入阐发，有所发展，使中医理论日臻丰富完善。

2. 以病为系统的研究

继《内经》之后,《伤寒论》是张仲景首创以中医概念的病作为研究对象,总结出一整套伤寒六经辨证论治体系,该书对伤寒发病,由表入里的传变过程,其间可能出现的兼证、变证、坏证,一一做了详尽的阐述,说明其机制,论述其治法,系统总结了外感病的证治规律,长期有效地指导着临床。

《金匮要略》是张仲景以脏腑辨证为纲,总结了40多种杂病的辨证论治规律,成为治疗杂病的始祖。后世医家在此二书的基础上不断结合自己的知识加以阐发深化,形成了系列丛书。

至清代叶天士,从临床研究入手,提出了温病学说,首先倡导卫气营血辨证体系。薛生白又对湿热的辨证和治法提出了独到的见解,指出湿热当分消,分则势孤。吴鞠通在继承叶氏、薛氏经验的同时,创造了三焦论治的新方法。王孟英集以上诸家大成,著《温热经纬》一书,使温病辨证治疗日臻完善。以上温病各家,虽然侧重面有所不同,但均参照《伤寒论》的研究方法,从疾病发生发展各个阶段,总结出机体对疾病的不同病理反应模式,或卫气营血,或上中下三焦分证,可以说伤寒和温病的研究总结思路是一致的。这种方法既有很强的整体性,又有明确的阶段性;既考虑疾病发生发展的外因,又重视患者体质的偏差对疾病影响的内因;既论述疾病正常的传变规律,又对可能发生的变证、坏证予以充分的重视。以方法论角度看,既高度辩证统一,又系统科学,所以伤寒六经辨证和温病卫气营血、三焦的辨证模式能经久不衰,始终有效地指导临床实践。

3. 对某一疾病有独到见解的总结

明代汪绮石的《理虚元鉴》,重点论述了虚劳证的病因病机及治疗大法,总结出"治虚有三本,肺脾肾是也"。雷丰的《时病论》,唐容川的《血证论》,王士雄的《霍乱论》,王泰林的

《西溪书屋夜话录》肝病证治，均属此类。这些论述并不是就病论病，而是联系四季的气候变化、情志的起伏、各脏腑之间的相互关系等，始终把疾病放在天地人的全局中来研究。

4. 对某一学术观点的深刻阐述

如李杲的《脾胃论》，刘完素的"六气皆从火化"，张子和善用汗、吐、下三法，朱丹溪倡"阳有余，阴不足"之说，都以一个侧面对中医的基本理论和治疗方法进行深入研究，提出独到的见解，为丰富中医学作出了贡献。

5. 以医案的方式总结临床经验，反映辨证论治的规律

由于中医辨证论治既有高度的原则性，又有因时因地因人而异的灵活性，因此，初学者往往觉得临床上很难掌握。历代名家医案则十分生动地记录了他们高超的辨证论治技巧。《临证指南医案》即是叶天士丰富临证经验的记录，叶氏的学生们把先生的大量医案，按疾病分类，记录对每个患者如何辨证用药，最后由整理者点评每一疾病辨证的要点与特点，是从理论到临床的范例。医案提示我们，在疾病发生或转变时，如何辨证，如何抓住主要矛盾，如何用药，如何进退出入，恰到好处，教人规矩，给人启迪。好的医案不失为一本交流传授经验的活教材。

6. 西医诊断，中医辨证分型

这一研究思路是在西医大规模学习中医之后，最为常见的方法之一。其优点是克服中医对疾病微观诊断的不足，吸收西医诊断定位定性及病因较明确的长处，有利于西医学习中医和中医认识西医。其缺点是中医、西医是两个完全不同的医学体系，疾病的诊断、辨证、治疗很难通融，容易混淆概念。实际上中西医的诊断还不能划一，中医更重视病理状态的诊断，如营卫不和的桂枝汤证，邪在半表半里的小柴胡汤证，湿邪困阻、气机不宣的三仁汤证，中医的这些病证相当于西医的什么诊断？什么疾病？用

何种治疗方法？两者之间没有等号。如果单纯以这种方法学习中医，必然打乱中医整体、系统、有机的辨证论治体系，重新陷入机械论的框架。

7. 中药专方治疗某病疗效总结

专方治专病，它是在辨证明确的前提下，针对病机选用配伍合理的药物组成方子。如普济消毒饮治疗腮腺炎，麻杏石甘汤治疗肺热咳喘，茵陈蒿汤治疗阳黄，古已有之。现在有人将它扩大范围，变更性质，用中药专方治疗西医诊断的某些疾病，如麻杏石甘汤治疗小儿肺炎 100 例总结、黄芪建中汤治疗溃疡病 100 例总结等。这样的总结违反了中医辨证施治的原则。因为中医的诊断主要是病机诊断，肺热咳喘 – 麻杏石甘汤，体现了理法方药的统一，而西医诊断为肺炎，不一定都是肺热壅肺，肺炎和麻杏石甘汤是分属于西医、中医不同医疗体系的不同概念，它们之间没有必然的联系；所以这种研究方法得出的结论在逻辑上是站不住脚的，在实践中有很大的局限性，弄不好会将中医引入一病一方的西医化模式中，既误了中医，也误了别人。

8. 应用最新科学成果，多学科、多方位研究中医基本理论

这种方法起点高，直接破译中医基本理论，虽然难度很大，但一旦有所突破，意义重大，将会对中医现代化产生深远影响。如沈自尹的《肾的研究》从异病同治入手，得到肾阳虚患者的下丘脑 – 垂体及其所属三个靶腺轴功能紊乱，主要发病环节在下丘脑的结论；并证明补肾药能降低细胞凋亡水平，从而延缓衰老。国内已有学者从调控基因入手来研究中医药，21 世纪如能在整体观及微观研究中有所突破，将会对中医现代化作出重大贡献。

9. 从中医治疗有效的方子入手，提取其中的有效成分

如青蒿素治疗疟疾，靛玉红治疗慢性粒细胞白血病，三氧化二砷治疗急性粒细胞白血病等，都是从中医专方中通过分析还原方法，最后提纯出来的。这种方法从中医药的宝库中，从前人的经验中，得到启示，创造了新药，是一条很有前途的思路。虽然这种方法把中药西药化了，新药已经丧失了中药原有的特色，但从治疗疾病来说，多了一种新药，对患者来说，无疑是件好事。

以上归纳的是比较常见的一些研究中医的方法，分析它们的利弊，可以看出：①不管采用何种方法，只要是按照中医整体观念和辨证论治精神的，就会促进中医药发展。②在坚持中医自身特色的前提下，积极吸取现代科学知识，拓宽研究的深度和广度，始终是走向现代化的必经之路。③如果背离了中医自身发展的规律，则丢掉了中医的特色和灵魂，将把中医的研究引入歧途，甚或走上废医存药的路，会给中医药事业造成灾难性的后果。（赵民望）

注：赵民望，男，杭州人。先师从于许仲凡、魏长春等先辈名医，后在校求学，学业优秀。他在步入临床后，钻研中西医药，治疗经验丰富，为人和善，性颇内敛，在社会上有一定的医术威望，兼任多个行政职务，是颇有成就的一位学者型人才。本文在写作和医理上都反映了他的学术水平和临床研究，故可谓医文并茂之作，值得细品。

辨证论治是一个动态的过程

辨证论治是中医最显著的特色之一，也是中医的优势所在。中医的证是根据望、问、闻、切得来的症状，按中医理论加以归纳分析，得出的疾病在发生发展中的某一时期的特定的病理状态，它包含病因、病机、病位、病性、邪正关系、脏腑间的生克等。

中医的证既是相对稳定的，又是不断变化的。说它稳定，因为"证"有相对固定的一系列症状。如中风表虚证，有发热头痛、汗出恶风、脉浮缓等一组相关的症状，临床依据这些脉症，即可做出诊断，治用桂枝汤。经过千百年的临床反复验证，桂枝汤治中风表虚证功效卓著，因此得以流传。说它是不断变化的，因为"证"仅仅是疾病发生发展中某一时期的特定病理状态，随着气候条件的变化，个体体质的差异，邪正关系对比的变化，治疗措施的当否，"证"亦时刻随之变化。

1. 证随气候而变

同一疾病，在不同季节发病，可以表现为不同的症状。如感冒一病，随春夏秋冬四时气候之变化，可分别表现为风温、风寒、湿热、暑热、秋燥等，需因时而治。清代雷丰为此专著《时病论》一书，详加阐述。由此可知，感冒一病，本无定论，须因时令之异，寒温之变，加以辨证。该书列各种证治60余种，成方百余首，尚厌未详，该书再附"治时病常变须会通论"一篇，指出"常证用定法，变证须活法"，而变法"亦非一定之变也，须知春温亦有湿温之变证，湿温亦有春温之变证，论中不能印定，须活法而通治之"。

2. 证随个体体质而变

体质对某些致病因子有易感性，会产生病变的倾向性，不同的体质对疾病有不同的反应，产生不同的证型。

张仲景创外感疾病六经辨证体系，病邪传向何处，是由表入里，还是由里出表，关键在人身阳气之强弱，阳盛者则由太阳传至阳明，阳弱内寒者则由阳经传入阴经，故后人有"实则阳明，虚则太阴"之说。

《伤寒论》第 7 条曰："病有发热恶寒者，发于阳也；无热恶寒者，发于阴也。"说明个体阳气强弱不同，发病的证型就各不相同。

章虚谷在注解叶天士《外感温热篇》时，对证型随体质而变化讲得更为明白，曰："六气之邪，有阴阳不同，其伤人也，又随人身之阴阳强弱变化而为病。面白阳虚之人，其体丰者，本多痰湿，若受寒湿之邪，非姜附参苓不能去，若湿热亦必黏滞难解，须通阳气以化湿，若过凉则湿闭而阳更困矣。面苍阴虚之人，其形瘦者，内火易动，湿从热化，反伤津液，与阳虚治法，正相反也。"

在《临证指南医案》中，邵新甫总结了叶氏治疗外感病的经验后指出："大凡六气伤人，因人而化，阴虚者火旺，邪归营分为多，阳虚者湿胜，邪伤气分为多，一则耐清，一则耐温，脏性之阴阳，从此可知也。"

这些论述都充分肯定了"邪从人化"的论点，也就是说，同一邪气侵入人体之后，可随人体之阴阳、寒热、虚实、燥湿的不同体质，发生不同的转化，表现出不同的症状，产生不同的证型。

3. 证随邪正对比的变化而变

邪正对比决定疾病的转归，也决定证型的转变。《伤寒论》第 37 条列举了太阳病多日后可出现三种转归，一是表解正未复；

二是出现胸满胁痛，为内传少阳；三是表证仍在，治亦不变，仍用汗法。第 278 条指出太阴病以脾家实（阳气来复），则病当转愈。第 187 条指出太阴病脾阳恢复，出现大便硬症状，表示证型由太阴转为阳明内实之证。

少阴病寒化证是心肾阳虚，寒邪偏盛，故以脉微细，但欲寐为审证提纲，然而当出现口燥咽干，心下痛，自利清水，腹胀不大便等症状（第 320、第 321、第 322 条），说明少阴阳气来复，复归阳明，出现胃家实热之证，须用承气汤急下存阴。少阴病出现下利不止，手足冷，甚至吐利躁烦，或利止而头眩，时时自冒者（第 295、第 296、第 297 条），均为阴盛阳衰，正不胜邪，或阴竭于下，阳脱于上之危象。

阳气的强弱决定伤寒病程之进退。津液的存亡决定温病之预后，所谓"存得一分津液，便有一分生机"。

4. 证随治疗措施当否而变

中医治疗疾病有特定的原则，如协调阴阳平衡，病邪当因势利导，在表应汗解，里实当攻下，其高者因而越之，其下者引而竭之；盛者泻之，虚者补之，寒者热之，热者寒之；等等，而且治疗当适事为故，过犹不及。如若辨证不明，治疗方法失当，则事与愿违，往往导致疾病证型发生改变。仍以《伤寒论》为例，第 20 条指出，太阳病发汗太过，致阳虚汗漏并表证不解，治以桂枝加附子汤。第 60 条指出，伤寒误下复发汗，致阴阳两虚。第 91 条指出，伤寒误下后造成阳微阴盛。第 134 条指出，表证误下形成结胸。第 149、第 158 条指出，伤寒中风误下形成痞证。张仲景在《伤寒论》中以大量篇幅论述了因治疗不当导致证型变化的种种情况，分析其原因，列举了治法。

5. 证随脏腑之盛衰而变

治外感以祛邪为主，祛邪即可安正。疗内伤杂病，以调整脏腑偏颇为主，五脏元真通畅，人即安和。《金匮要略》第 1 篇第 1 条指出："见肝之病，知肝传脾，当先实脾，四季脾旺不受邪，即勿补之。"说明脏腑的虚实盛衰关系到疾病证型的变化。以肝病为例，脾气虚弱之人，则可出现木旺乘土证候，治当培土抑木。如脾气旺盛，则可不必实脾。全书以脏腑辨证为纲对各种杂病做了精辟的论述，同一种疾病，若脏腑盛衰不同，即可出现不同的证型。如痰饮病，属于脾阳不运者，则为苓桂术甘汤证；属于肾阳不足者，则为肾气丸证；属于膀胱气化不行者，为五苓散证；水停心下，则为小半夏加茯苓汤证。同为痰饮病，因其脏腑盛衰不同，临床证型则有明显差异，治亦有异，所谓同病可以异治；反之，多种不同的疾病，由于脏腑病因、病机、病位相同，辨证属同一证型，则可用同一治法。如肾气丸可治脚气、虚劳腰痛、痰饮、消渴、妇人转胞等。同属肾虚衰，气化失司，均可用肾气丸治之，所谓异病可以同治。由此可见，证型是中医辨证中更需要关注的。

引起疾病证型变化还有许多其他原因，如有无宿疾、饮食嗜好、感邪的轻重、精神的因素、地域的差异等，归纳起来，不外天时、地理、人事，但外因必定通过内因而起作用，因此，人体内环境的改变对疾病证型的变化是最为关键的。《伤寒论》通篇著作，时时处处都教人以动态的、变化的观点看待疾病，疾病可能纵向发展，由太阳、阳明、少阳、太阴、少阴、厥阴，或顺传或向愈。疾病亦可能横向发展，出现各种兼变证，如痰湿咳喘、邪热下利、蓄水蓄血、寒热痞证、热实结胸等。"观其脉证，知犯何逆，随证治之"是全书的点睛之笔，张仲景反反复复、不厌其烦地列举伤寒六经传变过程中的兼变证及其论治方法，无非就是说明疾病在发生发展的各个阶段，由于受到种种内外因素的影响，可以表现为各种不同的证型，证变治亦变，有是证，用是药，证型决定治疗措施，治疗方法必须随证型而定。整个辨证论治过程是在动态中进行的，既有原则性，又是灵活多变的。原则是不能违反的，如伤寒的六经、温病的卫气营血，都是疾病由浅入深、由轻而重的发展过程，治疗亦当先表后里，表证当汗，里热当清，里实当攻，里虚当补，在卫汗之可也，到气才可清气，入营犹可透热转气，入血直须凉血散血，治疗措施是随疾病的发展步步深入，章法井然，"否则，前后不循缓急之法，虑其动手便错，反致慌张矣"。但也非一成不变，伤寒也可直中三阴、表里两感，如表未解，而虚寒里证已急重，此时无暇顾及解表，急当救里，以挽垂危之阳（《伤寒论》第91条），温病亦有逆传心包。总之，证变治亦变，这就是辨证论治的精髓，中医活的灵魂。《伤寒杂病论》能延续2000年经久不衰，就是张仲景把辨证论治具体化了。《内经》构筑了中医理论体系的基本框架，而张仲景把这些原则通过伤寒杂病细化、活化、量化了，化到具体症状、脉象，最后归结到证型、治则、方药，使辨证论治具有可操作性，可重复验证。从中我们可以领悟到中医是如何动态地看待疾病的演变，如何通过证型辨识病因病机的变化。临床医生必须细心揣摩出现的每一个症状、脉象，见微知著地分析疾病是否从一种病理状态转变到另一种病理状态，然后找出相对应的治疗原则和方药，使理法方药，环环相扣，一气呵成。《伤寒论》确立的这一整套诊治疾病的模式，奠定了中医辨证论治的研究思路，历代医家虽各有发挥，且不乏大成者，但其诊治疾病的思路是一脉相承的，直到清代温病学派的崛起，另辟卫气营血和三焦辨证的新方法，只不过是创立了温病传变的新的证型模式，其对疾病的认识方法、研究思路仍是师从《伤寒论》的。由此，不难理解为什么《伤寒杂病论》被奉为学习中医的圭臬，虽历经岁月但不可动摇的原因。（赵民望）

注： 本文的新见在于"动"，即变动不居。"生命在于运动"，中医要有长盛不衰的生命也在于运动。中医的"动"即要随时随地地注重自身的改革，不要泥古不化，不能夜郎自大，不可故步自封。反映在临证上就如赵民望所论，从各个方面注重中医精髓——辨证论治是一个动态的过程，突出了这个问题，开启了我们僵化的脑子，能提高我们治疗的技能。

绿豆甘草汤治雄黄中毒

雄黄始载于《神农本草经》,《神农本草经》将本草分为上、中、下三品,雄黄列为中品。

《本草经疏》谓:"雄黄性热有毒,外用亦见其所长,内服难免其无害。"雄黄药用一般入丸、散,不入汤剂,且不能持续服用,以免蓄积中毒。根据现代药物毒理研究显示,雄黄主要成分为三硫化二砷,含砷量约75%。临床应用一般外用于疮疡肿毒、虫蛇咬伤等,也有用雄黄与艾叶、苍术、白芷等做成烟熏剂,可作房舍、畜厩的消毒剂。江南民间端午节制雄黄酒,有在孩童头上画"王"字的风俗,以辟邪祛秽。雄黄酒外用还可治带状疱疹。无论外用或内服,只要用得合理,配伍得当,都有较好的疗效。但如果用量过大或长期服用,很有可能引起砷急性或慢性中毒。

我曾治一例因误服雄黄中毒的病例,1岁吴姓男孩,因误服雄黄后剧烈呕吐而来急诊。家长诉:患儿因病用开水冲服一包"牛黄",半小时后,患儿颜面及周身皮肤发红,按之烫热,烦躁不安,恶心呕吐。从家中至急诊室途中频繁呕吐。急诊医生邀我会诊,经辨认所服药之药袋、余药,视其颜色为橘红色,非牛黄,应是雄黄,再经中药房人员核实确认系雄黄。此实为误服雄黄致急性中毒。治拟中药解毒,予绿豆甘草汤:绿豆30g,甘草30g,嘱煎汁频服。2小时后患儿恶心呕吐渐减,饮水多次,夜间经常惊叫。次日晨大便一次,溏薄色深红,精神倦怠,食欲不振。嘱继续观察,服上方1周后痊愈。

此亦为临床运用中医药治疗急症之一例。绿豆甘草汤系2味药组成，绿豆性味甘寒，能清热解毒、消暑除烦，朱丹溪谓："绿豆肉平皮寒，解金石、砒霜、草木一切诸毒。"现代药理研究显示，绿豆中蛋白、鞣质和黄酮类化合物与雄黄结合形成沉淀物，使之减少或失去毒性。甘草味甘性平，诸本草视为解毒药，前人云"甘草解百毒"。二药相须为用，有良好的协同作用，可增强解毒功效。

有报道说，新鲜空心菜捣汁大量灌服，对雄黄中毒也有一定作用（陈春圃）。

注：陈春圃以其临床所得，介绍了雄黄的解毒方法。雄黄为民间常用之中药，主要是外用为主，也有少量内服的，尤其是每到端午节，常用此作为杀虫、祛毒之品，如雄黄酒、雄黄豆之类，但不宜直接内服，因本品为剧毒之品非内服之药。本案证实了它的毒性，大家亦应引以为戒。

经方临证拾贝

1. 酉时发热

唐某，男，80岁，退休工人，1992年6月9日初诊。患高血压病12年，血压常波动在（18～24）/（10.6～12）kPa之间，平素间断服用降压药。2个月前有丧偶之痛，忧郁寡欢。前天因汗出当风，今日凌晨起微恶寒而无汗，头目眩晕，心中烦闷，胸胁不舒，恶心呕吐，不思饮食，身倦嗜卧，舌苔薄黄，脉弦细。血压为22/10.67kPa，血常规、肝功能化验正常。先用藿香正气散加减以解表理气和中而吐止，但下午6时体温升至38℃，2小时后渐降至正常。尔后每天下午6时至下午8时发热，体温在37.8～38.2℃。用抗生素与香薷散加除蒸之品治疗1周，其酉时发热依旧。窃思乃枢机不利，当从少阳论治，以和解为法。方用小柴胡汤出入：柴胡、黄芩、法半夏、杏仁（后下）各10g，太子参、大枣、青蒿各15g，蒲公英30g，羌活9g，生姜、甘草各5g。每日1剂，水煎服。仅服1剂，翌日酉时体温即降至37.2℃，2剂后体温恢复正常。再以小柴胡汤加荷叶、茯苓各15g，续进3剂以善后。至今病未再发。

按：患者素体肝阳偏旺，复加丧偶，木郁不达。先治乏效，属辨治失当。其辨证着眼点有三：①病起于夜半，而后其热如潮，每日酉时发作。昼为阳，夜为阴，夜半为一阳始生，酉时为日入，《灵枢·营卫生会》云："日入阳尽而阴受气。"夜半与酉时均属阴阳更替之时，与少阳居表里之间类同。②有肝木为患之病史，少阳、厥阴互为表里。③细察其证，心烦喜呕，胸胁不舒，不欲饮食，目眩，脉弦，乃柴胡证也。故以小柴胡汤调和阴阳，清泻肝胆，疏达木郁；合青蒿有蒿芩清胆汤之义，又增和解少阳之力；加蒲公英、羌活、杏仁寒热并调以疏表宣肺达邪。如此则阴阳调和，木郁条畅，潮热得平。

2. 热淋

金某，女，60 岁，农民，1990 年 12 月 29 日初诊。5 天来，小便频数短涩，滴沥隐痛，尿有热感，欲出不尽，小便色清，小腹胀闷，面色黧黑，面目与下肢浮肿，四肢不温，全身筋脉抽掣颤抖而不能站立（家人搀扶而来），微咳，动则气喘，胃纳呆滞，口和不渴，舌质紫暗，苔薄白根腻，脉细数无力。体温 35.1℃，尿常规检查白细胞（++）。前医曾用清热除湿、理气通淋、活血和胃之剂，诸症益甚。四诊合参，此乃肾阳衰微、水湿泛滥之少阴寒化证。治以温阳利水为主。方用真武汤、附子汤、苓桂术甘汤、泽泻汤合而化裁治之：淡附片、生姜各 6g，炒白芍 12g，炒白术、泽泻、枳壳、葶苈子各 10g，党参、茯苓各 15g，桂枝 5g。服 3 剂后，尿频尿急大减，呼吸平稳，咳嗽消失，胃纳开启，筋脉颤抖亦除，自己步行前来复诊。测体温 36.5℃，尿检正常。原方附片、生姜各加至 10g，续服 9 剂，诸症悉除。随访至今，小便频急未发。

按：本例虽有热淋的一系列症状，尿检亦有白细胞，似属热证，但面色黧黑，四肢不温，口和不渴，小便色清，脉虽数而无力，实系一派寒象。乃由肾阳虚衰，主水功能失职而不能固摄水液所致。其他辨证关键：①全身筋脉抽掣颤抖而不能站立，乃真武汤证之"身瞤动，振振欲擗地"之象。②小便频急与水肿，属"小便不利"，乃肾气不固，水湿泛滥所致。③咳喘是因阳虚而水气上凌心肺使然。④舌质紫暗，苔薄白根腻，脉细，为肾阳不足而水湿内停之故。纵观本证，属少阴寒化无疑。故用真武汤、附子汤、苓桂术甘汤、泽泻汤合而化裁，壮元阳以消阴翳，培土泄水以消留垢，热因热用，济火而利水。

3. 不寐

周某，女，35 岁，农民，1993 年 5 月 26 日初诊。2 个月来，时寐时醒，寐则乱梦纷纭，醒后难以合眼，不能重复睡眠，头晕而重，目眩，痰多胸闷，心烦口苦，胁肋隐痛偶作，胃纳呆滞，舌边微红，苔腻微黄，脉弱细滑。曾先后服过鲁米那（苯巴比妥）、安定、谷维素等，效不明显。血常规、肝功能与脑电图检查均未见异常。详询病史得知，病前曾与人发生口角，其后渐见失眠。证属情志不遂，肝郁化火，克脾犯胃，食滞痰凝，痰热内扰，心神不宁，治以清热化痰，和中安神。方用旋覆代赭汤加减：旋覆花（包煎）、法半夏、竹茹、陈胆南星、枳壳各 10g，制赭石 30g，明党参 15g，生姜、甘草各 5g，丹参、秫米各 30g，川黄连 3g。5 剂后夜寐有所好转，胁痛未作，胃纳略增。原方出入以朱茯苓、首乌藤、炒莱菔子等。服药期间嘱其调情志，少烦恼。如此先后共服 15 剂，寐安而愈。继以逍遥丸善后。随访年余睡眠正常。

按：《医镜》云："痰火扰乱，心神不宁……火炽痰郁，而致不眠者多矣。"本证系情志怫郁，肝（为藏魂之处）气郁结，木旺化火，继而横犯脾胃，肝胃失和，升降失司，土壅湿聚，酿成热痰，痰热内扰，横逆上窜，魂不守舍，心神不安，胃气不和，以致不得安寐。旋覆代赭汤本为"心下痞硬，噫气不除"而设，具降逆化痰、益气和胃之功，用于该患者之痰浊内阻颇宜。柯琴谓："旋覆花开于夏……半夏根成于夏……二味得夏令之全，故用以通心气……代赭石秉南方之赤色，入通于心。"不著撰人曰："此方用代赭石所以镇心，亦所以平肝也。"故用旋覆花、半夏、代赭石、生姜降逆化痰，镇心平肝；明党参清热化痰益气，与甘草相伍有补虚之功；大枣甘缓易壅气且患者苔腻，因而去之。

《灵枢·邪客》云："目不瞑……以通其道而去其邪，饮以半夏汤一剂，阴阳已通，其卧立至。"半夏秫米汤合胆南星、竹茹、枳壳清化痰热而安寐，且半夏配枳壳辛开苦降而利枢机，黄连同竹茹清心胃之热而和胃，丹参凉血活血而化痰热。诸药合用，痰热除，升降顺，阴阳和，则心肝安宁，神魂守舍，夜寐得安。

4. 腹满

王某，女，58 岁，退休工人，1994 年 11 月 14 日初诊。患者患胃病已有五六年，经常胃脘隐痛而胀闷不舒，每于伤食或受寒后病情加重，常服中西药而病情时轻时重。近日因口舌糜烂，自服寒凉药物而上证又发，脘腹痞满，胀而隐痛，得食尤甚，嗳气或矢气稍舒，纳化呆滞，头晕乏力，肢体酸楚，大便日行 1 次，质溏薄，舌尖红，苔薄白，脉细滑。腹平软，胃脘部有轻度压痛，胃镜示慢性浅表性胃炎，血常规正常。曾服过胃炎合剂、多酶片、核黄素等而乏效。脉症合参，此乃脾胃虚弱，健运失司，运化无力，"脾虚不能为胃行其津液"，更以寒凉伤其中阳，而致脘腹痞满。治当塞因塞用，健脾益气，以补开塞。用理中汤合厚朴生姜半夏甘草人参汤出入：党参、茯苓各 15g，苍术、炒白术、法半夏、川厚朴、佛手、肉苁蓉各 10g，丹参 30g，干姜、甘草各 5g，枳壳 6g。服 3 剂，脘腹痞满减轻，疼痛消失，口舌糜烂渐愈，纳增便调，但时有嗳气。原方加生姜 5g，肉桂粉 3g（分吞），继服 5 剂而诸症大减，头晕神疲亦消失。二诊上方去肉苁蓉，加沉香曲 10g，继服 7 剂而安。嘱其适寒温，调情志，节饮食，平日常服香砂六君子丸、养胃冲剂。随访 1 年胃痞未作。

按：患者因胃病日久，由胃及脾，复因误用寒凉而益伤脾阳，中州不运，斡旋失权，气机痞塞，而致脘腹痞满胀闷益甚，纳化呆滞；阳虚而虚火上炎，则口舌生疮，舌尖发红；脾"为胃行其津液"功能失调，则大便溏薄。故用理中汤益气温中，散寒除满，"发汗后，腹胀满者，厚朴生姜半夏甘草人参汤主之"，合之使补而不滞，方中党参、白术、甘草健脾益气，白术合苍术又可健脾燥湿；干姜、半夏温中散寒，和胃开结；肉苁蓉、肉桂引火下行而使虚火潜藏；遵王好古"理中汤……胸痹胁下妨闷者，加枳实半两，茯苓半两"，缪希雍谓厚朴"功长于泄结散满，温暖脾胃"，故用枳壳合川厚朴、佛手理气除满，茯苓健脾渗湿；据东垣"夫脾胃不足，皆为血病"之旨，仿丹参饮意而以丹参活血化瘀止痛，与干姜、肉桂相伍而无苦寒伤胃之弊。诸药相配，则脾胃得健，中阳得运，痞满自消。（沈大水）

注：沈大水，男，义乌人，从业于丽水市中医院，退休后先后在金华、杭州等各大中医门诊部受聘，出内科专家门诊，医术精、医德高，深受患者爱戴。在校时他学业优秀，刻苦攻读岐黄之术，学验俱富，认真研究，一丝不苟。

自拟银英二赤汤的临床应用

银英二赤汤系笔者自拟之经验方，由蒲公英、金银花、赤芍、丹参、贝母、僵蚕、桔梗、生甘草 8 味药物组成。方中蒲公英、金银花清热解毒，其中蒲公英有消肿散结之功；赤芍清热凉血，活血祛瘀，消肿止痛；僵蚕散风泄热，与贝母同伍共起清热利咽、化痰散结的作用；甘草解毒和中，与桔梗同用即《金匮要略》之桔梗汤，又可清热利咽，祛痰排脓。全方具有散风清热、凉血解毒、利咽化痰、消肿散结之功能，对温热之邪侵犯上部所致之实证，较为相宜，用于感冒、乳蛾、咳嗽、乳痈、大头瘟等证，均有良效。

1. 感冒

本方适用于感冒之风热证患者，症见发热较著，微恶风，汗出不畅，头胀而痛，咳嗽，痰黏或黄，咽痛，鼻塞流黄浊涕，舌尖边红，苔薄黄，脉浮数。

病案：蒋某，女，58 岁。1991 年 4 月 28 日初诊。前一日因感受风热之邪，遂致发热，体温 38.9℃，微恶风，无汗，鼻塞头痛，咳嗽痰黄，四肢倦怠，舌尖红，苔薄黄微干，脉浮数。曾自服抗炎及解热镇痛药乏效。证属风热感冒，治宜疏表泄热，止咳化痰。拟银英二赤汤加减，处方：蒲公英 30g，金银花 15g，赤芍 15g，桔梗 6g，丹参 30g，浙贝母 10g，僵蚕 10g，羌活 10g，大青叶 20g，苍耳子 15g，芦根 30g，生甘草 5g。3 剂，水煎日服 1 剂。第 2 日热度退至 37.5℃，诸症大减，2 剂后热平咳止；3 剂服尽则恙除而安。

2. 乳蛾

乳蛾一病，其发病部位在咽喉部两侧的喉核处，症见喉核红肿疼痛，表面或有黄白色样分泌物，分风热与虚火两大类。因风热邪毒侵犯引起的风热乳蛾，可用本方治之。

病案：王某，女，30岁。1991年3月6日初诊。咽喉疼痛2天，且呈逐渐加重之势，吞咽时其痛益甚，咽喉微干，喉核红肿3度，并伴发热，体温38.8℃，头痛，咳嗽有痰，舌尖边红，苔薄黄，脉浮数。血常规：白细胞计数$12.2×10^9$/L，中性粒细胞0.80，淋巴细胞0.20。证属风热邪毒循口鼻侵入咽喉搏结于喉核所致之风热乳蛾。治宜疏风清热，利咽消肿。处方：蒲公英30g，金银花20g，赤芍15g，桔梗6g，丹参30g，射干10g，芦根、白茅根各30g，羌活10g，牛蒡子10g，甘草5g。日服1剂，3剂后咽痛大减，体热已退，咳嗽亦减，血化验白细胞已降至正常范围。药已中的，予上方去羌活，再进3剂而愈。

3. 咳嗽

咳嗽一证，病因不同，证型有别，治法亦异。因风燥之邪侵犯肺系，肺失肃降，症见干咳，连声作呛，喉痒口干，咽喉干痛，无痰或痰少而黏，不易咳出，或喉底颗粒增多而状如帘珠，或伴身热，鼻塞头痛等，可用本方治之。

病案：廖某，男，54岁。1991年11月9日初诊。患者感受风燥外邪，虽经多日治疗而咳嗽未愈，五官科诊断为慢性咽炎。干咳无痰2个多月，咽喉干痛而痒，检查见咽红明显而微肿，喉底有帘珠数颗而突起，苔薄黄，脉细数。证属风燥伤肺，邪热久羁，伤及喉部所致之咳嗽。治宜疏风清热，止咳化痰，利咽散结。拟银英二赤汤加减。处方：蒲公英30g，金银花10g，赤芍15g，桔梗6g，丹参30g，川贝母粉5g（分吞），僵蚕10g，旋覆花12g（包煎），前胡10g，芦根30g，射干10g，甘草5g，3剂。

并忌食辛辣刺激及煎炸鱼腥等物。药后咳嗽已除，咽红减退，帘珠缩小，以沙参麦冬汤善后而愈。并嘱其适寒温，防外邪，节饮食。随访半年未发。

4. 乳痈

乳痈是一种发生于乳房部的急性化脓性疾病，多见于哺乳期妇女。银英二赤汤适用于乳痈初起，乳房肿胀疼痛，皮肤色红，肿块或有或无，乳汁分泌不畅，或伴有恶寒发热，舌苔薄黄，脉数。

病案：方某，女，30岁。1978年5月6日初诊。产后1个月，前天起发现乳房肿胀疼痛，以左侧为著，皮肤微红，左乳肿块如鸭蛋大小，按之疼痛而无波动感，且伴发热，体温38.5℃，排乳不畅，胸闷不舒，大便干结难下，舌苔薄黄，脉浮数。证属内吹乳痈初期，治宜清热解毒，疏肝通乳，软坚消肿。处方：蒲公英30g，金银花20g，赤芍15g，丹参20g，连翘12g，僵蚕10g，浙贝母10g，漏芦10g，川楝子10g，瓜蒌20g，皂角刺5g，甘草5g，水煎服日1剂，并嘱用鲜芙蓉花叶捣烂外敷患处，一日2次。3剂后，热退肿消，精神爽。效不更方，原方续服3剂而愈。

5. 大头瘟

大头瘟一病，容易传播流行，系感受风热时毒而引起的以头面红肿疼痛为特征的外感热病。银英二赤汤亦适用于大头瘟，可加玄参滋肾水而上制火邪。

病案：周某，男，6岁。1993年3月25日初诊。患者入学之幼儿园中有流行性腮腺炎传播，昨日起患者发热，体温38.3℃，今见左侧面部红肿，以左耳垂下为甚，肿块如鸽蛋大小，按之疼痛，咽痛口渴，舌红苔黄，脉浮数。证属风热时毒外袭所致之大头瘟。治宜透卫清热，解毒消肿。处方：蒲公英15g，金银花10g，赤芍8g，丹参10g，浙贝母10g，僵蚕6g，玄参10g，薄荷 3g（后下），牛蒡子 6g，板蓝根 10g，黄芩 6g，桔梗 3g，甘草 3g，3 剂，水煎服日 1 剂。另用青黛水调外搽患处，一日 3 次。3 天后热退肿减，原方再进 3 剂而愈。（沈大水）

注：沈大水此自订方长于清热解毒，又兼凉血活血、化痰散结、祛风散邪之功。药简法众，面面俱到，可法可师。其中用鲜芙蓉花叶外敷治疗乳痈，内外兼治提高疗效，此外用方对一切热毒所致的痈肿疮疡皆可外用，值得借鉴和运用。

宁波宋氏妇科后裔——宋逸民验案选

1. 公厕过敏症（带下症）

鲁某，女，28岁。诊断：带下症（公厕过敏症）。

带下多而黄臭数月，外阴肿痒。如去公厕、用避孕套及卫生纸均易过敏。其面痤疮多发，大便难而不畅，脉弦细，苔薄白干。此为肝经湿热下注，且有化火化燥之势。治拟清肝化浊，润燥泻火，处方：苦参10g，苍术、白术各10g，水牛角片30g，焦山栀10g，溪黄草30g，地骨皮15g，生地黄30g，蝉蜕5g，决明子30g，蒲公英30g，生甘草5g，7剂。调治月余而愈。

2. 不寐症

案1

陈某，女，59岁。诊断：不寐症。

数年来头晕如坐舟楫，彻夜难眠，入睡时有惊悚感，苦状难名。近期烘热汗出频发，尿赤，腰酸，脉小弦数，苔薄而燥，舌质红，乃阴液虚亏，阴不恋阳，阴阳不能和合使然。治拟养阴引阳，重镇安神，处方：生地黄30g，麦冬10g，炒白芍20g，川黄连5g，肉桂5g，山茱萸10g，制首乌30g，珍珠母30g，化龙骨30g，五味子10g，北沙参15g，7剂。

药后诸症得瘥，效不更方，原方增损，调治月余而告痊。

案2

陈某，女，61岁。该女绝经十年，失眠多梦，精神疲乏，口渴舌燥，喜饮。患食管炎、胆结石、胃肠化生，纳食尚可，大便干燥，小便短赤，易饥嘈杂，腰酸膝软，食后常犯噎膈，脉弦缓，苔薄燥，此为津液上承缺少。治拟滋阴生津，清肝安神，处方：生地黄 30g，麦冬 10g，北沙参 15g，炒白芍 20g，广郁金 10g，当归 15g，重楼 10g，砂仁粉 3g，柴胡 10g，枳壳 10g，蒲公英 30g，条芩 10g，炒酸枣仁 20g，制首乌 25g，天花粉 20g，石斛 4g，西洋参 7g，党参 15g，龟甲胶 10g，阿胶 10g，珍珠粉 1g，天麻 10g，杜仲 10g，五味子 10g，远志 10g，首乌藤 30g，山茱萸 10g，怀山药 15g，荷叶 10g，茯苓 10g，鳖甲胶 10g，紫河车粉 3g，焦山栀 10g，枸杞子 10g，苁蓉 10g，佛手片 10g，16 剂。

上药同煎浓汁后入以下细料：龙眼肉 160g，核桃仁 160g，莲子 160g，黑芝麻 160g，冰糖 100g，黄酒 250g，蜂蜜 125g。

以上诸细料调入煎汁中收膏，每日 2 次，每次一汤匙，开水冲服。忌辛辣油腻、生冷不洁等物。调治月余而愈。（宋逸民）

注：宋逸民（又名宋光武），男，宁波人，从业于宁波市妇幼保健院。他继承家业，为宁波宋氏妇科的传承人，其子承父业，使宁波宋氏妇科长盛不衰，后继有人，在宁波方圆数百里颇具影响，日诊百余，门庭若市，活人无算。

陈道生临证医案选

1. 皮肤病治验案

王某，女，50岁。患者形体较胖，身高160cm，体重65kg。近日原因不明，患者面部双颊红肿而痒，苔白腻，舌边尖红，脉弦，大便顺，纳尚可。证属血热内蕴。治宜凉血祛风，清热解毒。处方：苦参12g，白鲜皮12g，生大黄3g，野菊花12g，茯苓皮15g，乌梢蛇9g，黄芩10g，焦山栀3g，苍术6g，白茅根20g，茵陈10g，甘草3g，5剂。

复诊：病证消退大半，再进5剂，病告愈。

2. 便血治验案

赵某，男，50岁。诊断：便血。患者便血反复发作已4年，遇劳辄作。大便质可，偶有里急之感。经肛肠科检查，肛口内8cm处见网状且环状多处出血点，无法手术处理，近日又作（其为装修工，系体力劳动者），便中夹血，也有纯鲜血，每次大便出血5mL以上，兼有心悸、眩晕、乏力，舌质红兼暗，苔白腻，脉濡细。证属下焦湿热，脾虚夹湿。治拟清热凉血止血佐以益气养心利湿，用十灰丸合生脉散出入：生地黄15g，槐米10g，地榆炭15g，藕节炭25g，仙鹤草30g，白及10g，白茅根10g，侧柏炭10g，白术、白芍各9g，阿胶10g，薏苡仁12g，绞股蓝15g，酸枣仁15g，麦冬10g，五味子6g，秦皮9g，7剂。

药后复诊，诸症得瘥，便血已止，再以原方稍事出入，调理善后。后经西医肛肠科检查诊断为直肠出血。效不更方，法宗前法：生地黄15g，党参12g，麦冬10g，五味子6g，白术、白芍各9g，地榆炭15g，茅根15g，仙鹤草30g，槐米10g，薏苡仁

9g，绞股蓝 20g，秦皮 6g，黄芩 4g，陈皮 3g，7 剂。

3. 盗汗治验案

邵某，男，49 岁。诊断：盗汗。患者夜间汗泄渗透内衣 5 天，近日自觉乏力，加之工作较忙，稍有口干，平素饮酒少许，吸烟每日半包，纳可，二便正常，舌稍红，苔根腻，脉濡细。证属气阴虚兼内热夹湿，治以益气敛汗固摄兼清虚热。处方：龙骨 15g（先煎），煅牡蛎 30g（先煎），党参 15g，白术 10g，白芍 15g，麦冬 12g，五味子 6g，浮小麦 30g，麻黄根 30g，碧桃干 12g，糯稻根 15g，白薇 6g，陈皮 4g，生甘草 3g，白茅根 15g，5 剂。

药后盗汗渐止，再以原方增减，又 7 剂。后病家告知病已愈。（陈道生）

注：陈道生，男，宁波人。从业于嵊泗县中医院，除从事中医院医疗业务外兼任行政领导工作。在校学习认真，研究中医刻苦勤奋，性格内敛，不善言辞，处事深沉。其远离家乡，孤岛创业，实属非凡。

第八章

师生切磋

痰瘀同治愈难症——重度萎缩性胃炎伴肠化生的辨治

周某，男，55岁，浙江诸暨东和村人，农民。长期以来乏力，肢酸，胃脘不适，食后腹胀，大便不畅，时硬时溏，面色萎黄，时有水肿，肝胆区时有隐痛，胃痛不明显。近因上腹胀满，纳食不舒，少气无力，上楼乏力，日见消瘦，而于2004年9月初去当地某医院求诊。B超检查：轻度脂肪肝伴右肝内小囊肿、胆囊多发性结石伴囊壁毛糙、胃未见团块。血生化检查：总胆固醇4.57mmol／L，肝功能检查正常。胃镜诊断：重度慢性萎缩性胃炎伴糜烂（建议定期复查）。并取胃窦组织2块送病理科检查诊断为重度慢性萎缩性胃炎伴重度肠化。由于听人说中、重度萎缩性胃炎，尤其伴有重度肠化者，易转化成胃癌，故患者有恐惧心理，到处打听求医，后由同村病友（10余年前亦因胃病求治于我而病愈，至今未发者）介绍，于确诊后的第2天，远道前来求诊。诊其脉弦滑，舌淡瘀，苔微腻，其他症状如前所述，依其临床症状进行辨证论治。根据笔者几十年治疗胃病的经验，治宜化瘀治痰，益气养阴，稍佐化湿之品，处方：三棱10g，莪术10g，炙鳖甲10g（先煎），郁金10g，广木香10g，绿萼梅8g，代代花2g，黄芪30g，赤芍、白芍各15g，苍术、白术各10g，木瓜10g，鸡内金10g，桃仁10g，陈皮5g，炙甘草5g，7剂。嘱其治疗2～3个月，不能间断，并消除其癌变之忧。

7天之后复诊，药后腹胀明显减轻，乏力肢酸已基本消除，纳食改善，再以原方加穿山甲（炮）、桃仁各10g，肉豆蔻5g，谷芽、麦芽各15g，去郁金、广木香，并加重黄芪量至50g，又

7 剂。

三诊时，面水肿，上腹胀满，余症如前。处方：三棱 10g，莪术 10g，炙鳖甲 10g（先煎），赤芍 30g，茯苓 15g，泽泻 10g，黄芪 30g，当归 15g，山慈菇 10g，穿山甲（炮）6g，谷芽、麦芽各 15g，木瓜 10g，桃仁 10g，陈皮 5g，炙甘草 5g，7 剂。

嘱其注意休息，少进荤腥之物，多进素食、新鲜的蔬果。

患者遵嘱，按时求诊，心情舒畅，效不更方，前后治疗 2 个多月，以初诊方为基础，随症加减。若面水肿，腹胀满，加茯苓、泽泻，或车前子（包）、通草；若乏力肢酸甚者，加重黄芪量至 50 ～ 80g，加当归 15g；若大便不畅，时溏时硬者，加葛根 15g，川黄连 5g，广木香 10g；若纳差，舌上少苔，加谷芽、麦芽、太子参、白芍；若胁肋胀满，时有胀痛者，加柴胡、郁金或延胡索、川楝子；若尿黄赤，加淡竹叶、鲜石斛；若自觉症状不明显时，加重清热解毒、活血化痰之品，如山慈菇、青黛、白花蛇舌草、七叶一枝花、桃仁、天竺黄、胆南星、穿山甲。

2004 年 12 月 22 日，患者去原医院复查，胃镜加病理切片诊断：中度慢性浅表性胃炎。我嘱其继续调治，予以益气养阴、健脾和胃之剂，处方：白及 10g，蒲公英 30g，川黄连 3g，代代花 2g，绿萼梅 6g，黄芪 30g，赤芍、白芍各 10g，三棱 10g，莪术 10g，炙鳖甲 10g（先煎），炙甘草 5g，陈皮 5g。并配以胶体果胶铋胶囊，每次 2 粒，每日 3 次。

学生：从患者的治疗全过程说明，中医治疗重度慢性萎缩性胃炎伴重度肠化有很好疗效，请问老师此经验从何得来？

老师：中医治疗胃病有丰富的经验。在 20 世纪 70 年代初由于医疗条件所限，还没有认识到这种病证，只知道胃癌，或胃癌前变期。当时在治疗大量胃痛患者中发现，胃癌或胃癌前变期，多为虚中夹实之证，以气阴两虚为本，痰瘀内结为标。气虚以乏力为显著症状，阴虚以内热为主要表现；痰证主要为脾虚生痰，瘀证常见为气滞血瘀。在认识此病机及症状之后，就立法处方，即以益气养阴、化瘀治痰为基本治则。这种治疗大法是以临床症状所见为基础分析综合所得的，至于用药亦思路清晰。益气之品：黄芪、白术、太子参之属；养阴之品：白芍、木瓜、鲜石斛之类；治痰之品：苍术、陈皮、茯苓、代代花、炙鳖甲；化瘀之品：三棱、莪术、桃仁、当归；痰瘀同治之品：郁金、穿山甲。这就是我治疗此类病的经验所在。但这些经验非一日之见，是长期摸索中总结出来的，亦非我一人之识。前人将胃癌及胃癌前变期这类病，归属于噎膈反胃、胃痛、痞满、吐酸等病证的范畴。唐、宋、金、元时期医家，多主张消补兼施，补以健脾益气，消以理气和胃。如《备急千金要方》之槟榔散，主治"脾寒，饮食不消，劳倦，气胀，噎满，忧患不安"，以人参、白术、茯苓健脾益气，配陈皮、麦芽、神曲、吴茱萸、厚朴、槟榔理气和胃。又如《太平惠民和剂局方》之和胃丸，人参、白术、茯苓与枳壳、厚朴、槟榔、三棱同用。最典型的是洁古枳术丸。这些皆是一类消补兼施之剂。这些古代经验值得我们去思考，但从这些方药中，可以看出药性偏于温燥，对于胃阴不足者是不适宜的，尤其是萎缩性胃炎伴肠化。虽本案表现为脘腹胀满之痞证，但胃阴匮乏是基本病理变化，因此滋养胃阴是非常重要的，需补虚治本，益气养阴。萎缩性胃炎伴肠化易变成胃癌，这亦是防微杜渐，治病防变，属于"防未病"的治疗原则。癌为有形之癥积，《医宗必读》明确指出："积之成也，正气不足，而后邪气踞之。"明恶变是因正气衰亏，而邪气入侵所致。既成癥积，必须化痰软坚，破瘀散结。清代叶天士对胃痛日久的病理变化有极深刻的认识，他说："胃痛久而屡发，必有凝痰聚瘀。"故应祛痰化瘀以消散癥积。本病治疗全过程贯穿着益气养阴与治痰化瘀的基本治法，在此基础上注重辨证，随症加减。这是灵活应用古人经验的结果，前人的经验只有通过自己变通，才能变成自己的经验。可以这么说，当今任何人的经验，多是前人经验的继承和发扬。

学生：本案萎缩性胃炎伴肠化的治则我已明白，是否凡此皆可如此治疗？

老师：我主张"一病必有一主方"的治疗原则。已故著名中医学家岳美中在《岳美中医话集·谈专方》中说："徐灵胎说：一病必有一主方，一方必有一主药。这是徐氏临床心得，医家不传之秘。现在的人，动辄讲辨证论治，漫无边际，让人抓不住重心，这是没有真正读懂读遍中医典籍，还限于一知半解之中。无怪治起病来，心无定见，越治越远，处方用药，朝更夕改，寒热杂投，以致影响疗效。"这是岳老晚年医术炉火纯青时的金玉良言和出自肺腑之词，故今特录告之。我们治疗任何病证，必须胸有成竹，做到辨证论治与专病专方相结合。但不能不辨证论治，只强调单方、专药；亦不能只强调辨证论治，随证下药，漫无边际。本案在初诊时专方的基础上，随症加减，其中加减之法在本案中已明白告之，这就是所谓"效不更方"，但有时可能专方初诊不效，那就在辨证用药上下工夫，但亦需时时注意专方的用药。因此，可以这样说，凡临床治疗萎缩性胃炎或伴肠化，就以本方为主，辨证施治。

学生：老师，用初诊方为主，随症加减我已明白，但其中用药尚不清楚，请做一分析、讲解。

老师：初诊的方药基本可以分三类。①化瘀治痰类：活血化瘀如三棱、莪术、赤芍、桃仁，祛痰散积如郁金、炙鳖甲、苍术、茯苓、鸡内金。②益气养阴类：健脾益气如黄芪、白术、炙甘草，滋养胃阴如木瓜、白芍。③协同诸药类：绿萼梅、代代花、广木香、陈皮以调理气机，使之养阴不碍湿，益气不壅滞。

其中有关"协同诸药"做一些必要讲解。广木香、陈皮为温燥的健脾理气药，脾喜燥恶湿，故选用之，主要协同苍术以温中健脾，理气化湿；梅花、代代花为性味苦平的养阴化湿、芳香理气药，在临床上梅花、代代花既能芳香化湿，又能滋养胃阴，尤其是制成露剂（即将花蕾蒸馏取露），其滋养胃阴效极佳。养阴易碍湿，化湿常伤阴，既要养阴又能化湿，相反相成于一体的绿萼梅、代代花，是不可多得的妙药；若要取用理气活血的药可选用月季花、玫瑰花，所以有时我亦将此四种花药同时选用。

学生：对本方用药机制我已明白。患者经 2 个多月不间断治疗后证实病灶明显改变，最后尚存在"中度慢性浅表性胃炎"是否能说治愈？

老师：这问题提得很好，应该做一些说明。一是我们讨论的是萎缩性胃炎伴肠化（重度的中医证治），而对这类病证，我已积有数十年的治疗经验，治愈的亦不计其数，有的病变消失，诸症若失，检查一切正常；有的变成另一种病证，所以从主题来说，可以说是一例治疗成功的病例。二是关于浅表性胃炎在临床极为常见，治疗更是得心应手，不像萎缩性胃炎伴肠化来得棘手，而本案最后所列处方亦是我常治浅表性胃炎的基础方。可以在此方基础上，辨证调治，最后亦可完全治愈。

最后我想谈谈你没有提到的几个问题：一是有许多医生、患者认为萎缩性胃炎伴肠化，尤其是重度者，需注意其癌变，因此在治疗上强调清热解毒。其实这种治疗方法是错误的，清热解毒之品多苦寒败胃，或祛邪伤正，即使已成癌变，亦不可轻易使用，需在扶正基础上，或正气尚盛的情况下选用，即我在案中所言"若自觉症状不明显时，加重清热解毒"之意。因此，不是不能用，需要适时、适宜地应用。二是用药时间问题，对于疑难病证的治疗，非短时间可取效，少则 2～3 个月，多则半年以上，因此需预先向患者交代清楚，且在治疗过程中，对患者需进行适当的心理疏导，尤其是对疾病有恐惧感者。对任何疾病的治疗必须明白药治不如食治，食治不如神治。即药物治疗还不如饮食调养，饮食调养还不如精神调摄。只有精神上舒畅，对疾病治疗有信心，才能配合医生治疗，这方面问题尤显重要。在本案中亦积极地做到了这一点。

牛黄水蛭川贝粉，热毒痰瘀一扫清——热毒型支气管扩张症的辨治

　　崔某，男，31岁，于2005年7月16日因发热、咳嗽、痰中带血就诊于杭州市某医院。X射线摄片显示，两肺野纹理增多、增粗、紊乱；肺门后下方有密度增高阴影。CT检查诊断为支气管炎伴支气管扩张（重度感染）。西医用大量抗生素及化痰、止咳、止血药，虽病情稍有好转，但咳嗽咳痰血不止，痰浓而黄，时有潮热汗出，亦请中医诊治，但未见明显好转。后经中医界朋友介绍，于2005年9月12日特来我处求诊。

　　患者面色黑滞，咳嗽频频，咳痰不止，稍有气急，并诉一直以来晨起与晚间痰多而咳不止，痰黄而黏稠，有时痰色黄绿，或痰中夹血，但血不多，亦不成块。过去有类似的咯血、咳痰或痰中带血史，胸部时有隐痛感，并常因劳累而夜间潮热、盗汗。胃纳尚可，两便调畅，脉弦数，舌红苔微黄。X射线摄片检查提示支气管扩张伴重度感染。血常规检查，白细胞9.6×10^9/L，血沉正常。从症辨证，为感受风热之邪，邪毒由表入里，风热犯肺，肺有宿疾，新病引动宿邪，新旧病邪交结为患，病位在肺，热毒壅滞。治宜清肺化痰，凉血解毒。给予一方：鱼腥草30g，山海螺30g，黄芩10g，焦山栀10g，天竺黄10g，胆南星10g，青黛10g（包煎），七叶一枝花10g，人中白、人中黄各10g，白及10g，西洋参5g，炙甘草5g，15剂。另配牛黄粉（人工）30g，水蛭粉30g，川贝母粉30g，共为细粉，用0号胶囊套服，3粒/日。嘱忌海鲜、腥物、烟酒、油炸食品等味厚生痰之发物。

　　半个月后复诊，咳痰明显减少，无气急，痰薄而稀白，未有

痰血，面色转黄，纳食尚可，无潮热、盗汗，血常规检查各项均正常。

又予一方，以清肺化痰、健脾化湿为治。处方：鱼腥草 30g，山海螺 30g，茯苓 10g，姜半夏 10g，陈皮 10g，炙甘草 5g，白及 10g，平地木 30g，大枣 30g，莱菔子 10g，天竺黄 10g，胆南星 10g，露蜂房 10g，川贝母、象贝母各 6g，又 15 剂。另配欣科奇（蛹虫草菌）胶囊。

药后再诊，诸症若失，精神很好。X 射线摄片复查，除两肺纹理增粗外，余肺无殊，病遂告愈。为善后调理，予参苓白术散合三子养亲汤、二陈汤加减，带回。

学生：我查阅有关支气管扩张症的资料，得到其临床表现分急性期与迁延期。急性期以咯血为主症，伴发热、胸痛、咳嗽、痰黄等症；迁延期以慢性咳嗽、痰多与正气不足为主症。该病例是何期，如何立法施治？

老师：本病例是你所说二期合并的证型。支气管扩张症急性期常因感受外邪风热诱发，治以清肺化痰、凉血止血为主；迁延期常因病久缠绵，而出现正气受损、本虚标实、虚多实少等一系列症状，治以健脾化痰、养阴清肺为主。本案既有急性期症状，如咳嗽，咳脓痰、痰血不止，并有潮热、汗出，X 射线摄片、CT 检查与血常规亦显示是病邪盘踞于肺，邪毒充斥内外；同时，亦有迁延期症状，如病久反复不愈，拖延日久，正气不足，面色黑滞，咳嗽频频，并经西医抗生素治疗后，脾湿不化，痰浊更甚。在治疗上以"急则治标""有邪当先祛邪"为治疗原则，故初诊时在直捣病邪的同时稍佐扶正之品，在大剂量清热解毒、凉血止血、清肺化痰之品中加西洋参 5g，不知你注意了没有？西洋参是益气养阴之品，性寒清热，养阴生津，在本方中起到"四两拨千斤"的作用。

学生：老师用了大量清热解毒之品，能否具体分析一下其应用指征？

老师：以前我曾讲到处方必须由"病因＋病位＋症状"组成，本案用药也是按此组方的。病因为热毒内盛，病位在肺（上焦），症状以咳嗽、咳痰、出血为主。①病因用药：黄芩、焦山栀、青黛、七叶一枝花、人中白、人中黄、牛黄粉。②病位用药：鱼腥草、山海螺、黄芩清肺火、主上焦，焦山栀助黄芩清热解毒。③症状用药：止血用白及，化痰用天竺黄、胆南星，止咳用川贝母。在这些药物中，有许多具有双重甚至三重功效，如鱼腥草、山海螺既能清热解毒（病因），又能清肺热（病位），还能化痰止咳（症状）。

学生：在胶囊剂中用水蛭，在汤剂中用人中白、人中黄，有何临床意义？

老师：我常常在治疗肺系疾病时应用水蛭。过去我亦多次谈过，这就是"痰瘀同治"法则，"祛痰需化瘀，化瘀应治痰"，故不多述。同时，出血病证，须警惕止血留瘀，故需佐用活血化瘀之品。许多医生、患者恐惧水蛭破瘀太过，其实水蛭为"血肉有情之品"，破瘀而不伤正，故可放心应用；同时水蛭入煎剂，一是效果不好，二是浪费药材，因此我常以散剂直接吞服应用。

人中白和人中黄同用，这亦是我经常用的药对。此二药清热解毒、凉血散瘀功胜。如《本草备要》载，人中黄"大解五脏实热，治天行热狂，痘疮血热黑陷不起"。《本草纲目》中载，人中白"降火，消瘀血，治咽喉口齿生疮，疳证，诸窍出血，肌肤汗血"。所以，凡一切热毒甚者，此二味药常配伍应用。而本案已用了多种抗菌消炎之药，一般清热解毒之品无济于事，故常选用之。同时，除人中白、人中黄外，还常配伍青黛、七叶一枝花等善解热毒之品，可针对病情轻重而选定。

学生：在二诊中为什么用平地木、露蜂房，请老师讲一下。

老师：平地木又称紫金牛，配红枣有健脾养血、调和肝脾之功。在本地民间专治脱力证（即一般脾虚证：肢酸乏力、胃纳不佳等），在二诊中应用，目的是助其脾气，清其余热，达到健脾化痰的目的。露蜂房有攻毒杀虫之功，还有补肾益肺之力，对于肺肾两虚者有较好的治疗效果。其形如肺，入肺补肺，又能攻毒，故标本兼治，一药双用。

抗菌消炎难建功，截断扭转易见效——急性支气管炎的辨治

　　某患者，男，34岁，2003年12月1日求诊。长期疲乏感，受风寒而发病，未及时诊治，日渐加重。症见全身酸痛，乏力倦怠，胃纳不佳，咳嗽不止，痰黄稠，伴发热出汗，体温38.9℃。遂去附近某西医医院就诊。经检查，两肺呼吸音粗糙，肺野散在干湿啰音。胸透提示支气管炎。白细胞10.2×10^9/L，嗜中性粒细胞72%，红细胞4.74×10^9/L，血小板160×10^9/L。诊断为急性支气管炎。

　　给予抗菌消炎治疗：青霉素640万单位（静脉滴注），丁胺卡那0.4g（静脉滴注），罗红霉素片150mg，每日2次（口服），棕色合剂（口服），前后治疗5天，未见明显好转，经人介绍前来我院门诊。

　　患者身体尚可，面色潮红，咳嗽多痰，痰黄稠，咳剧则气急，畏寒怕冷，全身不适，体温38.7℃，自觉发热，胃纳不佳，脉弦滑，舌红少苔根腻。嘱其做血常规检查，白细胞13.4×10^9/L，嗜中性粒细胞77%，红细胞、血小板正常。治宜疏风清热，化痰止咳。处方：柴胡15g，黄芩10g，金银花30g，连翘15g，桑叶10g，杏仁10g，石膏60g，知母10g，甘草10g，焦山栀10g，神曲10g，莱菔子10g，3剂。

　　3剂后复诊，咳嗽未止，咳痰减少，乏力肢酸，纳食一般，仍有寒热，脉弦细，舌红苔腻。拟用姜春华的截断扭转之法，予清热解毒，少佐扶正固本之味。处方：七叶一枝花10g，焦山栀10g，黄芩10g，金银花15g，贯众15g，青蒿10g，藿香10g，佩

兰 10g，香薷 10g，六一散 10g（包），石膏 30g，炙桂枝 10g，附子 10g，2 剂。

　　2 剂后复诊，临床诸症稍有减轻，加重清热解毒、清肺化痰之力。处方：七叶一枝花 12g，白花蛇舌草 15g，石膏 30g，人中白、人中黄各 10g，焦山栀 10g，黄连 5g，青黛 10g（包），青蒿 10g，杏仁 10g，柴胡 10g，金银花 15g，连翘 10g，炙甘草 5g，党参 10g，姜半夏 10g，5 剂。

　　5 剂后患者来院，诸症若失，再做血常规，白细胞 $5.7 \times 10^9/L$，嗜中性粒细胞 62%。给予益气养阴之品，处方：北沙参 15g，麦冬 10g，炒扁豆 15g，桑叶 10g，杏仁 10g，鲜石斛 15g，西洋参 5g，谷芽、麦芽各 15g，金银花 10g，贯众 10g，炙甘草 5g，5 剂。1 个月后随访，已如常人，并能参加劳动。

　　学生：患者外周血白细胞计数这么高，用了多种抗菌消炎药，为什么不见效？

　　老师：从患者的临床症状分析是病起于外感风寒的表实之证，由于延误治疗时机，不及时疏风散寒而致风寒化热，呈现一派风热表证之象。抗菌消炎治疗虽是一种有效的方法，但若不根据体质及病证的复杂表现，也不是万能的，因此需根据其症状进行辨证治疗。像此类患者，我们是经常碰到的，往往用西药无效而求治于中医。

　　学生：请问老师治疗此病的思路和用药方法？

　　老师：辨证施治是中医法宝，但是如何准确地使用这个法宝，这里有理论与经验结合的问题。患者已经应用较长时间的抗生素治疗（静脉滴注 5 天），但其风热表证未除，风热壅肺，肺气失宣，热邪内陷，故血常规检查外周血白细胞计数不降反升，治疗需疏风清热，化痰止咳。3 剂后，病邪未尽，寒热未除，诸症虽有好转，但有死灰复燃之虑，故想到前辈姜春华的截断扭转疗法，单刀直入，斩其病邪发展之去路，用大剂量清热解毒之品，7剂后，则病大见起色，此时血常规显示白细胞已降至 5.7×10^9/L，达到临床治愈。

学生：患者在初诊时所立之方请老师给予解释，以便学生学用。

老师：此方是我在 20 世纪 70 年代专治热病的自拟经验方三阳汤加味。所谓三阳汤（柴胡、黄芩、金银花、连翘、石膏、甘草）即少阳、阳明、太阳谓之三阳。初诊方中柴胡、黄芩解少阳之热，石膏、知母清阳明之热，金银花、连翘透太阳之热；再加桑叶、杏仁以清肺止咳，神曲、莱菔子既化痰又开胃化浊，焦山栀清三焦之热，故药后病有转机。

学生：复诊时的用药，如青蒿、藿香、佩兰、炙桂枝、附子，不知老师何以用此，请告之。

老师：这是辨证用药。因患者长期输液，内湿偏盛，又因风寒化热，故湿热交结。表现在舌诊上为舌红苔腻，故用青蒿、藿香、佩兰芳香化浊、清热化湿，并佐六一散以清透里热。由于患者病延日久，正气亦虚，邪正交战，正不敌邪，故用桂枝、附子助阳益气，达到扶正祛邪的目的。

学生：截断扭转疗法的具体内容是什么？

老师：截断扭转疗法是全国著名中医学家姜春华提出来的一种治疗方法，是针对温热病而订立的一种极有效的方法。简单地说，对疾病要用大剂、重剂截断其去路，而扭转其变化，使病向好的方向转归。

三参汤益气宁心治房颤——老年心房颤动的辨治

某患者，男，75岁，农民，绍兴市越城西郭村人，2003年5月12日初诊。

患者素体肥硕，长期从事田间体力劳动，以种菜、卖菜为生。患者诉在20世纪70年代，因子女多（养3男2女），为使全家食能果腹，衣能蔽体，常负重劳作，又忍饥挨饿，日夜辛劳，因此体力透支严重。儿女长大后，仍为培养子女而超时劳动。自此一旦过劳则自觉胸闷、气喘。改革开放后，生活改善，食用无忧，身体日渐肥胖，自觉体力不支，尤其劳累和精神紧张时，觉得胸闷、心慌、气喘，但他不以为然，亦不做任何治疗，稍事休息，则自觉诸症消失。2003年元旦后，村委会给60岁以上老人免费体检，提示其有老年冠心病、心律失常、高血压等。虽有病，但因能照常生活，故未去医院就诊。

2003年2月春节过后，他因劳累过度，夜间突发胸闷、心悸、气喘，心前区疼痛，神志不清。家人恐慌无措，立即打120，送市人民医院救治。经医院心电图、B超、X射线等检查，诊断为老年冠心病伴发心房颤动。住院月余，病情缓解，出院调养。时隔数月，5月12日因房屋拆迁，精神紧张，同时因卖菜起早摸黑，疲劳多日，故突然旧病复发，经当地乡村医院治疗，稍有缓解。因嫌市人民医院住院费昂贵，经病友介绍前来我处求治。症见全身水肿，尤以下肢为甚，按之凹陷不起，尿不多，胸闷，心悸、怔忡、气喘，动则更甚，心前区不适，有颤动感，面色苍白，唇舌发绀，舌淡瘀，苔薄而根腻，脉沉弱而促。经心电图等检查，诊断如前。当时我建议其去市人民医院住院治疗，以防万一，但患者及其家属恳请求治，并愿承担一切责任，故勉为其治疗。

根据其病史及症状与检查，西医诊断无疑。按其症状分析为心阳不足，心气亦虚，心血瘀阻，痰瘀内结之证。治宜补气温阳，活血化瘀。处方：西洋参5g，丹参30g，苦参10g，黄芪30g，麦冬10g，五味子5g，川芎30g，葛根30g，老茶树根30g，炙桂枝10g，附子10g，炙甘草5g，陈葫芦壳30g，车前子10g（包），茯苓10g，全瓜蒌10g，薤白10g。另配苏合香丸3粒，必要时（胸闷甚）服1粒，血府逐瘀口服液每次1支，每日3次。并嘱若病有好转即来复诊，若病情加重，即去市人民医院治疗。

3日后复诊，患者气喘、胸闷已有改善，下肢肿胀明显消退，胃纳尚可，二便顺畅，自觉乏力肢酸，胸闷气急，时有心慌，夜寐多梦，懒言短气。仍宗原法，药稍加减：黄芪30g，西洋参3g，丹参15g，苦参10g，麦冬10g，五味子5g，茯苓10g，泽泻15g，炙桂枝8g，老茶树根15g，川芎15g，葛根15g，炙甘草5g，7剂；血府逐瘀口服液，每次1支，每日3次；振源胶囊，每次2支，每日3次。

1周后复诊，患者病情大为好转，全身肿退，精神较好，自行就诊，但时有胸闷、心悸、气短。予原方加减调治，如心悸甚者加珍珠母、牡蛎、石菖蒲、川贝母；胸闷甚者加全瓜蒌、薤白、川厚朴花、杏仁；下肢水肿者加车前子、通草、陈葫芦壳、冬瓜皮；长期服用中成药如血府逐瘀口服液、黄芪生脉饮、振源胶囊，前后治疗3个月而停服。2005年7月，其介绍同村病友前来就诊，问起其目前情况，告知：目前健在。我回话：记挂着他。隔了数日，他前来拜访。并告知：目前养老，每日老年活动室坐坐看看（不参加棋牌活动），自觉病愈。

学生：老年心房颤动是重危急症，以往总认为西医能诊治，中医诊治凶多吉少，请问老师有何看法？

老师：心房颤动，尤其是老年人房颤，确是一种重危急症，若失治、误治或治不得法，常导致猝死，这对患者和医者都是不幸的。中医自古以来就有这方面的治疗经验，如《素问·痹论》中说："心痹者，脉不通，烦则心下鼓。"《灵枢·经脉》说："心中憺憺大动。"这些与心房颤动的症状极为相似。在治疗上，汉代张仲景《金匮要略》有专篇《惊悸吐衄下血胸满瘀血病脉证治》,《伤寒论》中有"伤寒脉结代，心动悸，炙甘草汤主之"；后世医家都有丰富的治疗经验，如清代王清任《医林改错·血府逐瘀汤所治之症目》中载："心跳心慌，用归脾安神等方不效，用此方百发百中。"炙甘草汤、血府逐瘀汤虽一直沿用至今，但并非中医治疗就如王清任说的百发百中，王清任所言其实是形容此方的效果，在实际应用中并非如此。

学生：心房颤动是西医认识，中医如何辨证治疗？是否一定要参考西医的检查与诊断？如何认识心房颤动这一病证？请释之。

老师：心房颤动，简称房颤，是来自心房的快速异位冲动，可达 300～600 次/分，快而极不规则，引起心房肌不协调的颤动，心室率亦快而不规则。一般分为阵发性房颤和持续性房颤两种，绝大部分为器质性疾病。发作时以胸闷、心悸、乏力为主要症状，并有心电图的明显改变。见到此类病证，或明确诊断为房颤后，要积极治疗，必须认识到这种病的严重性，争分夺秒地救治。因此除临床辨证外，西医的诊断手段是十分必要的，在疑似此病证时，应当配合西医学的检查和治疗，在此基础上按中医的辨证方法进行辨证论治；在缺乏西医学检查设备的乡镇、社区医疗单位，则采取针对性的西医救治，积极配合中医中药治疗。中医辨治是在认识本病证严重的前提下，根据临床四诊所得，明确证候，确立治法，如本案系心气、心阳不足，气血、痰瘀阻滞之证，治宜益气温阳、痰瘀同治。由于辨证施治正确，故能收到好的疗效。

学生：请老师谈谈本案的辨证思路。

老师：患者第1次发病由西医明确诊断为心房颤动，第2次发病症状相似，故认同以前的诊断。中医辨证属惊悸、怔忡或胸痹、心痛的范畴。《医学正传》载："怔忡者，心中惕惕然动摇而不得安静，无时而作者是也；惊悸者，蓦然而跳跃惊动，而有欲厥之状，有时而作者是也。"本案患者平日常有怔忡之象，心悸、胸闷；发时多为惊悸之症，除胸闷、心悸外，神志不清，有欲厥之状，故从惊悸、怔忡治疗。在治法上，明代张景岳《景岳全书》认为此证由劳损所致，主张"凡患此者速宜节欲节劳，切戒酒色。凡治此者速宜养气养精，滋培根本"。张氏的认识和治则与本案颇为一致。患者之病是由长期过度劳累所致，其发病亦与劳累过度和精神紧张有关。因此从"虚"字入手，从胸闷、心慌、气喘症状看，为心气虚衰的表现；从肥胖、舌淡瘀、脉沉弱而促，并伴下肢肿胀等症状看，为心阳衰微，不能化气行水之征象。所以当补气温阳。然而素体肥硕，喜食甘肥，心胸部疼痛不适，并伴唇舌发绀，苔薄根腻，为痰瘀内结之证，此为邪实，故本案为本虚标实之证，应扶正固本与祛邪安正并用。

学生：本案在处方时用了许多药，是有立法而无方名，希望老师能谈谈所用之方和用药经验，以及其中应该注意的地方。

老师：本案虽没有明确提出用何方，但其实是诸方的合用，其中亦有笔者的经验方。从用药分析，本方由黄芪生脉饮、葛根汤、桂枝附子汤、苓桂术甘汤等诸方加减组合而成。其中有一方须特别指出，即三参汤（经验方）：西洋参（或别直参）、丹参、苦参。此方对于心律失常用之甚效，其中西洋参在春、夏、秋季使用为宜，冬季宜用别直参；虚寒证宜用别直参，内热证当用西洋参。丹参宜重用，一般在 15～30g。苦参宜轻用，一般在 10g 左右，不能过量，否则苦寒败胃。虽有报道称苦参治疗快速心律失常有较好疗效，但需遵循中药药性，因其为苦寒之品，故需用之得当，尤其阳气衰微，胃中虚寒者，不宜重用，所以一般以 10g 为度。心力衰竭、冠心病和诸多心供血不足者皆可以此方为主，随症加减。

学生：老师，方中有一味老茶树根，学生没有见过，亦未用过。请说一说这味药的应用方法和其他药物的选用。

老师：老茶树根即多年的茶树根。《本草拾遗》中陈藏器对茶有一句高度概括的话，即"茶为万病之药"。茶除其叶外，根、籽、花皆入药，俗称茶疗。近年来各地报道用茶树根治疗各种心脏病，如配麻黄、车前子、连翘治肺源性心脏病；单味煎服，或加糯米酒水煎服，或辨证加茜草根、凌霄花根同煎治疗风湿性心脏病、高血压性心脏病、冠心病、心律失常和房颤（福建盛国荣经验）都有较好的疗效。现在已制成复方茶树根片用于临床治疗心血管疾病。我常将其与桂枝配伍应用，这样一寒一热，相得益彰。老茶树根性寒，桂枝性温，皆能强心利尿，振奋心气，寒热互用，效果更佳。一般老茶树根可用至 30g，桂枝用至 10g 左右。最后，谈另配的几种中成药。血府逐瘀口服液是由王清任的血府逐瘀汤加工而成，对心血管病确有一定效果。黄芪生脉饮是医者、患者皆知的心血管系统的用药，为缓则治本的药，可以长服，无妨；而标本兼治的当推血府逐瘀口服液，或配振源胶囊。振源胶囊有较好的益气养心作用，与黄芪生脉饮比较当以振源胶囊为佳，但必须辨证施用。苏合香丸为一时急救之品，故平时备之，急时服用，又称神效苏合香丸或麝香救心丸，但不能长期服用。

治痰化瘀疗胁痛——不明原因胁肋疼痛的证治

吴某，男，31岁，浙江绍兴某纺织公司管理层干部，韩国人，2005年2月15日初诊。

患者素体较健，无任何明显疾病，自来中国工作之后，亦能适应绍兴的生活环境，尤其喜欢喝绍兴黄酒，每天必喝250mL以上，不嗜茶、烟，每日忙于工作。近日因工作繁忙，精神紧张，突然觉得左侧3～5肋间疼痛难忍，服止痛、消炎药无效（厂医务室）。患者去市人民医院做X射线胸片、血常规检查，无明显异常，诊断为肋间神经痛，并给予镇静药、营养神经药、消炎镇痛药和外贴膏药，如芬必得、维生素B$_1$、地西泮（安定）、天和骨痛膏等，病稍有好转，但仍疼痛不止，患者心理恐惧，有人建议去看看中医，经人介绍前来我处就诊。

患者面色稍白，精神紧张，问其二便正常，但小便黄赤；纳食尚可，但时有口苦；夜寐尚安，但多梦易醒；近日已停止喝酒，自觉四肢稍酸，余无殊。只是胸部疼痛不止。经检查局部无明显变化（无红、肿等），按压疼痛明显。问其近日有无局部撞挫等外伤史，均无外伤原因。建议做胸部3～5肋X射线摄片复查，结果无骨折等外伤体征。诊舌红少苔，脉弦滑。由此可见，痰瘀作祟，阻滞经络，不通则痛，用经验方桃红白芥汤加味：天竺黄10g，胆南星10g，白芥子10g，桃仁、红花各5g，乳香5g，没药5g，赤芍、白芍各15g，降香10g，川厚朴花6g，当归15g，炙甘草5g，黄芪30g，丝瓜络10g，路路通10g，7剂。

7天后复诊，疼痛基本消除，给予养血和络、健脾利湿之品调理善后，处方：北沙参15g，木瓜10g，丝瓜络10g，赤芍、白芍各 15g，茯苓 10g，黄芪 30g，白芥子 10g，桃仁 10g，香附 10g，炙甘草 5g，7 剂。

2 周后，电话追访，病已痊愈，如若常人，正常工作。

学生：胁肋疼痛为临床常见症状，为什么治疗此病如此棘手？

老师：此病棘手在于治疗效果不理想，西医治疗无效，中医无证可辨，这是治疗棘手的根本原因。

胁肋疼痛确是一种常见病证，可见于西医学多种疾病，若在胸前区疼痛，左侧可见于心脏病变，如冠心病、心绞痛、心肌梗死；右侧或全胸疼痛要考虑到肺部病变，如支气管扩张、肺脓肿、肺结核等。若在胁肋区疼痛常见于各种肝胆病，如肝炎、肝癌、胆囊炎等。这些皆为内脏病变，必须做出明确诊断，利用现代科学的仪器，如 X 射线摄片、CT、B 超，了解病在何处，找出病因才能对症治疗。还可见于西医所称的肋间神经痛，即排除内脏疾病之后，若胁肋疼痛就得考虑为肋间神经痛。本案例西医开始诊断为肋间神经痛。虽诊断明确，但治疗无效，这就显得棘手了。

就中医辨证，无明显证可辨，只是一个"痛"字，痛不可近，按之痛剧，疼痛日久，久治不愈；在局部无瘀斑，在舌亦无瘀点，故当时属于无证可辨的状态，显得非常棘手。但进一步体味、观察，还是有证可辨的。

学生：老师说还是有证可辨，那如何去辨证呢？

老师：中医辨证方法很多，有八纲辨证（表里、虚实、阴阳、寒热），六经辨证（太阳、阳明、少阳、太阴、少阴、厥阴），四层辨证（卫、气、营、血），三焦辨证（上、中、下三焦），脏腑辨证（五脏六腑），病因辨证（六淫、七情、饮食、劳逸），气血津液辨证（气滞、血瘀、痰阻、津枯），方剂辨证（按方辨证，如桂枝汤证）共 8 种。这几种辨证方法中，从病因与气血津液辨证的方法，可以对此病案进行辨证分析。因此并非真正的无证可辨。

从病因上分析为七情、劳伤所致，从气血津液辨证为痰瘀阻络为患。患者因劳累过度，整日忙于工作，精神紧张，劳心又劳力，虽素体尚可，但因嗜酒酿湿，痰浊内生，痰阻经络，气血不行，而致痰瘀阻滞经络，经络不通则痛。因体质壮实，故为痰瘀阻络之实证。因是实证，故疼痛剧烈，久治难愈，按之痛剧，虽舌上无瘀斑，但脉弦滑为邪实痛证的特点。当痰瘀同治。

学生：痰瘀同治是老师 20 世纪 80 年代提出的学术观点，对此病的治疗显示了痰瘀相关学说在临床上的价值。请讲解一下，您对此病用此方法的治疗思路？

老师：痰瘀相关学说在临床上应用是根据痰瘀的依存、互根、消长关系，提出"治痰必须化瘀，化瘀当以治痰"的痰瘀同治原则。此病的治疗方药是典型的痰瘀同治方。痰证的表现：嗜酒酿湿，湿聚为痰，是病因辨证。瘀证的表现：疼痛拒按，久痛不止。脉弦滑为痰瘀内结的脉象。故辨证为痰瘀阻络的胁肋疼痛证。

《痰瘀相关论》中说："痰瘀证是机体在某种病理变化情况下，表现出来的一种证候，临床表现既广泛又复杂，在痰瘀异源分治的情况下，前人已总结出两句话，一是'怪病属痰''怪症属瘀'；二是'气血不和，百病乃变化而生''百病皆生于痰'。前者说明辨证之难，后者说明致病之广，在痰瘀同源论的指导下来分析观察痰瘀同病之证，亦很适用这两句经验总结。"这里告诉我们凡临床上难治病、怪症，百药无效，或难于辨证的疑难怪病，当从治痰化瘀入手。因此，我轻车熟路地运用自己学说，验证自己理论。在临床上除此类病证外，如久治不愈的慢性支气管炎、肺气肿、肺心病、支气管哮喘等皆可用痰瘀同治之法，收效比单纯治痰、治瘀效果好。此类情况还有冠心病、脑血管病变、高脂血症、肝硬化等。所以，痰瘀相关学说可广泛应用在临床各科之中。需要了解这方面的内容，也必须学习《痰瘀相关论》，非一言能尽。

学生：听了痰瘀辨证的思路后，请老师分析一下本案中方药。

老师：本案处方思路非常清晰。治痰之品为天竺黄、胆南星、白芥子，治瘀之品为桃仁、红花、乳香、没药、当归、降香、赤芍。此为基本方。其中病位用药为川厚朴花、丝瓜络、路路通，专入胁肋络脉，通达络脉使之气通血活，协助祛除经络中痰瘀之积，痰瘀去，络脉通，通则不痛。而白芍、甘草为芍药甘草汤，专于缓急止痛；还有黄芪，取王清任补气活血的治疗思想，王清任《医林改错》的中心思想是补气活血，善用和重用黄芪，而本案中的另一思路，因病久治不愈，久痛伤气，故用黄芪补气，当归养血，为当归补血汤之义。本案之用方和选药环环紧扣，一药双用或数用。要做到此地步，一要了解药性和方剂，二要了解病机，按病机用药。《内经》中关于认识病机的名言有"谨守病机，各司其属，有者求之，无者求之，盛者责之，虚者责之"。就是说在掌握了发病的病机之后，其症状不论其临床已表现，或无表现，或表现明显，或不明显，都得按其病机进行论治。对此病来说，认识了痰瘀阻络的病机之后，不论有无证可辨，或辨证是否困难，都必须从痰瘀论治。

学生：本案患者经 7 天的服药，病霍然而愈，疼痛消失，为什么还要善后调治，而善后调治为什么不用痰瘀同治之剂？

老师：任何疾病都需善后调治，其目的是巩固治疗，防止死灰复燃。对于本案的调治方，重在养血和络，健脾利湿，目的是杜痰之源。中医学认为"脾为生痰之源"，故健脾利湿，可以杜痰。这比单纯治痰技高一筹。但其中还有一些益气活血之品，如黄芪、桃仁、赤芍之类，以及理气之香附，通络之丝瓜络，养阴柔肝之北沙参、木瓜。这些药物的加减都有其道理，这些就留给你自己去回答吧！

学生：气为血之帅，气行则血行，气滞则血瘀，本案之所以疼痛不只是与气虚血瘀有关，故病虽愈，但还需时时顾及补气活血，不致炉烟虽熄，灰中有火，重新出现气血瘀阻，而致不通则痛，故老师用黄芪、桃仁、赤芍之类。香附为理气活血之品，可治胁肋胀痛，气滞不畅。病在经络，当活络通络，丝瓜络性味甘平，有凉血解毒、行气通络之功，专治胸胁作痛之证，因而用之。肝郁气滞，络脉阻滞，日久易化火伤阴，故需酸甘化阴之北沙参、木瓜配伍以柔肝养阴，同时木瓜除酸甘养阴之外，还有祛风通络之功效，临床上凡经脉拘挛常用之，此方目的或许亦在于此。

老师：你解答得很好！不过我再补充一点关于丝瓜络的应用。丝瓜络的应用医界有些争议，有人认为，丝瓜络无通络作用，有人则说，丝瓜络不但通络作用好，而且能升提、解毒、止血，如《本草备要》中说："泻热凉血，宣通……凉血解毒，除风化痰，通经络，行血脉……消浮肿，稀痘疮。"我认为，丝瓜络能通络，亦解毒；但其效能和缓，性味平淡，只能作佐使之品，不能当君臣之药。在这里我之所以应用丝瓜络，而不用路路通、橘络，道理亦在这里。

最后，我告诉你一个原则，凡痛证不要盲目止痛，更不要妄用止痛药，以至于遮盖病情，造成延误病机，变证百出。中药中亦有单纯的止痛药，如制川乌、制草乌、延胡索、罂粟壳等。但我们必须了解病机之后，从根本上选用止痛药，如活血止痛的乳香、没药，缓急止痛的白芍、甘草、木瓜，理气止痛的乌药、木香、香附，通络止痛的橘络、路路通、丝瓜络等。

苦寒养阴疗消渴——人参误补引出消渴病辨治

某患者，男，53岁，农民。2003年12月20日初诊。

患者自诉近2个月来，自觉乏力肢酸，腰背重滞，夜间尤甚。身体消瘦，因平日胃纳尚佳，故认为是体质虚弱。其女儿购得别直参1支，给父冬令进补。2周前，将人参（约20g）炖服，并分2次服完。此日夜间，烦热口干，暴饮不止，病更加重。翌日，去县人民医院西医内科就诊，经其诉说病况，西医认为是误服人参所致，嘱其解人参之作用。故患者前来中医院求诊。

患者面色潮红，两颧尤甚，形体消瘦，尿频而多，夜间尤甚，口干引饮，饮不解渴，腰背酸痛，四肢倦怠，脉弦细而数，舌红苔微腻。从症状分析，证若消渴，建议做尿常规，以排除糖尿病。并嘱其次日再做空腹血糖测定。尿糖（+++），余无殊。从症状所见为气阴两亏，内热伤阴之象，给予苦寒养阴、益气降火之品，处方：黄芪30g，山药30g，天花粉15g，苍术10g，川黄连6g，鲜石斛30g，地骨皮15g，枸杞子20g，西洋参6g，5剂。另配消渴丸（30g）2瓶。

5剂后复诊。自诉药后诸症明显缓解，尤其尿频而多、口渴引饮基本消失。其间又去西医院检查，确诊为2型糖尿病，要其住院治疗。患者一因经济困难，二因中医治疗效果明显，故拒绝住院，要求中医继续治疗。此时其面色红润，纳食一般，尿已减少，口亦不渴，腰酸减轻，稍有体力，脉弦滑，舌红少苔。治宜苦寒养阴，佐以补益肝肾。处方：生地黄30g，山萸肉10g，五味子5g，山药30g，牡丹皮10g，泽泻10g，川黄柏10g，知母10g，川黄连8g，天花粉15g，7剂。另配消渴丸2瓶，每次5粒，每日 3 次。

7 剂后复诊。查尿糖（－），空腹血糖 5.7mmol/L。病趋正常，嘱其调节饮食，劳逸结合，适时进补，定期检查，增强体质。

学生：冬令进补是民间习惯，别直参也是人们常服补药，难道进补亦需请医生决定吗？

老师：你的问题提得很好。这个案例告诉我们，进补必须请医生指导，这就是一则误补致病情加重的典型病例。不是虚就可以补，补就用别直参。就"冬令进补"这个问题，需掌握两大原则：一是辨证施补，二是量体裁衣。冬令进补，多选用滋补之品，就是服用脂膏滋腻的药物，或脂多味厚的食物。中医学认为，"血肉有情之品"滋补力强，首当选用，但需根据体虚情况而定，这就是辨证施补的原则。一般有阴阳、气血及脏腑之虚。常见阳虚畏寒者，当以补阳为先，如鹿茸、肉桂；阴虚潮热者，当以滋阴为首，如龟甲、鲍鱼；阴阳俱虚者，选用中庸平补之品，如冬虫夏草、蜂王浆；气虚乏力者，当以补气为用，如黄芪、人参；血虚心悸者，当以补血为要，如丹参、阿胶。脏腑的补益，中医多用脏腑补益疗法，即"缺什么，补什么""以木补木，以竹补竹"，如肾虚阳痿多用动物鞭，如牛鞭、狗鞭；肺虚咳喘多用羊肺或动物气管；胃弱纳差多用狗肚、牛肚；肝虚目盲多用猪肝、羊肝、鸡肝；心虚怔忡多用猪心拌朱砂等。还有脚弱无力吃牛蹄筋、猪蹄筋；头昏当健脑，常吃鱼脑。因此，进补不能妄自乱补，尤其不能听信广告进补，需在医生指导下进补，否则"人参毒如砒"。

学生：经过老师关于"冬令进补"的讲述，我明白了冬令进补必须由医生指导。然而这个病例为什么会因补而致病情加重呢？

老师：首先要了解消渴病的基本病机和病证表现。消渴病的基本病机为阴虚燥热，津液亏耗，尤其初、中期表现得更为突出，出现口干舌燥，尿频量多，消谷善饥，消瘦乏力。若阴虚燥热日久，必致气阴两虚，或病久不愈，阴损及阳，而致气虚阳微。该患者为消渴病初期，阴虚燥热征象明显，出现面色潮红，形体消瘦，口干舌燥，胃纳旺盛（消谷之象）。患者因胃纳尚可，未引起重视，而坚持认为自己腰背酸痛为体虚所致；又盲目认为人参补虚，且不知道人参为温补元气之品，性味甘温而大燥，不能用于阴虚燥热之证，否则导致火上浇油，虚虚实实之弊。正是由于误投温补，出现服参后"烦热口干，暴饮不止"之象，从而其消渴征象更明显，故误补致病情加重。对于此类消渴证，阴虚燥热明显者，治当苦寒养阴，误用温补常加重病情。

　　学生： 在教科书中我常见到"甘寒养阴"，这次老师特别提出"苦寒养阴"，且在此病例中应用，取得较好效果，请讲解一下"苦寒养阴"之法。

　　老师： "苦寒养阴"就是用苦寒之品以滋养阴津的一种治法。首先，应用此法者当推朱丹溪，用大补阴丸苦寒养阴。大补阴丸（地黄、龟甲、黄柏、知母、猪骨髓）为补真阴、降虚火的代表方。方中黄柏泻肾火以坚肾阴，知母清肺热而滋肾阴，两药苦寒养阴；地黄滋补肾阴，龟甲育阴潜阳，以增全方苦寒养阴之力。其次，知柏地黄丸，此方为六味地黄丸加黄柏、知母而来，六味地黄丸为滋阴之专方，再加黄柏、知母则亦为苦寒养阴之剂。苦寒养阴之法是治疗糖尿病的基本方法，在我们治疗消渴病中是自始至终都必须应用的基本方法，一般初、中期需用量加倍，后期可适当增减，或佐益气或补阳，但"苦寒养阴"之法必须横于心中。我经几十年的临床摸索总结出：川黄连、黄柏、知母、天花粉、苦瓜、西洋参、山药是苦寒养阴的基本用药和治消渴病的基本组方。

学生：在该病用药中除了苦寒养阴之外，还用了益气补肾之品，这又是为什么？

老师：消渴病，我一直认为是一种虚损证，是五脏六腑的功能衰退，应当以培补为主，不能一味降糖，或用西药刺激胰岛素分泌。西医学认为，糖尿病是胰岛功能的衰退，既然是衰退就当补养，全面提高人体的生理功能，就中医来说是扶正疗法，所以在该患者的处方中用了黄芪、枸杞子、西洋参、山药之类。这些药经过一段时间在糖尿病中的应用，许多医家亦认为有降血糖的作用。但是否能通过刺激胰岛细胞分泌胰岛素这个问题至今未知，所以在处方中还加用了消渴丸。消渴丸是中西医合用的药物，里面亦有许多中医学认为是益气养阴的药物，所以配合治疗，标本兼顾，疗效就提高了。这比单纯用西药降糖效果好，而且持久。

学生：老师在治疗糖尿病时，常说糖尿病患者是一头病牛，不能经常去抽打它耕地，要用精饲料调养它。这又是为什么？

老师：你说的是我常讲的"病牛理论"，它可以形象地解释糖尿病的全过程。这亦为我们治疗糖尿病打开了新思路，也为当今根治糖尿病提出了新方法，并为寻找新药提供基础。所谓"病牛理论"就是说糖尿病患者犹如病牛伏枥行走缓慢或卧而不起，这时你若鞭抽其身，虽能快行，或起卧而行，但抽一鞭，动一动，最后虽抽而不能动，出现一蹶不振。这犹如刺激胰岛细胞一样，用药刺激一下，就分泌胰岛素，达到降血糖的目的。但日久亦会出现一蹶不振。因此，这种治疗方法是消极的、治标的，不是治本的、治根的方法。应当扶正固本，用精饲料精心调养病牛，才能真正达到治疗根本的目的。这就是非常通俗而又形象的"病牛理论"。若能认识和理解我的说法，对如何治疗糖尿病是有帮助的。

学生：老师，您认为今后针对糖尿病，中医应当如何治疗？请告之。

老师：从我治疗的本病例分析，患者的糖尿病并非我发现才存在的，可以说早就患病了。所以建议凡 40 岁以上，或自觉有消渴病可疑者，可去尿检，查是否有尿糖，如果患者早早知道就不至于再去服别直参温补了。对消渴病进行扶正治疗是非常有效、正确的方法，但扶正补益必须辨证施补，标本兼顾。本病例的治疗，如改用西洋参养阴清热，再佐以鲜石斛、天花粉、枸杞子、山药，这样不但无温燥伤阴之弊，且能滋水增液，达到清热养阴、益气降糖的目的。所以，单纯降糖不是目的，整体调整脏腑功能活动才是治疗的根本。调整好脏腑的功能就能达到降低血糖的目的。知道自己患了糖尿病要积极治疗，不能依赖药物，必须配合心理、运动、饮食三方面的治疗，这就是积极的治疗方法。心理，要做到"既来之则安之，让身体慢慢产生抵抗力"；运动，以增加四肢活动为主，主张步行方法；饮食，适当控制，选择有益于身体的食疗方法。药物治疗主张使用中西药配制而成的一些有效药物，如消渴丸之类。

学生：就老师所讲，消渴病基本治则是苦寒养阴，患者又误用别直参而致病情加重，请问消渴病患者可否服用别直参？

老师：一般而言，消渴病是不用别直参的，但若出现阴虚及阳，肾阳衰微，形寒怕冷，水肿乏力，精神萎靡等症，属慢性、日久的消渴病，亦可适当服用别直参，但宜少量、多次分服，或配合西洋参同服。

看似生疏难下手，辨证施治见妙法——颜面热疮证治

某患者，男，25 岁，武汉某大学教师。患者毕业于哈尔滨某大学（研究生），后分配至武汉某大学任教，并在东南沿海从教（海军工程），由于精神紧张，工作劳累，水土不服，日晒风吹，开始出现颜面皮肤红肿瘙痒。经当地医院皮肤科诊治，稍有好转，但此起彼伏，愈后又发，反复不愈，现整个面部连及耳后皮损严重，呈成片大小不等的小水疱，水疱搔破流滋水，有瘙痒及烧灼感，张嘴或哭笑时有牵痛，部分结痂，但不留瘢痕。患者曾去上海、武汉、杭州等城市的医院专科求诊，病已 3 个多月，终不能根治，造成精神上的压抑和痛苦。由于平素喜读中医书籍，偶尔在书店发现《中医诊断入门》，读后认为"治不好病终是诊断不明，不能对症下药"，故前来求诊。

当时患者除两目外，颜面涂抹一种白色药粉（何药不明）。清除药粉，皮肤微红，有散在水疱状皮疹，有的已结痂。平素体质较弱，个小身矮，勤于劳作和读书，纳便如常。患者展示各地医院有关病历，各类生化及心、肾、肝、脾、胰的检查无特殊变化和阳性体征。曾诊断为日光性皮炎、过敏性皮炎、湿疹、湿毒症等，用过抗菌、消炎、抗过敏、激素类药物及外用药，但均无济于事，故不愿再请西医诊治，而专程找我中医治疗。我专于内科，对皮肤病虽略知一二，但十分生疏，在患者一再恳求下，勉为其治。

根据其颜面症状，又诊其脉弦细，舌淡红苔薄白，辨证为热毒上扰，血热风盛之证，治宜清热祛风，凉血解毒，并配合外

治。用普济消毒饮（李东垣方）合清瘟败毒饮（《疫疹一得》方）加减：金银花 15g，黄芩 10g，川黄连 5g，焦山栀 10g，七叶一枝花 10g，生地黄 30g，玄参 10g，赤芍 10g，牡丹皮 10g，淡竹叶 10g，水牛角片 30g（先煎），升麻 10g，桔梗 5g，马勃 8g，生甘草 5g，10 剂。

外用方：青黛 100g，马勃 50g，为散，用温开水调和后，每晚涂敷患处。

医嘱：禁辛辣发物，如辣椒、酒、大葱、大蒜、海产品及鹅肉、鸡肉。多食新鲜蔬菜、水果。避免风吹日晒，建议休养治疗，不宜外出工作。并需调整心态，消除精神压力，看一些喜闻乐见的书报、影视等。并告知复诊时不必人来，电告函诊为妥。

10 日后，患者回电告之病情基本控制，开始全面结痂，但瘙痒难忍，新长皮肤如常人。给予转方：金银花 15g，黄芩 10g，七叶一枝花 10g，徐长卿 15g，白鲜皮 10g，葛根 30g，蝉蜕 8g，僵蚕 10g，升麻 10g，水牛角片 30g（先煎），生地黄 30g，牡丹皮 10g，10 剂。另配玉屏风颗粒（冲剂），每次 1 包，每日 2 次。外用药照前，再配 1 料，并嘱其新皮肤上用金霉素软膏涂抹保护。

10 日后，患者又电告，病已基本痊愈，已不用外用药。再嘱其服用玉屏风颗粒半个月。

半年后，患者专程登门致谢，这时颜面如常人，红润而无瘢痕，至今未见复发，病彻底治愈。

学生：老师专于中医内科，而对皮肤科疾病为何亦能取得如此疗效？用的是什么妙法？

老师：这个问题揭示了中医治病的特色。患者确是皮肤科疾病。我虽在求学时亦学过皮肤科，但以后主要从事内科临床工作，因此缺乏治疗该病的经验，所以对这个患者，若非专程而来，一般是不接诊的，故是"勉为其治"。但中医治病的特色是辨证论治，只要有证，就可辨治，这就是我治疗此病的妙法。我认为，只要有证可辨，就有方可治，有药可用。故我虽非专于皮肤科，亦大胆地辨治此病，并取得了效果。因此，希望你们在临证时，要多用辨证论治方法来治疗各种疾病，尤其社区医师，多是全科医生，更需要注重辨证论治，遵循"同病异治，异病同治"的辨治法则来治疗各科病证。

学生：患者体质较弱，为何初诊时用大队清热祛风、凉血解毒之剂以攻邪，不加扶正固本之品？

老师：中医强调"急则治标，缓则治本"。患者当时最急的症状和痛苦是颜面病变，亦是患者急于解决的问题。从其"烧灼感，皮肤红肿"当以清热、解毒、凉血；"瘙痒不止"，当以祛风为先，风消则痒自除。此病有一个明显特点是只有颜面部发病，其他部位完好无损，"头为诸阳之会"，阳热偏盛，上扰于头，治宜寒凉。至于患者体质较弱，但毕竟是 25 岁青年，与同龄人比较显得较弱而已，所以在初诊时以祛邪为主，不加扶正之品。

学生：老师为何特选用此两方加减用之？可否用五味消毒饮及其他清热解毒、泻火凉血之剂？

老师：其实临床上有许多方剂可以选用，只是各人有自己的习惯、经验用方，从病证分析不但五味消毒饮可用，诸如龙胆泻肝汤、黄连解毒汤等皆可选用。问题在于如何更贴切病证，更能对症下药。此两方亦是我平素习惯用方。普济消毒饮（黄芩、黄连、连翘、板蓝根、玄参、马勃、僵蚕、升麻、柴胡、桔梗、陈皮、甘草、薄荷）偏于祛风解毒，原是治疗大头瘟之良剂，以治头面诸风毒为其擅长；清瘟败毒饮（石膏、生地黄、犀角、黄连、栀子、桔梗、黄芩、知母、赤芍、玄参、牡丹皮、连翘、甘草、鲜竹叶）偏于凉血清热，原治疫疹火热之佳方，凡一切热疫斑疹，热毒火邪充斥内外皆可用之。两方合用稍事加减，则药专效宏，直趋头面病位。

在初诊时因无明显热象（发热），故去石膏、柴胡之属；犀角已禁用，常用水牛角片代用；七叶一枝花为解毒之佳品，凡疮毒皆可选用。复诊时因"瘙痒不止"，故用了一些祛风凉血、解毒清热之品，如徐长卿、白鲜皮等，有较好的祛风止痒之功。

学生：在施治中还有一则外治方，请老师也能谈一谈其临床意义。

老师：青黛配马勃调敷患处，主要取其解毒利湿、收敛生肌的作用。青黛不但可内服，而且广为外治之用，用此外涂疱疹多脓汁黄水者，常能吸湿敛疮，又能清热解毒，古方用此专治耳疳流脓之症，移用于此，目的是吸收其滋水，并促其敛疮。马勃可内服，亦常外用，用马勃粉散布创面，有止血解毒之功，又其轻扬，有散邪、消肿、祛风、止痒之效，与青黛合用涂布面部疮毒湿疹，有解毒清热、利湿消肿、祛风敛疮之作用。但两药合用涂布面部因色呈青黑，故有碍美容，所以一般是晚上睡前涂之，晨起洗去，或住院、在家休养时治疗使用。

青黛马勃外用剂，一般制成粉末备用，充分混合，并高压消毒，存放在干燥瓶中盖严。若湿性疮毒，如湿疹、过敏性皮炎、婴儿红臀、慢性中耳炎，症见流脓或出滋水，疮面呈湿性状，可直接撒上粉末，或用温开水调敷。干性疮毒，如真菌性皮肤皲裂（鹅掌风之类），症见皮损表面干燥，甚或开裂、渗血，可用凡士林或金霉素软膏混合调敷。由于组成本品的两味药皆可内服，故外用安全，可大胆使用，亦无不良反应发生，可作为常用的外用药备用。

学生：老师在复诊时用了玉屏风颗粒，且用的时间较长，这在治疗此病中有何作用？请予指教。

老师: 我确实在二诊时另配了玉屏风颗粒,以配合治疗,且前后用了近1个月。这里亦涉及了中医治则,即"缓则治本""标本兼治""扶正祛邪"的治疗原则。在病情基本好转之后,重在扶正治本,从根本上铲除病根,使"正气存内,邪不可干"。玉屏风颗粒为玉屏风散原方经剂型改变后的中成药(目前有口服液与颗粒冲剂两种),此方出自《世医得效方》,为益气固表之剂,善治阳虚自汗。方中黄芪、白术健脾益气,扶正固表,配以防风则不虑其留邪,亦不虑其散表,为散中寓补,补中兼疏之佳剂。《本经》谓防风主"大风恶风"。故服用本方之后使卫气振奋,腠理致密,不单治自汗,亦能壮肌肤。由于本病例为颜面肌肤之疾,邪去当固本,故选用固肌表、利腠理的玉屏风颗粒,选方十分妥帖。

在这里需特别一提的是"病位用药"的问题。用玉屏风散从肌表病位入手选方;用普济消毒饮取其治头部阳毒而选方。还有方中用葛根、白鲜皮,其理相同。葛根解肌入肌腠,健脾升阳益肌肤,凡肌肤之疾皆可用之;白鲜皮,祛风化湿兼解毒,专治皮肤"风疮疥癣赤烂"之证,"以皮行皮"达到利肌腠、解湿毒、疗疮疡之目的。由此说明"病位用药"是治病选方中必须遵循的方法。凡头部之疾,选阳药、升药、散药以直趋头部;在肌肤之疾,选用入肌肤、进腠理之品,以药到病所,病因药除。

三桑理肺养颜治斑疹——女性颜面斑疹的辨治

　　吴某，女，42岁，酒店餐饮部服务员，安徽人，2004年4月20日由同事介绍前来就诊。患者颜面两颊有散在红疹，反复发作，并去美容院处理，未能消除。时好时发，发时有瘙痒感，有时因搔破而化脓，故有黑褐色的斑疹瘢痕，影响容颜；亦去过皮肤科诊治，服过中西药，收效甚微。因同事曾与其病况相似，经我处诊治而愈，故慕名求诊。

　　患者素体尚可，每月经汛正常，但月经量少而时有血块，白带较多，伴腰酸乏力，尤其不能久站；纳食尚可，喜食甘甜之物，不喜油脂之品；大便不畅，有时3～4天才1次，但无腹胀、腹痛之感，夜间口干，晨起口苦；经常熬夜工作（有时至凌晨2时左右），工作辛苦，疲倦力竭，两目眼圈黑滞，面色黄而微黑，舌淡而苔微薄，脉濡细。因属皮肤之疾，肺主皮毛，又因红疹时发时愈，系肺火上扰所致，故治宜清泻肺火佐以解毒凉血，处方：桑白皮30g，桑叶10g，桑椹30g．白芷10g，赤芍15g，丹参30g，牡丹皮10g，制大黄8g，柴胡10g，黄芩10g，青黛10g（包），芦根30g，白花蛇舌草30g，人中白、人中黄各10g，西洋参5g（另炖），7剂。

　　7天后复诊，自诉药后大便顺畅，皮肤红疹已停发，无瘙痒感，自觉病情有明显减轻。即以原方去白花蛇舌草、人中白、人中黄，加茯苓10g，泽泻10g，7剂。并嘱其多吃新鲜蔬菜、水果，如青瓜、西红柿、冬瓜、笋、芹菜、梨、西瓜之类，少进肥甘之品，忌油炸食品及葱、酒、辣椒、大蒜等物。前后随症加减治疗1个月，面部红疹、黑色斑疹全退，面容红润，和颜悦色，患者非常满意和高兴。后有较多类似患者前来求诊，前后治疗50余人，均取得较好疗效。随症加减：红疹多而有热痛感加石膏30g，焦山栀10g，水牛角片30g，以加重清热解毒、凉血散血之力；瘙痒甚加徐长卿15g，蝉蜕10g，僵蚕10g，以加强祛风活血之功；伴黑褐色斑疹加川芎30g，葛根30g，天竺黄10g，胆南星10g，杏仁10g，以治痰化瘀。月经不调者需随症调经：如经来腹痛加乳香5g，没药5g；月经色黑加桃仁10g，红花5g；经前乳胀加青皮、刺蒺藜各10g；带多属湿热者加萆薢30g，车前子10g；肾虚腰痛加杜仲10g，川续断10g，龟甲10g（先煎）。病程日久，久治无效，强调痰瘀同治的同时注意补益肝肾，即六味地黄汤加枸杞子20g，龟甲10g（先煎），鹿角片10g（先煎），海马粉3～5g（吞）。并需连服1～3个月，持之以恒，定能换颜。

学生：颜面斑疹是影响容颜的面部皮肤病，一般由皮肤科专业医师进行治疗，有的去美容院请美容师调理，而老师既不是皮肤科医师，又不是美容师，却治疗起女性颜面斑疹，这是起于何因？您对治疗此病有什么讲究？请老师解惑。

老师：在2003年有一女性，自认为患痤疮，服用中西药及敷面膜治疗，不见好转，后经我用清肺解毒、活血祛风之法而治愈。此后有较多的女性患者求治颜面斑疹之病。

对于此病的治疗，有人认为是肝肾虚、损、瘀、郁所致的脏腑阴阳失调之病，用金匮肾气丸、逍遥丸、大黄䗪虫丸加减运用，收到一定效果。我认为此法对久治不愈的黑褐色斑疹，中老年人是适宜的，而对于青年或中年女性颜面斑疹则非所宜。我遇见的患者以青、中年女性为多，在临床治疗中体会到肺火旺逆，血热瘀毒为基本病机。因此治重在肺，从肺论治；强调瘀毒，重在清火。掌握和认识了女性颜面斑疹的病机与治则，然后选方用药，只有这样才能得心应手，立竿见影。

学生：您讲了"治重在肺，从肺论治；强调瘀毒，重在清火"的治则是治疗女性颜面斑疹的关键，但我尚不明白其中道理，尤其是"从肺论治"还是第一次听到，请释疑。

老师：中医对病机的认识皆从临床实践所得。通过四诊然后辨证分析。颜面居人之首，是人之上部，颜面之病皆为上焦所属，肺位最高，称"华盖"，肺与颜面皆位于人之上焦，此其一。肺朝百脉而主治节，即全身血液都通过经脉而会聚于肺。《素问·经脉别论》曰："食气入胃，浊气归心，淫精于脉，脉气流经，经气归于肺，肺朝百脉，输精于皮毛。"这里告诉我们经消化吸收后的营养进入血中，通过经脉到肺进行气体交换，然后输送到全身，并将精气输布于皮毛。而《灵枢·邪气脏腑病形》说："十二经脉，三百六十五络，其血气皆上于面而走空窍。"因此，肺朝百脉，百脉之血气皆上于面，故肺与面息息相关，此其二。肺在体合皮，其华在毛。皮毛，包括皮肤、汗腺、毫毛等组织，是一身之表，依赖于卫气和津液的温养和润泽，成为抵御外邪侵袭的屏障。《素问·五脏生成》说："肺之合皮也，其荣毛也。"由此可知，肺与皮毛是相辅相成的，皮肤致密，毫毛光泽，抵御外邪能力亦强；反之，肺气虚，卫外不固，容易感冒，皮毛憔悴枯槁，腠理闭塞，卫气郁滞，邪毒外侵易生疮发疹。因此，肺与皮毛、腠理相合，此其三。正是由于肺与颜面、皮肤这种关系，因此"从肺论治"是无可否认的法则。

由于病变以红疹散布为主，反复发作，又有瘙痒感，时有感染化脓，又以中、青年女性为主，所以风热邪毒入侵颜面、皮肤为发病的基本外因；同时，常伴夜间口干，晨起口苦，或月经不调等症，此为内热上扰之象，为发病的基本内因，内外合邪，故当重在清火。由于火热内扰，致气血瘀阻，气滞血瘀，日久酿而为邪毒，故瘀毒表现亦十分明显，如日久颜面部出现黑褐色斑疹、瘢痕，有时出现月经量少而色黑有血块、大便不畅等。因此，在治疗中要强调瘀毒致病。

学生：通过您的病机分析，并以《内经》的中医基本理论加以引述，我完全明白了"从肺论治"的治疗思想。同时，目前中、青年女性由于饮食不节、生活无序等因素带来许多难治之症，如消化不良、失眠、抑郁症等，而颜面斑疹虽是小病，但其实是众多疾病的反映，所以我认为颜面斑疹要全面调治，除肺之外，是否还要调理其他脏腑？

老师：你认识了"从肺论治"的道理之后，又提出全面调理其他脏腑，此话讲得非常正确，亦是我要告诫你的一个问题。任何疾病都不能偏于一说，或固执己见，尤其中医治病，强调整体观，所以你提出的全面调治是对的。如斑疹久治不愈或斑疹变黑褐色，留下瘢痕，就需从肝肾调治入手，强调补益肝肾能收到较好效果。前人亦有这方面经验，如《外科正宗》中说"鼆黑斑者，水亏不能制火，血弱不能华肉，以致火燥结成斑黑"，治用肾气丸配活血化瘀之品。若脾虚肝郁，斑疹此起彼伏，心情忧郁，纳食无味，常需调理肝脾，治用逍遥散加味。若心血不足，夜寐不宁，心烦，心悸，颜面斑疹时隐时现，需养血宁心，交通心肾，治用交泰丸合归脾汤加减，或柏子养心丸亦可。而在调理五脏六腑时，必须密切观察颜面与全身状况的变化，做到辨证施治。

学生：本案强调"从肺论治"，请老师对处方用药做一方解，以便我今后能灵活应用。

老师：我前面已经讲了"治重在肺，从肺论治；强调瘀毒，重在清火"的治疗原则，因此用桑白皮、桑叶、桑椹"三桑"以泻肺、宣肺、养肺。桑白皮以皮行皮，甘寒之品，为泻肺平喘、行水消肿之药，在此用其祛颜面之水湿，清肺中之热邪。《本草纲目》中说:"桑白皮,长于利小水,乃实则泻其子也,故肺中有水气及肺火有余者宜之。'十剂'云,燥可去湿,桑白皮、赤小豆之属是矣……桑白皮、地骨皮皆能泻火从小便去,甘草泻火而缓中,粳米清肺而养血,此乃泻肺诸方之准绳也。元医罗天益言其泻肺中伏火而补正气,泻邪所以补正也。"由此可知,桑白皮为泻火燥湿而不伤正之品,颜面斑疹多由湿、火所致,故用之颇宜。桑叶祛风清热,凉血润燥,入肝肺二经。《医学正传》有单味桑叶治皮肤疱疮的记载。《本草求真》载:"清肺泻胃,凉血燥湿。"故桑叶功效颇合用于颜面斑疹的治疗。许多斑疹发病由风盛血热,血虚血燥所致,故颜面皮肤干燥瘙痒,继而出现斑疹;桑椹滋补肝肾,养血润燥。《本草经疏》谓:"桑椹,甘寒益血而除热,为凉血补血益阴之药。"它为滋润颜面皮肤之剂。此三味药为本方之主,不可缺一。赤芍、牡丹皮、丹参凉血祛瘀,白花蛇舌草、人中白、人中黄、青黛解毒清热。白芷助桑叶以祛风止痒,芦根、西洋参助桑椹养血润燥以清热,柴胡、黄芩清泻肝火,疏肝泄热,以防木火刑金之变,制大黄有活血祛瘀、凉血排毒之功,因此亦可随症加用,尤其便秘不畅者为必加之品,因肺与大肠相表里。所以本案方药,味味着实,箭无虚发。

学生:听了老师对本案的方解,明白了用药的道理。在最后还有一些饮食方面的宜忌及随症加减的方法,请进一步给予指导。

老师:对于治病我一直以来奉行的信条是"药治不如食治,食治不如神治",即第一是精神调节,第二是饮食调养,第三是药物调治。而学医的学生或初涉医林的医生,往往把药治放在第一位,或学习老师经验方,或收集古今验方等。当然治方是重要的,但不是唯一的、最重要的。而从防未病的角度,从积极治疗疾病的角度来看,当先神治,再食治,然后药治。所以,对颜面斑疹的治疗除了在精神上放松外，饮食忌宜非常重要，有的人就是吃出来的，只要禁食某种食物，病就不治自愈了。在精神方面首先要树立起彻底治愈的信心，由于容貌的损害，有的人常伴随忧郁，不愿见人，有的人不愿面对镜子，日久造成精神上的创伤，因此对患者精神、情志上的疏导非常重要。饮食需清淡而以多汁液、多维生素的新鲜蔬果为主，少进或不进厚味甘腻、辛辣热燥之品，这在本案的医嘱中均有所体现。

关于随症加减的问题，首先必须在专病专方的前提下随症加减。其次，值得一提的是女性的月经情况，因为女性颜面斑疹的发病与其月经有着密切的关系，两者之间往往相互为病，即许多女性颜面斑疹往往伴随着月经病，因此调经可以直接或间接治疗颜面斑疹。在临床上，月经病患者，常可见到颜面斑疹。

山重水复疑无路，春满杏林到橘井——崩漏辨治

某患者，女，30岁，湖南人。2002年10月4日（系上个月月经干净后第12日），在无明显诱因情况下出现阴道出血，血色鲜红，呈小块状，且淋沥不断，腰背略感酸痛。10月5日，经人介绍去药店购乌鸡白凤丸2盒。服后病情未见好转，反而加重，出血量逐渐增多，血色更红，胃纳渐差，短气乏力，四肢重滞。10月10日前往市妇幼保健院求诊。尿绒毛膜促性腺激素检测及阴道、子宫、附件B超扫描结果：尿绒毛膜促性腺激素阴性，B超提示宫腔积液伴宫内光点密集，诊断为功能失调性子宫出血（简称功血）。建议住院治疗，因患者经济困难，无钱住院，遂拒绝。10月11日，求诊于某医学院附属医院。体检：外阴无殊；阴道通畅，内见中等量血液；宫颈轻度糜烂；子宫前倾位，略大，无压痛；双附件区未见明显压痛，亦诊断为功血。行刮宫术，并给予青霉素1天640万单位，连续注射3天；催产素（肌内注射）；益母草冲剂2盒、米索前列醇2盒、头孢拉定胶囊、甲硝唑片等；另配中药（具体药物不详）。嘱3日后复诊。术后血量有所减少，但仍淋沥不尽，诸症不减。10月13日复诊，B超复查结果是子宫前位，大小正常，实质回声均匀；两侧附件未及包块。超声印象是宫颈肥大。给予立止血（巴曲酶）（肌内注射）、宫血宁、氯甲苯酸片、甲羟孕酮片。服药期间一直注意保养休息，但阴道出血仍不止，未见丝毫好转。又服民间草药未效，故来院求诊。

患者阴道出血不止，面色苍白，头晕目眩，神疲体倦，气短懒言，胃纳不佳，腰背酸软，夜寐不宁，舌淡苔薄白，脉沉细而

数。从症分析，患者属邪未尽而本已虚之本虚标实之崩漏，治宜止血为先，稍佐固本之品。处方：墓头回 30g，仙鹤草 30g，血余炭 10g，花蕊石 30g，赤芍 10g，炒茜草 10g，炒牡丹皮 10g，焦山栀 10g，黄芪 30g，炒黄芩 10g，升麻 10g，水牛角片 30g，炮姜炭 10g，生地黄 30g，5 剂。

5 日后复诊，自诉服药至 3 剂血止，诸症渐消，遂服完 5 剂，来院要求善后调理。给予补气养血、调补肝肾之剂，用十全大补汤加枸杞子、杜仲、大枣，5 剂。11 月 11 日登门追访，病已痊愈，康复如初。

学生：患者经多家医院、多种方法治疗未效，最后以中医辨治告愈，以前的治疗是否前功尽弃，或是治疗失误？

老师：任何疾病都需在诊断明确的前提下治疗，应该说西医的检查和治疗对本病是有一定帮助的，给以后治疗带来一些方便，因而应当一分为二地分析前医的各种检查和治疗，不能一概否定，甚或有诋毁的言论。以前的治疗不是前功尽弃，亦不能说是治疗的失误，只是我们的治疗有其特色和经验，故值得总结和介绍。

学生：请老师谈谈该病病名、诊断和治疗，在该病的治疗中有何特色和经验？

老师：此病称为"崩漏"，确切地说是"漏下"证，是指妇人不在行经期，阴道大量出血，或持续下血，淋沥不断，又称"崩中漏下"。一般来势急迫，出血量多的称为崩，犹如山崩之急暴；来势缓，出血量少的称为漏，犹如铜壶之滴漏。但本病虽非急暴，然而出血淋沥不断，持续不止，所以笼统称为崩漏也是正确的。在诊断上，由于患者辗转多处医院，久病不愈，正气渐衰，出现面色苍白、头晕目眩、神疲体倦、短气懒言等一派气血亏虚之证；又因出血不止，血色瘀紫，病邪未尽，故为本虚标实之崩漏。在治疗上，当以止血为要务；以各种不同的角度和方法达到止血的效果，这就是中医治疗的特色。在本方中用了5种止血之法：一是凉血止血，使血见寒则凝，药如墓头回、焦山栀、黄芩、水牛角片、生地黄；二是收敛止血，使血见黑则止，药如血余炭、炮姜炭及方中的炒制药；三是活血止血，使血止而不留瘀，药如花蕊石、茜草、牡丹皮、赤芍；四是补气摄血，"气为血之帅"，气足则血归其道，药如黄芪、升麻、仙鹤草；五是温经止血，使血止而阴血自生，药如炮姜炭。五管齐下，从不同的角度为着止血的目的而努力，所以能达到迅速止血的效果。其中选药可以领悟到医者的经验，如墓头回、仙鹤草、黄芪、升麻、炮姜炭的应用，值得思考。

学生：墓头回、仙鹤草、黄芪、升麻、炮姜炭这些药，我翻阅了有关书籍，只知道它们的功效和主治，但不知道老师有何新的见解？请告之。

老师："用药如用兵"。对于许多临床经验丰富的老中医，我们要去琢磨其处方用药，这一点对于侍师临证的学生尤为重要。墓头回在方之首，为方中之主药，墓头回性寒，味苦而酸涩，此药止血甚效。民间流传着一个小故事：一名医路过墓地，此时有一口棺材抬过，他见棺材中漏出鲜血，急叫停下，问死者可是妇人？回话说是。医者顺手拔起草药，嘱其煎服，果然，服下之后，"死人"竟然活了。由于这种草药救了从墓边头回来的人，故后人称为"墓头回"。由此可知此药之伟效，故为主药，方中之君也。用于此病十分重要。

仙鹤草，中药专著上多记载其止血之功，亦归属于止血药类。其止血之功固然重要，但民间又称其为脱力草，民间常配大枣治疗气虚乏力之证，因此在方中应用，起着一箭双雕的作用，既止血又补气，能加强黄芪的补气效果。

黄芪配升麻取补中益气汤之义，脾统血，气虚不能摄血而致出血不止，当用黄芪补气，用升麻升提，即所谓"统血归脾"之义；同时，升麻又有凉血止血之功，前人有经验"贫困之人用不起犀角，即用升麻代之"，故配合水牛角片以增其效，升麻这味药起着事半功倍的效果。

炮姜炭，味苦，性温，为温经止血之要药，方中用炮姜炭药量之大，一般人多畏之，尤其出血不止之证，更不敢多用。但从患者病程较长，出血较多，阳气较虚，以及大队寒凉收敛止血之药的应用考虑，用此剂量并不为过。但这里也告诉大家，一般用量为 3 ～ 6g，非有胆量和经验，请勿过量，以防适得其反。

学生：此病治疗的全过程我已清楚，但关于崩漏的治疗，因多是急重之证，我们一碰到就会感到束手无策，无从下手。请老师讲解一下崩漏的常规治法。

老师：这个问题，古人早设计了常规治法。《女科经纶》说："初用止血，以塞其流；中用清热凉血，以澄其源；末用补血，以复其旧。若只塞其流，不澄其源，则滔天之势不能遏；若只澄其源，而不复其旧，则孤阳之浮无以上。"简言之，即"塞流、澄源、复旧"之法。再具体分析一下，我们治疗该病的全过程，初诊时主要用塞流、澄源之法，复诊时主要用复旧之法。复旧之法，主要是善后调理，重在扶正固本。

学生：我明白这个病案辨治的全过程，然而老师所议主标题尚未完全明白，请释题，以解其意。

老师："山重水复疑无路"，下句是"柳暗花明又一村"。今将下句改写成"春满杏林到橘井"，这主要是提示用中医中药的方法最后解决了问题。"杏林""橘井"是自古用来颂扬中医药的代称。古时，董奉为人治病，从不计酬，凡病愈者，植杏树一株，日久杏树成林，说明董奉医术高明。由此，凡中医治病得愈者，常用"杏林高手",或"杏林妙手"称颂之。"橘井"亦是颂扬中医之典故,古时,葛公仙逝前,告其母,明年必将大疫,屋前井水与橘叶能治此疫。翌年,果如其所言,其母即用井水、橘叶愈此大疫,故后人有"橘井泉香"之誉。讲了这两个典故,我想你一定明白我主标题的意义了。

降脂活血克"三高"——高脂血症的辨治

胡某，男，35 岁，企业干部，2005 年 4 月 20 日初诊。

患者在体检时发现脂肪肝伴高脂血症。因其不愿服西药的降脂药（认为有毒性和不良反应），而欲中医来根治其病证，故要求中医诊治。症见体形肥硕，颈短身矮，腹部稍隆，四肢粗大，上肢潮湿，手心热，纳差口苦，大便时烂而溏，小便量少，但夜间尿频，面色灰白，自诉少气乏力，口干而黏，动则气促，心跳明显，喜食肥油之品，如猪蹄、油炸食品及甜食，不喜欢蔬菜和水果，无饮酒、吸烟嗜好。经常自汗淋漓，尤其小劳则出汗不止，既怕热又怕冷，不能冬更不能夏，脉濡而沉，舌淡而胖嫩，边有齿印。因已做过体检，故未再做检查，自己亦不为此而苦，只要求降低血脂。以当时所见，证属气阴两虚，痰瘀内结，治宜益气养阴，治痰化瘀，用自拟方降脂活血汤加减：茵陈 30g，虎杖 15g，绞股蓝 30g，三棱 10g，莪术 10g，丹参 30g，赤芍 15g，炙鳖甲 10g（先煎），生山楂、炒山楂各 30g，10 剂，水煎服，1日 1 剂。并另配牛黄粉（人工牛黄）20g，水蛭粉 50g，西洋参粉70g 共为细粉，用 0 号胶囊套服，1 日 3 次，每次 5 粒。

嘱其连服汤剂配胶囊 1 个月后复查。并宜多参加体力劳动或体育锻炼，即少静多动；饮食宜多进新鲜蔬果，尤其是清淡之物，如萝卜、笋、瓜类（苦瓜、青瓜、冬瓜、南瓜）、茭白、芹菜、西瓜、桃、梨等，少进油炸、爆炒食物及糖果蜜饯和海鲜，做到少荤多素，少肉多鱼，少炸多焐。

10 天后复诊，自觉全身有力，精神好转，尤其口苦、口干、口黏症状明显减轻，出汗、尿频、烦热有所改善。以前方增减：

茵陈 30g，虎杖 30g，石菖蒲 10g，杜仲 10g，怀牛膝 15g，三棱 10g，莪术 10g，赤芍 15g，绞股蓝 30g，西洋参 5g，鲜石斛 30g，黄芪 30g，山楂 30g，决明子 30g，莱菔子 10g，10 剂。

20 剂后，自觉症状明显改善，即在原方基础上增减，若自汗不止加黄芪、防风、白术（即玉屏风散），大便溏泄加诃子炭、石榴皮、川黄连、葛根，胃纳不佳加莱菔子、神曲、谷芽、麦芽，腰酸乏力加杜仲、怀牛膝、龟甲，嗜睡疲倦加石菖蒲、川贝母、茯苓。

前后连服 40 余剂（原定 30 天为 1 个疗程），于 2005 年 6 月 3 日做血生化检查，均正常。建议停药并予茶剂调理：绞股蓝 10g，生山楂 15g，每日泡茶代饮。据 2006 年 6 月复查血生化，血脂一直未升高。

学生：高脂血症是目前非常多见的病证，而且有所谓"三高症"（即高血脂、高血压、高血糖）是目前的时尚病，尤其好发于干部层、白领层及老年层等，请老师讲一下高脂血症的有关中医认识和概念。

老师：随着社会、经济的发展，人们的饮食结构及生活习惯的改变，"三高症"越来越多。就高脂血症而言，是指高脂蛋白血症，由多种原因导致脂肪摄入、吸收、合成、降解、排泄等代谢环节的某种异常，而引起血浆中以脂蛋白为基本存在形式的脂质浓度超过了正常高限所造成的一种常见病证。其分外源性与内源性两种原因，摄入过多脂肪物质为外源性；体内代谢环节异常为内源性，目前常见为外源性引起的高脂血症。临床表现颇为复杂，常见乏力、短气、胸闷、肥胖、口黏、苔腻、舌胖嫩、脉濡滑。其病因病机亦较复杂，发病前即有潜在的或某种疾病所致明显的病理变化，这种病理变化多与素体禀赋、饮食习惯、精神状态、起居劳逸等情况密切相关，造成肾虚、肝郁，影响心血与脾运，所以中医对高脂血症的认识是肾虚，肝郁，心血瘀阻，脾运失职为基本病理变化，而脾为病之始，肾虚、肝郁为病之变，心为病之终，这是高脂血症发生发展的全过程。在此发病的全过程中，无不始于脾失健运，滋生湿浊，导致饮遏胸阳，瘀阻心脉成为最终转归。从其病变和临床表现看属于中医"痰饮""湿热""肥胖""气虚""肝郁"等病证的范畴。病本为虚，邪留为实，故为本虚标实，虚实夹杂之证，本虚以脾、肾、肝为主，标实以痰瘀阻络为患，所以高脂血症为痰瘀同病之证。

学生：现在临证有许多患者是经西医检查后来就诊，如血压高、血糖高，肝功能不正常，肾功能不正常，要求中医来解决其检查中的问题，这个病例也是因血脂高而要求中医来降脂。像这种情况，我们中医如何来辨证施治，是否有特效的方药？请老师谈一谈如何对待这样的患者。

老师：你谈的问题是目前中医临床上经常碰到的问题，很现实，又很实际，如何对待呢？值得讨论。我认为，一是充分运用中医的四诊和各种辨证方法，进行辨证施治；二是专病专方与辨证施治相结合，提倡中西医结合。

四诊是收集临床资料的手段，以利于辨证施治。望、闻、问、切是中医传统的四种诊断方法，在传统诊断方法的基础上，参合中医特殊的诊断方法，如指甲、耳郭、察目、掌纹诊断法。尤其是西医明确诊断的病证，往往有特殊表现。如本案患者有体形、面色、嗜好、舌、脉的种种表现，进行综合分析，用中医八种辨证方法（六经、八纲、四层、三焦、脏腑、病因、气血津液、方剂辨证），按需选用。

八种辨证方法给我们临床辨证提供了广阔思路，如本案运用了病因、气血津液、脏腑及八纲辨证的方法。病因辨证是饮食、劳逸所伤，患者过食甘肥之物，生活安逸不劳，造成"饮食自倍，肠胃乃伤"而致脾失健运，痰湿内阻。过逸则气惰，劳逸失当，使气血、筋骨、肌肉失其常态，形成体形肥硕、颈短身矮等肥胖的体态，这是标准高脂血症的体形。气血津液辨证是指痰瘀的病机，气虚乏力，气滞腹胀，气不行则血滞为瘀、津液停聚，津液停聚一是变生水肿，二是痰饮，造成痰瘀内结，形成痰瘀同病的基本病理变化。脏腑辨证是脾、肾、肝、心四脏的病变，肾虚，肝郁，脾失健运，心血瘀阻。八纲辨证属里证，阳虚阴盛，虚中夹实，寒热错杂之证。高脂血症的辨证方法必须灵活选用，对于此类患者由于其没有明显的临床症状、痛苦及主诉，只因检查指标不正常而就诊，所以要诊断、辨证，医生必须根据四诊去收集患者的症状，然后用中医各种辨证方法来辨证。只有正确的辨证，才能对症下药，这就是辨证施治。

随着医学科学的不断发展和中西医的互相渗透，近代与现代中西医学家，对西医的病症采用中医的治疗方法，出现了专病专方，就是经临床验证对某一病症有特殊治疗作用的固定方药，如中药中的萝芙木能降血压，黄连能降血糖，银杏能降血脂，其他如羚角钩藤汤能平肝降压，玉液散能养阴降糖，泽泻降脂片能降脂化痰等。这些方药对某一病症有针对性的治疗作用，但必须强调与辨证施治相结合，在专病专方基础上，根据辨证精神，随症加减，不能死守专方。否则，有专方不如无专方，要做到"有守有变，变通不居"。

学生：老师说的两条原则，其实是一条原则，就是强调辨证施治，即使有专方亦要辨证施治。就本案来看，老师是否用了专病专方与辨证施治相结合的方法，请释疑。

老师：你说得基本正确，是专病专方与辨证施治的结合，但这个专方不是大家公认的专方，亦不是凡高脂血症皆可用的专方，而是高脂血症中普通证型的一个专方。

在案中我已明确指出降脂活血汤，这是专病专方，其实是化痰活血汤，因我一直以来将"血中浊脂"按痰论治，祛痰即降脂，降脂能祛痰。为了突出高脂血症的治疗方药，所以命名为"降脂活血汤"。其主要药物组成：茵陈30g，虎杖30g，绞股蓝30g，丹参30g，三棱10g，莪术10g，山楂30g，泽泻30g，陈皮5g。在此方基础上随症加减。本方由两大类药物组成，即降脂化痰药泽泻、茵陈，活血化瘀药丹参、三棱、莪术；痰瘀同治药虎杖、山楂、绞股蓝。所谓痰瘀同治指既能活血化瘀又能化痰降脂，如虎杖有利湿化痰之功，又有活血通络之能；山楂既是消食化痰之品，又是活血化瘀之药；绞股蓝既能降脂化痰，又能益气活血，是心血管疾病普遍推广的中草药，临床应用还有清热解毒之功。所以，本方是典型的痰瘀同治方，主要用于肥胖型脾虚肝郁一类的高脂血症。

一般单纯性高脂血症可以照方套用，若伴随其他病证需随证加减，如伴脂肪肝需加炙鳖甲、柴胡、郁金、广木香；伴冠心病需加降香、檀香、葛根、川芎；伴轻、中型糖尿病（2型）加川黄连、桑白皮、天花粉；伴阿尔茨海默病加石菖蒲、川贝母、远志；伴高血压加黄芩、杜仲、甘菊、珍珠母；气虚乏力加黄芪、山药；脾虚湿滞加茯苓、薏苡仁；肾虚畏寒加炙桂枝、巴戟天；肝郁血虚加当归、川芎；纳旺便烂加川黄连、葛根；夜尿频数加益智仁、山萸肉；便秘烦热加决明子、莱菔子。

学生：除降脂活血汤外老师还另配胶囊剂（牛黄、水蛭、西洋参），请谈谈胶囊剂的用意。

老师：配用胶囊的目的是加强汤剂的效用和补汤剂的不足。多选用少而精、药效卓著的药材作为胶囊剂内容物，如牛黄、三七、血竭、蜈蚣、穿山甲、川贝母、冬虫夏草、藏红花等，皆宜选用。由于患者伴有脂肪肝，同时气虚症状明显，所以在汤剂中加了赤芍、炙鳖甲以柔肝软坚，在胶囊中用牛黄利胆养肝，解毒清热，用水蛭活血破瘀，散结排浊，再配西洋参益气养阴，使祛邪不伤正。在临床上祛痰化瘀的同时必须顾及"祛痰能耗津，祛瘀能损血"，故在此用西洋参十分必要。在二诊时汤剂中我还加黄芪、石斛、西洋参，其用意亦在于此。这点在临证时往往容易忽视，故这里特别提醒你，请能记住！

学生： 本案虽然血脂降至正常，病告成功，但要这么长时间的治疗，又有这么多的禁慎可能患者不易接受，不知老师有何更简易的捷径？

老师： 今天讲的就是捷径，简易的方法，如此病证，非一日之功能愈，天下亦无此妙手。这类病亦非一日而成，只有"水滴石穿"的精神，才能治愈此病。黄河泥沙淤积，最后泛滥成灾，泥沙淤积是日积月累而形成的，高脂血症亦如黄河中泥沙一样，无非是血脉河流中的垃圾堆积，所以治理黄河这么困难，治高脂血症亦如治理黄河一样，因此首先要告诉患者堆积此病的危害性，治疗的复杂性。有谚曰"病来如风火，病去如磨墨"，因此，像高脂血症若经 30 天（1 个月）的不间断治疗，能达到降脂的效果，已经是很好了，而且还需巩固治疗。

除药治外，饮食、劳逸亦十分重要，尤其需参加必要活动及清淡饮食。这在案例中我已做了介绍，但需谈一谈饮食方面"少炸多焐"的意义。这是我地民间和餐馆中经常出现的饮食方法即"焐"，我地有"六焐菜"：饭焐萝卜、饭焐白菜、饭焐茄子、饭焐茭白、饭焐南瓜、饭焐芋芳。焐，是将原菜洗净去杂后，直接清蒸（时间不能过长），然后加调味品服食、佐餐的一种烹饪方法，一般是在煮饭时同时放入，所以又称饭焐某某。这样做有两个好处：一是时间能控制好，即煮饭中的一段时间就够了。二是能得饭中谷气，有健脾益气之用。对于高脂血症患者，吃饭焐菜是较理想的方法，故需随时享用，这里特做详细介绍和说明。

异功散治中调五脏——记多病缠身、带病延年的百岁老人

谢某，男，85岁，杭州某公司技术员，1988年5月初诊。患者1968年因胃出血反复不愈，在杭州某医院做胃次全切除手术后，退休回老家（绍兴）养病。

老人年过八旬，面色苍白，个子矮小，体形消瘦，语音低微，时有短气不续现象，行走手拄拐杖，由保姆陪同来院求诊。平日喜食素食，量不多，要求新鲜，并亲自监督保姆做膳，要求清洁、卫生、干净、无异物。全身洁净，善谈多言，常谈古论今，还会瑜伽，能盘腿打坐，轻松自如，手指活动灵活，两手掌对峙，五指相对，掌心对掌心，两中指能顺利地穿过环指与示指，如此小技，观之，个个称奇。经检查，血常规检查提示轻度贫血；心电图提示冠心病、期前收缩；低血压。尿常规检查提示尿血（不明原因），有时有尿蛋白。肝功能、肾功能正常。胃次全切除术后常消化不良、胀气，有时便秘。肺功能较差，常气喘、头晕，动则更甚。因此年过八旬，多病缠身。

初诊：面色苍白，四肢无力，纳食不佳，胸闷心悸，动则气喘，脉濡，舌淡白无华，少苔。此为脾肾不足，气阴两亏之证，用异功散合生脉饮加减，处方：党参15g，白术10g，茯苓10g，炙甘草4.5g，川芎15g，丹参30g，黄芪30g，麦冬10g，五味子5g，大枣30g，陈皮5g，甘草4.5g，3剂。患者做事非常谨慎，一般开药3剂，不愿多开，要求多诊，因其离医院较近，可以经常就诊。复诊诉药后稍有改善，继续用原方出入加减。一般以首诊处方为基本方，若感冒即停服，改用荆芥、防风、苏叶之类解

表；纳差无味去党参加太子参 30g，谷芽、麦芽各 15g；心悸气喘加紫石英 30g，沉香曲 10g；尿血加墓头回 30g，白茅根 30g；有蛋白尿加黄芪 30g，益智仁 10g，山萸肉 10g；便秘另吞麻仁丸 10g，便顺停服；期前收缩明显加苦参 10g，丹参 30g，夏月加西洋参 3～5g，冬季加别直参 3g（嚼服）；贫血嘱其赤小豆、花生肉（带衣）、莲子炖粥服食；夏季告知以刘寄奴 3g 开水泡茶代饮，1 日 1 次，以清暑解渴。如此调治至 1995 年，因其住地城市改造拆迁，此后一直未来就诊。当时从患者中打听，杳无音信，以为年过九旬，可能病故。

2003 年九九重阳节，在本地电视台节目中，偶然看到采访该老人的录像报道，这时其已 100 岁，从电视节目中看到，其尚在世。虽然显得老弱，但精神尚可，在电视节目中，还表演了瑜伽，后从电视台打听，知道其新住址。我打电话给他，他言语清晰，告知因离医院较远，故未来我院看病，一切正常如故。约过了 2 年，即其 102 岁，从报纸讣告上得知其仙逝。

学生：老人有这么多病，又年过八旬，最后还活到 102 岁，这里是否有中医治疗的因素？请老师谈谈对带病老人的治疗问题。

老师：在临床上我们经常可以看到、听到年过八旬老人的陪同求诊亲属的要求：年龄大了，不要多检查，不要多配药，不要多花钱。一句话，要医生简单应付一下，以表示他们子女的心意就好了。其实，这种想法和做法是错误的，也是不应该的。医生一定要认真地看好每一个患者，不论老幼、贫富、贵贱，均需一视同仁，履行我们的责任，即"救死扶伤，治病救人"，不能被患者及其家属所左右。

患者年过八旬，又有这么多疾病，但他有治病康复的要求，我们要认真诊治，所以我们的治疗起了很重要的作用。尤其对老年病的治疗要多方思索，一般以调补脾肾为主，而肾虚虽是病之本，但后天的调理显得更为重要，因为高龄老人五脏六腑皆衰，在这种情况下调补脾胃是最基本、最重要的方法之一，即中医所谓"四旁失守，当治其中"的道理。在本案中异功散（即四君子汤加陈皮）为基本调理方，再按症加减；异功散是调理脾胃，健脾益气之剂，对老年人是非常适宜的方剂。因此凡多病缠身，无方可用的情况下，"治中"是基本方法。

治中，即调理脾胃。患者主要临床表现：胃纳不佳，大便或溏或秘，四肢无力，面色无华，舌淡少苔，脉沉濡。凡食不知味，或饮食不进者尤为主症。俗话说"老人靠饭力"，就是说，不进食，就无力，中医所谓"得胃气则昌，无胃气则亡"，就是这个道理，所以治中是带病老人治病的根本。

学生：老师的一番教导，使我明白应该怎么做一个好医生及了解治疗带病老人的基本方法。是否多病缠身的老人只要"治中"，调理脾胃就好了，还需要其他方法吗？如有肾病、肝病、肺病是否亦要治疗？

老师：你这个问题提得很好，而且全面。我说"治中"，有两大含义：一是在五脏六腑皆衰退时，当以治中为首务；二是该病案中老人原是胃次全切除，本身脾胃受损，应当注重调理中焦。所以你提出的若有肝病、肾病、肺病当然亦需针对性地治疗。在本案中因老人有冠心病、期前收缩、低血压，所以亦有治心脏病的方药，即黄芪生脉饮（党参、麦冬、黄芪、五味子）。凡老年有多种疾病者，要做到面面俱到，多多益善，然而需突出重点，即哪一脏腑病证比较明显，就要重点辨治，做到有主有副，客主分明，不能"胡子眉毛一把抓"。就本例来说，在前后六年余，有时因感冒，就治肺为主，当宣肺解表；有时肾不纳气，气喘不止，就补肾纳气，这方面的内容在随症加减中均有说明。有一次患者尿血不止，尿中红细胞（+++），当时怀疑可能是膀胱肿瘤，建议做 B 超，但 B 超提示膀胱无占位性病变。因此，改用大剂利尿止血之剂。用墓头回 30g，蛤粉炒阿胶 10g，仙鹤草 30g，大蓟、小蓟各 30g，西洋参 3g，枫斗 10g，连服 10 剂，才慢慢血止。所以，要急则治标，缓则治本，五脏有病，治中为先，这样对带病老人的治疗就比较全面了。

学生：本例中，老人虽多病，然能活到 102 岁，我想除中医药调治外，还有其他养生之道，如瑜伽之类，不知老师如何看待？

老师：对！他有养生之术。但就其病而言，还需要有养病调病之术。他能尽终天年，我总结认为，一是养生术，二是疗病术。养生术，如其年过八旬还能双脚盘腿打坐，而且轻松自如，手指能灵活如愿，这与他几十年不断锻炼是分不开的，同时这个老人非常乐观自得。我认为，他的养生术是绍兴养生格言"动静乐寿"的具体典范。"动静乐寿"四字养生术是在绍兴山里的摩崖石刻，为明代绍兴知府汤绍恩所书。所谓动，即为运动、活动、劳动、体育等人体动作，亦就是"生命在于运动"的含义，老人虽年逾八旬，但自行来院看病，还要做瑜伽及多种小技巧动作。静，即心境宁静，老人心态很好，善谈古今。乐，即快乐、乐观、欢乐，心情愉快；老人对人非常和气，虽一人生活，但有保姆相伴，生活充满快乐。因能做到"动、静、乐"，故"寿"逾百岁。这是其养生术。其实我们还要学习其疗病术。

疗病术，我认为亦有四字，即"认真、放心"。认真，就诊、配药、煎药、服药非得自己操作，看病从不请保姆代言，事必躬亲，他认为只有医生看过才能对症下药；药不过 7 剂，一般以 3 剂为多，认为病易变化，而需时时更方换药；煎药虽由保姆代劳，但水之多少，煎药时间必自己掌握；服药多采取少量

多次，以细水长流，让人体慢慢吸收，这是几年来他治病服药的
基本方法。放心，对医生特别放心，与医生交流情感，关心医生
胜于关心自己，对医生的处方视如珍宝，复诊必带前方，就医毫
无隐情，倾心向医生诉说，使医生能彻底了解病情，因此他对医
生是非常放心的。这是几年来他对医生的基本态度。我认为，他
的疗病术"认真、放心"是值得学习的，亦是其所以长寿的重要
原因。

学生：老师的指点使我明白老人带病延年，寿逾百岁的两大
法术；使我明白，带病即使是不治、难治之症，亦能尽终天年，
并非得病就短命。

老师：你说得很对，尤其是"并非得病就短命"的观点我非
常赞同，并道出了我目前对长寿的认识。健康和长寿是紧密联系
在一起的，健康是无病的标志，有病就谈不上健康；长寿并非是
苟且残生地活到百年，而需有一定的生存质量。带病与延年亦紧
密联系在一起的，是相辅相成的一对矛盾，有人说带病就要短
命，不能延年；延年益寿必须无病。其实两者是相辅相成的，带
病完全可以延年益寿。本例中的老人病有 7 ～ 8 种，而且累及五
脏六腑，但由于懂得养生术与疗病术，照样如常人一样活至百
年。所以，作为一名临床医生，必须懂得"带病延年"这个医疗
宗旨。

"带病延年"的医疗宗旨对于医生、患者都有一定的指导意
义。一是医生治病，不是为治病而治病，而是为人的延长寿命而
治病。由于这个问题有许多医生、患者不认识，一味地治病，结
果是病虽灭，而人亦亡了。如癌症的治疗有一个最大误区，就是
不论其体质如何，西医往往在手术之后需做常规的化疗或放疗，
结果有的杀死了癌细胞，亦消灭了人体。我认为，应以人为本，
以延长生存时间为目的，根据具体情况，对症下药。如肿瘤患者

手术之后，体质不佳，绝不能用有杀伤性的化疗或放疗，应当扶正以祛邪，让生命延续。

二是患者就诊，不能一味地要让医生治根，即拔除病根，永久不患。其实，医生能根治的病是很少的，可以说没有的，即使阑尾炎，手术之后，似乎根治，但临床上还频频出现手术后遗症，如肠粘连、肠梗阻等，因此要求根治的想法，亦是一种误区。患者应该以要求医生针对病情，对症下药，解除痛苦，提高生存质量，同时延长生存时间为基本目的。许多患者，一辈子带病，一辈子服药，如糖尿病、高血压、肿瘤等，但亦有很长的生存时间，亦能尽终其天年，本案老人就是一个明证。所以，只要医生、患者能认识这两个问题，"并非得病就短命"的道理就清晰了。

学生：老师，"带病延年"的宗旨我明白了，但如何使患者"带病延年"呢？

老师："带病延年"主要是指一些多年未愈的难症、重症、不治之症及对疾病治疗失去信心的一类疾病，其中主要是年老多病缠身的人，必须以"带病延年"来指导我们治疗疾病。在这里需要注意的是以提高生活质量为基本目的，痛苦的生存与延命，这不是目的。

为此，我想谈以下几个问题，以供参考。

一是顺其自然。许多老年人的生活是孤单的、枯燥的，因此要改变其孤单、枯燥的生活，就要顺其自然。有的老人一辈子喜喝茶、饮酒、抽烟，对于这类嗜好，虽然有害于身体，对疾病治疗不利，如老年性慢性支气管炎，烟、酒、茶应当戒除，尤其是抽烟，但考虑到戒除了这些，可能对其生活、精神带来不利，反而不利于治疗疾病，因此我原则上对老年患者是不提倡戒除，只要求其减量一些，或买得好一些。在临床上我经常碰到有这些嗜好的人，当病重时往往自己亦不想这些东西，而当疾病转愈时，常又喜欢这些东西了，这亦提示我们病情在好转。所以要顺其自然。

二是精神调补。解除对疾病的恐惧、悲哀、忧虑或烦恼。有必要时医生要做好保密、隐私工作，如对糖尿病的恐惧，对癌症的害怕，对肝病治疗的忧虑，都得在思想上、心理上进行疏导。用"带病延年"的思想来解开他们心中的疙瘩。以关心、爱心、用心来对待患者。

三是饮食开放。对于老年人的饮食问题，必须开放，不要有所限制，尤其是久病不愈的患者，食欲不振的患者，消瘦营养不良的患者。凡其提出需要吃的饮食，必须尽量满足他（她），不要用种种理由来限制和拒绝，因为这是一种"引食自救"的现象，说明长期患病，体内缺乏、消耗此类物质，人体需要这类物质，所以要满足其要求，实行饮食开放。我曾治疗一86岁老人，血脂高，血糖高，被限制高脂肪、高胆固醇饮食，禁吃猪蹄。但老人想吃猪蹄已有几年，近年精神不好，乏力肢酸，消瘦明显，我听后即告知："回家即炖猪蹄吃，但少吃一些。"如此，吃了2只猪蹄后，诸症悉平，效非药比。

其实对本案这位老人我亦采取了这3条，没有给他清规戒律，没有任何禁忌，他自己亦十分配合，所以多病缠身亦可带病延年，寿逾百岁。

神治药治治阳痿——肾虚阳痿证治

金某，男，32岁，中学教师，2006年2月9日初诊。患者结婚1年，夫妻和睦，结婚后不能行房，欲行房而阴茎疲软，即使在妻子的触摸下，有时稍有勃起，但举而不坚，无法插入阴道，经3～4个月后，男性自觉有病，告知父母，父母盼孙心切，四处求医。经多方检查，无器质性疾病，花去巨资，未见寸效；欲罢不休，即去上海某医院（男科医院），又经多方重复检查，告知精液及诸项男性检查均无病。给予西药口服及药物局部注射，注射药后有勃起现象，但不注射就不行。以为治疗无望，回家四处打听，经人介绍，来我处就诊。

患者由父陪同前来就诊。见其性格内向，文质彬彬，问之能答。告之，年轻时有遗精，有时也有手淫但不多，并有正常勃起功能，身体素质尚好，能爬山、干重活，亦不觉太累，饮食如常，无特别嗜好（酒之类）。婚后，即使在结婚当日也不能同房，当时心情不快，妻子安慰也无用，事后3～4个月，一直没有完成性交，因阴茎不举，无法交合，在当地、杭州、上海求医无果而来就诊。经阅其各地医院报告，确无什么大的疾病。查其外生殖器发育良好，睾丸中等大小，阴茎弛垂，阴囊下垂宽松，温度偏低。无腰酸、无夜尿频数、无乏力失眠等，脉沉而缓，舌淡苔薄白。经辨证分析为肾气不足之阳痿。在精神疏导的情况下，给予补益肾气佐以疏肝之剂，处方：阳起石60g，淫羊藿40g，仙茅10g，锁阳10g，菟丝子12g，熟地黄30g，山萸肉10g，补骨脂10g，炙桂枝10g，巴戟天10g，肉苁蓉10g，附子15g，鹿角胶10g（另烊），柴胡10g，7剂。

二诊，自诉不见动情，但时有性欲冲动，然而每夜仍不能交合。即以前方加沙苑蒺藜 10g，龟甲胶 10g（另烊），郁金 10g，石菖蒲 10g，又 14 剂。

三诊，阴茎勃起不坚挺，到阴道口时即疲软下来，仍不能成功完成交合，有性交信心，欲罢不能，但力不从心。上方又 7 剂。另配自制散剂（胶囊）：海马粉 30g，西洋参粉 50g，马钱子（油炸）8g，共研细末用 0 号胶囊套服，1 日 3 次，每次 5 粒。

药后，阴茎勃起尚可，持续时间达 1 分钟多，因插入阴道时，阴道干涩，妻子叫痛而不能成功。即告知继续服药，并在行房前用红霉素软膏润滑阴道口及阴茎。

后来诊时患者非常高兴，说："照法施用，性交成功，夫妻配合默契，有时一晚欲行 2 次，时间和坚挺度都很满意。"病遂告愈。

学生：阳痿一证，临床多见之，但治之少效，尤其刚结婚就得阳痿者，往往久治不愈。而此病例，结婚后经多方治疗未见起色，而老师经 1 个多月的中药调治，竟然治愈，此中原因何在？

老师：阳痿一证，临床上分原发性阳痿与继发性阳痿，你所说的结婚后就阳痿不举多见于原发性阳痿，原发性阳痿确实难治，其病因往往是先天不足，治疗在肾。继发性阳痿，结婚后能正常生活，后因某些疾病或精神因素导致阳痿，其病因主要是五脏的失调，治疗继发性阳痿的病因，往往阳痿能愈，如神经衰弱引起的阳痿，糖尿病引起的阳痿，只要从调治神经衰弱和糖尿病入手，阳痿可自然而愈。而此病例既不是原发性阳痿（各方面检查无殊，独自又有遗精、勃起现象），又无继发性疾病导致阳痿的病因可查，所以给治疗带来困难。然而总还得查其原因进行辨证，从四诊所见，性格内向，外生殖器偏冷、松弛、下垂、萎软等，显得少男子阳刚之气，若要具体地说是介于两者之间，既有先天肾气之不足，又有后天五脏之失调，所以我辨证属于肾气不足之阳痿，从补肾气为主入手。肾有阴、阳、精、气之虚。肾阴虚有内热阳亢之象，肾阳虚有里寒阴盛之征，肾精虚有精少消瘦之症，肾气虚有作强无能之变。因该患者以作强无能而表现为阳痿不举，故从补肾气治疗而告愈。

学生：为使我能进一步了解本病的治疗经验，请老师分析该病辨证施治的方药。

老师：从临床症状看可以说只有"阳痿不举"这个主症，至于阳痿的具体分析辨证：命门火衰（右归丸《景岳全书》）、惊恐伤肾（远志丸《圣济总录》）、心脾不足（归脾汤《济生方》）、肝气郁结（柴胡疏肝散《景岳全书》）、肝经湿热（龙胆泻肝汤《医方集解》）五大分型，可以说完全对不上号。而我定为"肾气不足"，是从肾的生理功能入手分析辨证的，如按"命门火衰"辨治，除"阳痿不举、举而不坚、举坚时短"外，无"小便清长、夜尿频数、四肢不温、阴囊湿冷、腰膝酸冷、舌质淡、苔白、脉沉细或细等症"，所以要照本宣科来辨证就有困难，这就是理论与实践的区别。本案辨证认定为肾气不足，用补益肾气之法，从加强作强功能入手，用阳起石、淫羊藿、仙茅、桂枝、附子、补骨脂温煦肾气，鼓舞肾气；并加熟地黄、鹿角胶、锁阳、巴戟天、菟丝子、肉苁蓉以填精益肾，使之用之不竭，补充其有形之物。除了用补益肾气之品外，最后还加柴胡，以疏肝解郁。但从临床效果看，似见用药不足，故二诊时"不见动情"，所以加郁金、石菖蒲以加强疏肝的作用。三诊时见到"阴茎勃起"但"不坚挺"，故再加自制散剂，以加强疗效。

学生：老师的辨证分析我已明白，其中还谈到"在精神疏导的情况下"进行辨证施治，并还有自制散剂，请老师进一步讲解其中方法和药法。

老师：对于阳痿的治疗，精神疏导非常重要，尤其是新婚夫妻，常紧张，惊恐不安，或半性盲或全性盲者，导致心理上的阴影。因此精神上疏导比服药更显重要，所以在给药的同时向患者讲述阳痿的可治性，尤其年轻人的可治率是非常高的，讲述夫妻性生活的和谐配合方法，不能埋怨对方，而应爱护、安慰对方，树立信心，保持心态上放松、安静、愉悦，使夫妻生活成为日常生活中不可缺失的一部分。只有在精神疏导的前提下，服药才能起到积极配合的作用。本案中患者是教师，完全能接受并按照医生的教导去做，所以医生、患者配合默契是治愈疾病的关键。

关于自制散剂，这是我几十年来应用于临床比较有效的药物，具有兴奋性神经及扶正壮阳的作用。其中海马粉助阳益精，为血肉有情之品，能兴奋阳具，并能填精补髓，许多补肾壮阳的中成药多用此品；马钱子是有大毒的药物，有通经络、消肿块、止疼痛之功，除了用于肿毒、痔疮、瘰疬之外，也可用于阳痿，剂量由少到多，常用每次 0.01～0.03g，且必须油炸黄后研细入药，油炸的目的是减轻毒性，炸成黄色是保持一定药性，如炸成黑色或炭状不能用，用之无效。马钱子又称番木鳖或木鳖子，临床上用于治疗阳痿少见，我从其具有兴奋中枢神经系统作用，以及以马钱子为主治疗不射精、马钱子治疗癃闭的报道，体会到其能兴奋生殖系统的神经，故试用于阳痿，经几十年临床应用实践证明其治疗阳痿的功效是确凿的，故配于其中。因马钱子有毒，恐其伤正，故配西洋参以扶正益气。

关于阳痿的治疗，如果有器质性病变，必须治疗引起器质性病变的原发疾病，而临床上多见心理性阳痿，因此心理疏导显得十分重要。在药物治疗方面，到目前为止，中医药治疗尚无突破性进展，还需多管齐下，如针灸、按摩、饮食都可配合治疗，并做到生活有节，起居有常。尤其男子不宜酗酒，酒是造成阳痿、不育的一大祸害，因为长期饮酒，可使男性激素水平下降，性欲减退，日久可致阳痿。中医学认为湿热伤及肝肾，以致宗筋弛纵，而发为阳痿。本案患者无酒之嗜好，姑且不论，而今青年男性特敬告之，以防患于未然。

南天竹叶清下焦湿热兼养阴——尿血伴前列腺炎的证治

王某，男，24岁，山东人，工人。2004年6月4日慕名前来求诊。

患者经当地医院检查诊断为尿血伴前列腺炎。查见当地各家医院的化验报告及诊断，结合临床症状，诊断无误，用抗菌、消炎、止血、利尿之药，亦为常规西医用药。但因尿血不止并有明显临床症状，痛苦不堪，慕名前来绍兴我处就诊。症见小腹胀而疼痛，会阴胀垂酸痛，并有肛门发胀之大便感，尿时灼热，有时疼痛，尤其尿毕时膀胱有痛感，尿时黄时清，尿完似有余尿未尽之感，但未见尿排出。素体尚可，并显得壮实，诊脉弦滑，舌红苔薄白；伴腰酸乏力，五心烦热。在本院做尿检，血尿（++），余无殊。精液常规检查有红细胞（+），白细胞（+），精液其他项目正常。从症分析为湿热下注，邪毒未清，损及肾阴之证，治宜清化湿热，坚阴止血。处方：南天竹叶30g，青黛10g（包煎），墓头回30g，人中白、人中黄各10g，焦山栀10g，龙胆草10g，淡竹叶10g，川黄柏10g，知母10g，土茯苓30g，川楝子10g，延胡索10g，陈皮5g，甘草5g，30剂。另配胶囊剂：海马粉30g，青黛200g，牛黄粉3g（进口），三七粉100g，西洋参200g，共为1料，研细后用0号胶囊套服，每次10粒，每日3次。

开30剂药是特殊情况，嘱其随时去当地医院检查，以观疗效，并用电话告知。

2004年7月6日函告："你给我开的药我吃了几剂腹部明显

不痛了，吃到 20 剂腹部完全不胀了，吃到 27 剂，我吃了一些西瓜，排尿忽然不痛了，就这样吃完 30 剂后症状基本没有了，又去医院化验，一切亦正常了。"后于 2004 年 9 月 17 日患者又赴绍兴来我处，要求检查，以巩固疗效。检查一切正常，给予知柏地黄丸及带清化湿热处方一张，以善其后。嘱其洁身自好，保养身体，一路平安，当日回鲁。

学生：尿血与前列腺炎是两种不同疾病，老师是怎样进行辨证处方的？

老师：尿血是小便中混有血液，甚至血块的一种病证，又称溺血、溲血、小便出血。西医学中有许多泌尿系统疾病可出现尿血，如尿路感染、急性肾炎、泌尿系结石等，故不是单独一种疾病。前列腺炎是西医学的病名，是由细菌（大肠杆菌、链球菌等）侵犯前列腺体而引起的前列腺病变，可见前列腺增大，触痛明显，腰骶或会阴部疼痛，余尿不尽，或尿频、尿痛、尿急，排尿困难，或尿道有黏性分泌物排出等。它可归属中医"淋浊（劳淋、膏淋、白浊、赤浊）""腰痛"范畴。两种病证有区别，但亦有许多共同点，我们就是从同中求异的角度进行辨证施治。

其一，尿血与前列腺炎从症状表现看皆属下焦病变，与肾、膀胱相关。病位在下焦，用药就从下焦入手。其二，尿血与前列腺炎，从病因分析皆为湿热下注，邪毒未清，表现为尿时灼热痛，小腹胀垂，会阴胀痛，时有潮热，故从病因用药，当以清化湿热为主，佐以坚阴止血。其三，尿血与前列腺炎，从症状来看，如尿血、尿黄、尿频、尿急、尿痛、腰痛皆是共同表现，所以对症用药，相互为用。

从病因、病位、症状用药就成为一个完整的处方了，即任何一张处方包括病因、病位、症状三方面用药。这是秦伯未先生的处方法则。

学生：请老师结合本案谈谈秦伯未先生的处方法则的具体应用。

老师：就本案用药可以这样分析：病因——龙胆草、焦山栀、人中白、人中黄、青黛、牛黄、土茯苓（清化湿热）；病位——黄柏、知母、淡竹叶、南天竹叶（下焦、肾、膀胱）；症状——川楝子、延胡索（疼痛），三七、墓头回（尿血），海马、西洋参（腰痛）。经这样梳理之后，就很清晰地看到本案用药思路了。具体地说，清化湿热的病因用药加下焦、肾、膀胱的病位用药加临床症状用药就成为一个完整处方，面面俱到，药证合拍，思路清晰。

学生：老师，其中有些用药我不清楚，而且没有学到过，如南天竹叶及所配的散剂胶囊，请告之。

老师：南天竹叶是一味草药，目前中药房只有南天竹子，用于清肺止咳，一般配不到南天竹叶。我自1990年开始使用南天竹叶，常用于泌尿系统炎症，以清利下焦湿热为用。据《上海常用中草药》记载，它有"止血、止咳。治血尿，百日咳"之功；《湖南药物志》有治疮毒的介绍；民间经验用南天竹叶水煎治尿路感染。医友卢氏（浙江东阳名医）秘方专治肾病（急、慢性肾炎），其中主药为南天竹叶。我经十余年临床应用，认为本品有清热凉血、养阴止血之功，为治疗泌尿系统急、慢性炎症的良药，故本病案以君药用之。

其中所配散剂胶囊，目的是补汤剂之不足，并助汤剂之力。海马与西洋参为一阴一阳之品，入肾补肾，扶正祛邪；青黛、牛黄药专效宏，以助清热解毒之力，其中牛黄若用进口产品（因价高）可用3支左右，若用人工牛黄可用30g左右；三七是活血止痛之品，又能养血益肾。

再顺便提一下陈皮、甘草的应用。凡内科治病，必须照顾胃气，尤其处方需服 30 剂对胃气有所影响，故用陈皮、甘草调和胃气，不致顾此失彼。

学生：经老师分析，我完全明白了老师治疗的经验，请老师再讲讲治疗此类病的注意事项。

老师：此类病证首先要与性传播疾病进行区别，详细问清发病原因，在没有性病的前提下进行中医辨证。若是因性病引起尿血伴前列腺炎，需进行性病的常规治疗，实行中西医并治，彻底治愈性病之后，若仍有尿血与前列腺炎，这时按中医辨证，我们今天介绍的案例可以借鉴。

对老年患者，若长期尿血不止又伴有前列腺炎症状，需排除肿瘤病变，如膀胱癌、前列腺癌、肾癌等。

对尿血伴前列腺炎的防治，饮食忌宜十分重要。在治疗过程中严禁酗酒及服食热性刺激性食物、发物，如葱、大蒜、茴香、胡椒、辣椒、鸡肉、猪头肉及油炸爆炒等厚味之品；可吃一些清淡多汁、性寒凉、养阴利尿之品，如冬瓜、苦瓜、青瓜、芹菜、泥鳅、蚌类、蟹等，而虾类、带鱼不宜多吃。

在生活上注意劳逸结合，少去娱乐场所，并调节好精神状态，少思寡欲，已婚男子适度性生活，不过或过频性生活都是不正确的。

只有这样才能根治此病，并防止复发或重复感染而发病。

学生：老师，你谈到南天竹叶时提到医友卢氏专治肾病的秘方，能否揭秘告诉我们。

老师：卢氏肾病秘方组方：南天竹叶 30g，丝瓜络 15g，陈葫芦壳 30g。加减：水肿加益母草 30g；尿蛋白严重加黄芪 30g，玉米须 30g。连服半个月为 1 个疗程。忌盐 3 ～ 5 个月，忌生冷、辛辣、酒、虾，忌房事。每半个月尿检，尿常规尚不完全正常，可再服 1 个疗程，至病愈。此方用于治疗急、慢性肾炎，即中医称水肿、风水一类的病证。

男药女治，内病外治——记 20 年遗尿史的女性

金某，女，24 岁，未婚，个体缝纫工，2006 年 3 月 31 日就诊。

患者系农村姑娘，从事个体缝纫业。自出生至三四岁时就遗尿，父母不足为怪，认为这是正常生理变化。三四岁之后，一直尿床，曾去医院儿科求诊，直至上小学、初中，遗尿一直未愈，有时晚上要换裤子 2～3 次，后自学缝纫，为人制衣，但晚上还要遗尿，年纪逐年增大，此病难以启齿，多方求治，无见寸效。平日尤其是晚上少喝开水，多进干物以减少尿液，防止遗尿，但有时也无济于事。去本地各大中西医医院诊治，无器质性、感染性疾病，并去各地中医辨治，病至今未愈。由人推荐来我处诊治。

患者面色苍白，身体消瘦，显得矮小，四肢不温，精神欠佳，无青春活力，月经周期正常，但经量偏少，纳食偏少，每天自觉少气乏力．并有"见水思尿"之征象，脉沉细，舌淡少苔。证属脾肾两虚，脾气不足，肾气匮乏，控摄乏力，治宜补脾益肾，升提固涩，用补中益气汤合缩泉丸加减：黄芪 40g，益智仁 12g，桑螵蛸 12g，巴戟天 12g，升麻 10g，柴胡 10g，白术 10g，党参 15g，诃子炭 15g，锁阳 10g，石榴皮 20g，白果 10g，7 剂。另配回春胶囊 2 盒，每次 3 粒，每日 3 次。并告知回春胶囊虽说明书上写为治男子阳痿、早泄之品，这里应用，取其功效，为异物同治之法，不要误解。

二诊未见遗尿，但有遗尿之感而自然惊醒排尿，较前大有改善。方药中的，不予更方，前方加重黄芪至 60g，白果至 15g，

并配合脐疗：五倍子30g，肉桂粉10g，麝香（0.02g）2支，共为粉，水调分7次，每晚敷脐，外贴麝香止痛膏于脐部，以固定敷药，每晚1次。

三诊无遗尿发生，"见水思尿"亦消失。自觉精神明显好转，面色较红润。并在就诊时当场实验：开启水龙头，问其有无排尿感。她说无感觉。反复几次，均为正常。给予二诊处方，稍事加减，以巩固疗效。

四诊患者一切正常，20余年遗尿消失，心情舒畅，并感激之至。给予补肾、健脾丸剂调理善后，并嘱其要忘却此病，注意休息和药食调养，如莲子粥、龙眼粥，多进新鲜果蔬，以食养生。

学生：遗尿，从我所知似乎是儿科专病，成人遗尿很少听到，也不易发生，患者已是青年人，而至今还是尿床不止，实属罕见，请老师谈谈遗尿的一般证治。

老师：遗尿又称遗溺，有的还包括尿失禁，但严格说来，遗尿与小便失禁是有区别的。小便不知不觉而自出，或梦中尿出谓之遗尿，多见于小儿；小便失禁，知道尿出而不能自止，谓之尿失禁。对于遗尿一证，就临床上分析，若婴幼儿，因尚未发育完全，脬气不固，属正常生理现象。若婴幼儿一直到青年而遗尿，属病理性遗尿，需作为遗尿症治疗。对于本案，24岁，尚有遗尿出现当是病象。

就一般而言，遗尿与尿失禁皆为虚证，常是肾虚膀胱失约所致，常见以肾、脾、肺虚居多。

肾虚证：分阳虚与阴虚。阳虚遗尿，夜间尿频而多，四肢清冷，畏寒怕冷，脉沉细，舌淡无华，治宜温肾固脬，常宜肾气丸合缩泉丸加减（熟地黄、山萸肉、山药、泽泻、茯苓、牡丹皮、桂枝、附子、益智仁、桑螵蛸、五味子）；阴虚遗尿，尿频数而少，或余沥不净，或尿时有灼痛，口干咽燥，烦热便结，舌红，脉细，治宜滋阴清火，常宜知柏地黄丸合桑螵蛸散加减（生地黄、熟地黄、山萸肉、山药、茯苓、泽泻、牡丹皮、知母、黄柏、桑螵蛸、龟甲、龙骨、牡蛎、远志）。

脾虚证：遗尿频数，四肢困倦，少气无力，食欲不振，面色苍白，脉濡缓，舌淡苔薄白，治宜补中益气，常宜补中益气汤合固脬汤加减（黄芪、党参、柴胡、升麻、当归、白术、沙苑蒺藜、山萸肉、桑螵蛸、茺蔚子）。

肺虚证：遗尿，或尿频不禁，面色苍白，多涎而唾，尿时气短，常易感冒，时时畏寒，舌淡而瘦，脉沉细，治宜温肺益气，常宜甘草干姜汤合缩泉丸加减（炙甘草、干姜、乌药、山药、益智仁、五味子、桑螵蛸、茯苓）。

综上所述，遗尿一证以小儿多见，以虚证居多，常累及脾、肺、肾三脏。在小儿多称遗尿或尿床，在老人多谓尿不禁或小便失禁。而本案是青年遗尿，确为少见，但当从虚证，从脾、肾论治。这在治方中均有体会。

学生：老师在处方中已明示补脾益肾，升提固涩之法，选用补中益气汤合缩泉丸加减，其中所用之品，请能方解，以释我疑。

老师：患者脾肾两虚症状明显，党参、黄芪、白术以健脾益气，柴胡、升麻升提中气，锁阳温肾壮阳，益智仁、桑螵蛸固摄肾气，缩尿止遗，诃子炭、石榴皮收敛固涩，并能健脾利湿，其中白果一味，在此方中应用，值得一提。白果又称银杏，既是食品又是中药，近年研究表明，具有很高的营养价值，可延缓衰老，润泽肌肤，补肾止带，化痰平喘，还有加强膀胱括约肌收缩的作用。民间单方用鸡蛋1只，开孔取出部分蛋白，纳入白果仁2～3粒，煮熟吃蛋，每日1～2只，以治小儿遗尿。这里用此品即取其补肾固摄，加强膀胱约束的功效。但白果应用时必须同煎煮熟，生用有大毒，这点必须记住，而熟白果一般服 10 ～ 15 粒（即 10 ～ 15g），从临床应用看对治遗尿的效果是确切的。由于病程日久（近 20 年），肾虚气衰，所以又另加回春胶囊，以峻补肾阳和肾气。虽此中成药，言明治阳痿、早泄等男子性功能衰退的肾虚证，没有说明女子也可以应用，似为男病专剂，为防止误解，特向患者说明。但这里充分地体现了中医"异病同治"的辨治原则，"男药也可女治，女药也可男治"，如逍遥丸除了专用于妇女肝郁脾虚之月经不调证外，也可用于肝郁气滞，胁肋胀痛之男性肝病。这也告诉我们，在临床上只要正确辨证，对证下药（尤其中成药），不必拘泥于其说明书上的适应范围。

学生： 经老师一番释疑之后，我明白了本病的用药法和辨治原则，但还有一则外治脐疗方，请老师能再做说明。

老师： 脐疗方主要是协助内服药，以增强疗效。五倍子收敛固涩，肉桂粉温肾通阳，麝香引药入经络，使药到病所，药简方明，而临床配合外治，能相得益彰，这也是一种内病外治的方法。内病外治是值得内科医生重视的一种治疗方法，对许多疑难病症或久治不愈的病症，可采取多管齐下的治疗方法，内病外治就是最常用的一种，其他还可以配合针灸、推拿、食疗等。这样不但可提高疗效，而且还可减少患者痛苦，如小儿高热（原因不明），笔者在西药输液无效情况下，常用生山栀粉加麦粉醋调敷内关穴，有很显著疗效。

冬病夏治支气管炎及哮喘，我经过近 30 年的穴位药贴的内病外治法治疗，其根治效果很好，达 30% 以上。所以，内科医师要配合内病外治，此病案中之所以应用脐疗，因其病程长而顽固。

学生： 老师，在此案例的治疗方法可谓面面俱到，而且出奇制胜，这为我们解决疑难病症开拓了思路，但我想再问一下，诸如此类病症如何正确对待?

老师:在临床上这种疑、难、奇、重、怪病的治疗,一要"敢"字当头,不要害怕,要勇于承担起治疗的责任,让医、患树立起信心;二要"勤"于思考,自己要多方去搜索其病证的有关资料和经验,一时解决不了,无法处方可嘱患者隔天取方,以利你诊余去请教高明或书本;三要采用"多"种治疗,前面已讲了,多管齐下,多法治疗,异病同治等;四要"信"字在心,相信自己,相信患者,医、患同时树立信心,密切配合治疗,在没有效果,或效果不明显时,千万不能半途而废,有时候"黑暗就是黎明的到来";五要持之以"恒",有许多患者往往不愿长期服药,尤其是中药,认为不方便,味又苦,效果慢,所以常不能持之以恒。一般对于此类病证都需治疗1个月至半年,甚至数年,这一点必须在门诊时告诉患者,以做好思想准备。

内外同治眩晕——平卧则安，起则眩晕案

赵某，男，74 岁，退休干部，1992 年 4 月初诊。

患者长期卧床已有年余，前医按中风后遗症、心力衰竭、冠心病、高血压等论治，收效甚微，经人介绍来我处就诊。心电图检查提示冠状动脉供血不足。脑电图检查提示脑供血不足。B 超检查肝、胆、肾无异常。血压不稳定，时高时低，平卧则安，坐起则头晕目眩，恶心，甚者呕吐。故用双轮平板车平卧送来求医，又因不能起坐，家属要求车边应诊。

症见患者仰卧，面色苍白，神志清楚，对答满意，纳差懈怠，四肢无力，口淡无味，大便不畅行，小便能自控，四肢能随意活动，无半身不遂现象，未见明显消瘦，需家属扶持起坐，片刻即头晕目眩，移时泛泛欲吐，随即予以平卧，卧后诸症见消。脉迟缓，舌淡苔白腻，血压正常，心律齐，心跳 60 次 / 分，偶有期前收缩，腹平软，肝脾未及，无肿块触及。下肢按压不凹陷。

证属"眩晕"无疑。虽西医诊为诸多老年病，然从脉症所见为高年肝肾亏虚，血气不足，痰瘀内结，清阳不升之候，宜养肝益肾，补气升阳治其本，治痰化瘀，疏导经络治其标，用东垣补中益气汤合景岳贞元饮加减。

处方：葛根 30g，白术 30g，黄芪 30g，升麻 10g，水蛭 10g，熟地黄 30g，当归 15g，川芎 10g，荷叶 30g，炙甘草 5g，1 日 1 剂，连服 5 剂，以观疗效。

5 剂后，由其子代诉传方，药后精神好转，纳食渐香，大便畅行，扶持坐起，眩晕不立即发生。药中病证，效不更方。前方

加淫羊藿 30g，仙茅 10g，继进 5 剂。

10 天后，"起则眩晕"症状明显减轻，但因有恐惧"眩晕"的心理，不敢久坐，起坐 5～10 分钟即平卧。以前方增减调治 20 剂，若大便秘结 3～5 天加大黄 5g，肉苁蓉 10g；纳食不香加炒、生山楂各 30g，生谷芽 30g；腹胀加大腹皮 10g；苔根腻加泽泻 15g；胸闷不畅加全瓜蒌 10g，薤白 10g。

1 个月后，"起则眩晕"基本控制，但不能下床行动，只能半卧或端坐。配以灸百会穴，用麦粒大小艾炷，直接灸七壮。经内外合治后，效果显著，头晕目眩已平，且能下床挂杖行走，患者及其家属甚为惊喜，药治亦停止，嘱其饮食调养，莲子汤、百合汤常服；饮食清淡，少进脂肪、糖类。现已康复如常人。

学生：请问老师，本证"眩晕"无疑，何以方中不用天麻、钩藤之属，愿问其故。

老师：天麻、钩藤本是祛风止晕之良药，如天麻钩藤饮、半夏白术天麻汤之类，为治眩晕之剂。眩晕一证，多责之于肝，《内经》有"诸风掉眩，皆属于肝"之说，天麻、钩藤平肝潜阳，为治疗肝阳上亢所致眩晕之佳品，故常用之。但临床并非皆然，历代医家对眩晕的论说也颇多，如朱丹溪提出"无痰不作眩"。张景岳认为"无虚不能作眩"。徐春甫以虚实分论。陈修园按风、火、痰、虚论治。虞抟补充"瘀血致眩"。故眩晕一证，按虚实分，风、火、痰、瘀致眩晕者为实，气血阴阳亏虚致晕者为虚。而临证所见，无纯虚纯实之候，多为虚中夹实，或本虚标实之证。本案患者高年肝肾亏虚，作强无能，故长期卧床，懈怠无力；气血不足，则面色苍白，纳差口淡；脾虚气弱，清阳不升，痰瘀阻络，气血不能上荣故平卧则安，起则眩晕。此为本虚标实之象，治当补气升阳，取用东垣补中益气汤之义（白术、黄芪、升麻、当归、炙甘草）；益气养血，滋补肝肾，选用景岳贞元饮

（熟地黄、当归、炙甘草）。并加葛根、川芎、水蛭活血化瘀，直趋头项；荷叶升清降浊，降脂祛痰，合而祛络中痰瘀，使标本同治，络道畅行，气血上荣，则不用天麻、钩藤而眩晕自除。

学生：方中所加之品葛根、水蛭、川芎、荷叶，老师有何应用心得，望能赐教。

老师：方中所加的葛根、水蛭、川芎、荷叶四味药，对此病起着举足轻重的作用，虽为治标之品，然与补虚固本之剂起着相辅相成的作用。葛根为传统治疗"头项强痛"（张仲景）的中药，现代药理研究证实，葛根具有扩张血管、解除血管痉挛、降低血压、祛除瘀滞、调畅血行的作用，故有人将葛根移方作为活血药应用于临床疗效卓然。凡头项血运不畅的脑部、颈项、颈椎的病变皆可用之。

有人报道，辨证施治后加入葛根30g治疗脑血流图异常患者，有明显的作用，用于脑血栓形成、偏头痛、颈椎骨质增生症等皆有治疗作用。本案中就取用葛根的这种特殊性，而葛根又有升阳上达的功效，能升提中气，有助于补气养血之品上荣脑部。水蛭，为我常用之品，该品虽历代中药专著中认作有毒，但据临床实践证明，不但无毒，且有"血肉有情"之功；其活血破瘀之力甚著，能在多种疾病中配伍应用，张锡纯认为"祛瘀血而不伤新血""纯系水之精华生成，故最宜生用，甚忌火炙"，我甚为赞赏。本品除祛瘀外，尚有利水化瘀之功，因此是痰瘀同治之佳品，高脂血症、肺心病、老年性慢性支气管炎、脑血管病均可配伍应用，丝毫无毒，放胆用之。荷叶升清降浊，古有清震汤，能降脂祛痰，对老年性代谢障碍之心脑血管病可随症加用。此品宜用鲜品，有清香悦脾、芳香醒脑之功。川芎，古有"头痛用川芎"之说，能直趋灵虚，王清任之通窍活血汤也用川芎趋脑之性，最大剂量可用15～30g，但此品辛温偏燥，故量大时需配滋润之品，如制首乌、枸杞子之属。

　·**学生**：患者经治月余，已见效验，老师何以还要灸百会穴，请释其义。

　老师："病久入络""久病致虚"，对于慢性病必须时时认识这两方面的变化。灸百会穴是通过经络的作用达到升提元气的目的。

　据报道，灸百会穴可治各种虚性眩晕。我在20世纪70年代曾治愈70岁老人贫血性眩晕，用单纯灸百会穴而痊愈。当时山区缺医少药，经济贫困，对于因气血不足所致眩晕，用补气养血之剂，条件不允许，因此灸百会穴，收到了同样的效果，鉴于此，配合灸百会穴可增强疗效，调节自身抗病能力。同时对于慢性、久治不愈的痼疾，我重视中医的综合性治疗，开拓临床思路，如内病外治、针药配合、食养食疗、心理治疗等，所以灸百会穴也是出于此种治疗思路。

　百会穴除治疗眩晕外，还可治疗小儿脱肛、妇女子宫脱垂、痔疮出血等人体下部病变，即所谓"下病上治"之义；百会穴还有补虚强壮的作用。灸百会穴较有效的是用艾绒直接灸，次数越多越有效，但以能忍耐为度。若不耐疼痛，可用穴位敷贴方法，取斑蝥1只研细，调敷穴上，同样能发泡刺激穴位。这些方法都是临床用之疗效确切的方法，且药简效宏，值得提倡。

祛臊汤治青少年口臭

丁某，女，15岁，学生，因口臭与同学相处不睦，于2005年10月21日由父陪同前来就诊。

患者面色萎黄，性格内向，羞于谈吐，由其父代诉：有同学说其讲话时口有臭气，因此许多同学不愿与她说话，自卑、沉默、孤独、少言，下课后不活动，与老师也不交流。回家后，向其母诉说，自觉无任何不适，随着年龄增长，感到需要治疗，提出要去医院诊治。

除口臭外，大便秘结，少食纳差，数日一便，极不定时，尿时黄赤，口苦口黏，夜寐不宁，脉细涩，舌淡红，苔微腻。嘱B超（肝、胆）检查、血常规检查，无殊。临证所见为肝胆湿热，胃浊上泛之证，治宜疏肝和胃，芳香辟浊，用验方祛臊汤加减。处方：黄连5g，枳实10g，甘草5g，山楂15g，钩藤15g，石菖蒲10g，制大黄4g，防风5g，藿香10g，陈皮5g，7剂。

二诊时口臭明显减轻，大便顺畅，诸症得瘥，原方增减：黄连5g，石菖蒲10g，茯苓10g，山楂15g，柏子仁10g，钩藤10g，防风3g，代代花2g，刘寄奴5g，甘草3g，7剂。并嘱其多吃萝卜、生姜（嫩姜芽）、芹菜之类，少进油腻（油炸）、甜醇（蜜饯）之物，每天多喝开水，并积极参加体育活动或劳动。

三诊由其父代诉：已无口臭之感，精神好，胃纳旺。口臭基本消失。予巩固治疗，给药调治，处方：刘寄奴5g，石菖蒲5g，陈皮5g，每日开水泡代茶饮，连服月余。后追访所知，口臭已无，面色红润，已入高中，诸症瘥愈。

学生：口臭一症，目前要求治疗的患者较多，但口臭在中医书中很少单独论述，也少有经验效方，请老师做一些简介。

老师：口臭亦是一种现代社会文明病，应引起人们重视。一是说明此病发病率增高；二是反映人类要求相互交流，讲究文明，口臭给人与人之间交流带来不快；三是要求我们医药界努力探求此病，研发出好的治疗方药。我们今天讨论此病的目的亦在于此。

口臭是一种临床症状，由多种原因引起，病因复杂，少害健康，多为难治。一般口臭需分两类，即单纯性口臭与病源性口臭。单纯性口臭临床上比较多见，长年口臭，别无所苦，多检查无器质性病变，治疗上比较困难，方药较多，各有千秋，亦是我们常说的口臭症。病源性口臭，是由于某种疾病引起的一种兼夹症状，为口腔、五官、内科某些疾病而导致口臭，只要治疗原发性疾病，口臭就随之消失，如口腔溃疡、牙周病、肝病、肾病尿毒症、糖尿病酮症酸中毒、胃炎等，皆可出现口臭。这种口臭有时可以鉴别诊断某种疾病，如肝病的口臭就有一种特殊的腥臭味，肾病尿毒症引起的口臭有似尿的臭气。

今天我们讲的是单纯性口臭，即以口臭为主症的一种病证，但治疗上比较棘手。所以需我们进一步研究和探讨。

学生：今天我们讨论的医案是否是单纯性口臭症？老师是如何辨证的？

老师：今天我们所举的案例就是单纯性口臭。一是她经过检查无器质性疾病，二是她口臭病程较长，据当时其父代诉，口臭不但她有，她母亲、外婆也有口臭，只是没有治疗，不以为然，无甚不适，亦无痛苦。

根据单纯性口臭的临床表现一般可分为六型进行辨治：一肝火上扰型，二胃火炽盛型，三胃浊上泛型，四肝郁脾虚型，五肺失清降型，六肺胃热盛型。具体辨证施治简述如下，可供临床参考。

①肝火上扰：口臭喷人，时时烦躁，面色潮红，喜食辛辣之物，口气有腥臊气，与人谈话时，语未出而臭先至，大便时溏时结，脉常弦细，男性较多，舌红，苔微黄，宜祛臊汤合龙胆泻肝汤加减：黄连5g，枳实10g，钩藤10g（后下），天麻10g，龙胆草5g，焦山楂10g，甘草5g。

②胃火炽盛：口臭口热，唇舌绛红，喜食冷饮，胃中嘈杂，口气有秽浊之气，大便灼热，小便黄赤，口臭气似蒸笼出气，时时迫人，平素喜食甘肥之物，脉弦滑，舌红苔黄腻，宜祛臊汤合苍术白虎汤加减：黄连10g，焦山楂30g，苍术10g，石膏30g，知母10g，甘草5g。

③胃浊上泛：自觉口臭，口对掌喷气时，口臭明显，时有嗳腐，面色灰黄，纳食尚可，时时欲食，尤其喜食霉腐（如腐乳之类）之物，大便多而不畅，便溏而不化，脉濡缓，舌淡苔白腻，宜祛臊汤合藿朴夏苓汤加减：川厚朴花10g，姜半夏10g，川黄连5g，枳实10g，焦山楂30g，藿香10g，佩兰10g，豆蔻5g，甘草5g。

④肝郁脾虚：口气酸臭，嗳腐吞酸，时时叹息，纳食不佳，喜食酸甜之物（如话梅之类），面色无华，四肢酸软，大便不化，便前常有腹痛、矢气之象，脉弦滑，舌淡苔白薄，宜祛臊汤合参苓白术散加减：川黄连5g，枳实10g，焦山楂30g，炒党参10g，炒白术10g，炒扁豆15g，山药15g，广木香10g，白芍10g，甘草5g。

⑤肺失清降：口臭微而腥臭，咳嗽气喘时口臭明显，常伴痰黄而稠，或痰色黄绿，甚者带血，时时咳嗽不止，纳食不佳，少气无力，动则气喘，尤以老人为多，脉濡细，舌淡无华，苔白腻，宜祛臊汤合泻白散加减：川黄连5g，枳实10g，钩藤10g（后

下），杏仁 10g，桑白皮 30g，地骨皮 10g，桔梗 5g，黄芩 10g，鱼腥草 30g，甘草 5g。

⑥肺胃热盛：口喷秽臭之气，不能近人，自觉与旁人觉均有明显臭气，口干欲冷饮，时时潮热，大便不畅，似有里急之感，纳食旺而大便多，尿黄而赤，脉弦滑，舌红，苔黄腻，宜祛臊汤合竹叶石膏汤加减：川黄连 5g，枳实 10g，石膏 30g，淡竹叶 30g，白茅根 30g，山楂 30g，芦根 30g，鲜石斛 30g，甘草 5g。

学生：老师比较详细地介绍了口臭的辨证分型并列了治方，使我对口臭的证治基本了解，其中关于祛臊汤的应用，其似乎成了治疗口臭的主方，是否是专病专方？而此方的药物组成尚未十分清楚，请能详细介绍。

老师：你讲得很对，它确实是治疗口臭的主方，亦是专病专方之剂。过去我已多次讲过关于清代徐灵胎的"一病必有一主方"之说。这是徐氏临证心得，是医家不传之秘。本案的祛臊汤确实可以作为专病专方，在此方基础上辨证加减，使我们临证胸有成竹，抓住中心，不至于治起病来，心无定见，处方用药漫无边际，朝更夕改，以致影响疗效。

祛臊汤是绍兴清末民初临床大家胡宝书的家传秘方。

祛臊汤由黄连、枸橘李、生甘草各 5g，焦山楂、钩藤各 15g 组成。这里的枸橘李，可能大家不太清楚，故需做一介绍。枸橘李即枸橘，为芸香科植物枸橘的未成熟果实，又称臭橘（《本草图经》）、野橙子（《本草纲目》）、钢橘子（《江苏植物药物志》），又名枳（《周礼》）。在《橘录》中说："枸橘，色青气烈，小者似枳实，大者似枳壳。近时难得枳实，人多植枸橘于篱落间，收其实，剖干之以和药，味与商州之枳几逼真矣。"这里谈到古时有以枸橘冒充枳实，而当今祛臊汤中却难以找到枸橘，故本方中的枸橘李即以枳实代用，其功效与枸橘基本一致。本方由黄连、枳实、生甘草、焦山楂、钩藤组成。

学生：祛臊汤的组方、临床疗效及应用方法我已详细了解，但其组方原理尚不清楚，尤其"钩藤"的应用很费解，请老师释疑。

老师：钩藤味微苦性寒，入肝、心两经，有清热平肝、息风定惊之功。《本草汇言》中谈到钩藤配伍应用："同麻、桂发内伏之寒，同芩、连解酷烈之暑，同前、葛祛在表之邪，同楂、朴消久滞之食，同鼠黏、桔梗、羌、防、紫草茸发痘疹之隐约不现也，祛风邪而不燥，至中至和之品。"说的是钩藤配麻黄、桂枝能发散内伏于体内的寒邪，配黄芩、黄连能解暑清热，配前胡、葛根祛肌表之邪，配山楂、川厚朴能消导日久的食滞，配牛蒡子、桔梗、羌活、防风、紫草茸能发散麻疹痘疹而不致内陷，钩藤祛风邪而不燥烈，为最中庸平和之品。由此可知，钩藤虽为息风平肝之品，但其性平和而轻清，尤其与山楂、黄连的配伍应用，能清胃火，消久滞，故与口臭的病机非常贴切。胡宝书先生之所以用钩藤，其理在此。

胡宝书先生对口臭有自己的见解。他说："本方要在一个'导'字，即借助药物作用引导体内上冲之浊气下降。这是治疗口臭的中心环节。"而钩藤有平肝止冲之功，同时又轻清和胃，能降浊升清，所以其方之妙亦在于此。

本方药只有5味，黄连清泻胃火，燥湿健脾，枸橘李（枳实代）清肝利气，焦山楂健脾消食，活血化浊，甘草生用既清又和，诸药之功皆助钩藤以平肝和胃，降浊升清，故为治疗口臭之效方。胡氏还指出："口腔气味的异常，为脏腑病变在外的反映，特别与脾、胃、肝、肺的关系尤为密切，因此，运用辨证施治原则，辨证加减，灵活运用祛臊汤，则效果更佳。"

学生：老师的分析和介绍使我明白祛臊汤的来龙去脉，这对此方今后的应用有很大帮助。此方能否治一切口臭症，除了应用此方外，是否需要其他的方法配合，如案中所谈到的饮食禁忌等。

老师：你这个问题提得很好，口臭症的防治和根治与饮食忌宜密切相关。口臭症与人们饮食结构改变有很大关系，尤其与高脂肪、高糖、高蛋白质饮食摄取过多，而蔬菜类食物摄取相对减少有关；与动物性荤食增多，而植物性素食减少有关。所以，防治和根治口臭，除用祛臊汤加减辨治外，建议多进低脂、低糖食物，蛋白质摄食需定量，荤食需减少，而选择多维生素的植物性食物或净素饮食。

在诸多疾病的防治和根治中必须配合食治即饮食疗法，药治是在食治前提下治疗。同时，神治比食治更为重要。本案中的学生，她性格内向，同学不睦，造成精神上抑郁，由于精神失调而致肝脾不和，出现肝失疏泄，思虑伤脾，亦是导致口臭的主要原因。患口臭症的人，一定要乐观对待它，藐视它又要重视它，才能彻底治愈，旁人的言谈，主动避让，置若罔闻。

本方是家传秘方，可以治一切口臭症，关键是专病专方与辨证施治相结合。以祛臊汤为主配合辨证选方和增减药物，这样其效果是肯定的。

诸子多降治呃逆——顽固性呃逆伴嗳气证治

某患者，女，60岁。2个月前因与人争执生气后出现反复嗳气伴呃逆，自用土法（喝开水、捏耳朵、打喷嚏等）毫无效验，一直不能自止，即去绍兴市某医院内科求诊，医生经B超检查，无肝、胆、脾、胃的病变，诊为胃炎，给予金奥康、胃复安（甲氧氯普胺）等药治疗，无寸效，整天整夜嗳气伴呃逆，饮食难进，异常痛苦。又经另一市医院诊治，诊断为膈肌痉挛，给予阿托品及镇静药，虽有时可稍停片刻，但药停即发。此后，又经市区4家医院诊断，服中、西药近2个月，效如石沉大海。后经同楼好友介绍来就诊。

患者面黄，消瘦，60岁之体犹如80岁老人，由其夫搀扶着来就诊，精神萎靡，懈怠无力，嗳气频频，呃逆连作，作时成点头状，表情异常痛苦，语音低微，不愿多讲，时用手势代语，祈望医生能解除疾病之苦。胃纳不佳，大便不畅，时时胀痛，夜寐不宁，自凌晨起即不能入睡，并伴嗳气、呃逆，只好起床活动，但因体力不支，故常坐卧不宁，口干，又不能下咽水液，脉沉弱带弦，尺部尤甚，舌红少苔，根微腻，唇干而呈紫红色。证属肝胃气逆伴肾不纳气，治宜平肝降逆，和胃理气，并佐以补肾纳气。拟用丁香柿蒂汤合旋覆代赭汤、苏子降气汤增损之剂，处方：丁香3g，柿蒂10g，刀豆子10g，韭菜子10g，旋覆花10g（包），代赭石30g（打），太子参30g，清半夏10g，川黄连3g，炙苏子10g，苏梗10g，竹茹10g，陈皮3g，炙甘草5g。暂服3剂，以观后效。嘱其停服其他中、西药。2001年10月15日初诊，3天后复诊，其夫非常高兴，诉药后嗳气、呃逆渐止，3剂吃完后没有发生过嗳气、呃逆。患者精神好转，诸症得瘥，脉弦细，舌红少苔。前方去苏子、苏梗，加酸枣仁 30g，鲜石斛 30g，北沙参 15g，再服 5 剂。5 剂后已如常人。1 个月后电话联系并亲自上门随访，患者自理家务，一切康复如初。嗳气、呃逆亦未再发。

学生：患者嗳气伴呃逆之症，临床上如何区别？两者有何联系？为什么此患者会出现嗳气伴呃逆，两者何者为重？请老师能一一详明。

老师：首先要明白嗳气与呃逆为常见病证，亦非大病重证，然而反复长时间不止，成为顽固性病证，非小病轻证，当引起重视，临床治疗非常棘手。大凡素体健壮或偶受风寒，或饮食不节，或情怀不畅，或劳累太过，出现呃逆或嗳气，一般可不治自愈，或使用民间土法（如前述）亦能自愈。《内经》曰："哕，以草刺鼻，嚏，嚏而已；无息而疾迎引之，立已；大惊之，亦可已。"这些治疗方法一直运用至今，如草刺鼻腔取嚏以通利肺气而达到呃逆自止；自闭气、大惊来转移注意力治呃逆，皆为轻证的治疗方法，为民间土法。而呃逆与嗳气的大病重证即表现为顽固性，持续性，久治不愈性，这就必须详细地进行辨证论治。呃逆是气逆上冲，喉间呃呃连声，声短而频，不能自止，多因胃气不降，肝木犯胃所致；嗳气是胃中浊气经食管由口排出之证，常伴胸腹痞满，嗳出始舒，为中焦气滞，胃气不降所致。两者皆与胃气不降有关。《内经》将呃逆称为哕，嗳气称为噫。临床上两者并见的患者不多，常是分别见证。该患者因有情志郁滞之变，而致肝气不舒，肝木犯胃，故病虽以呃逆为主症，然而病发之源为七情肝郁（生气），所以原病为嗳气，西医诊其为"胃炎"，因其主症（即平素有食后胃脘作胀，嗳气不舒）有似胃炎的临床表现。由于胃病与脾胃虚弱，中焦气滞，复因与人争执生气，而致胃气逆乱，上冲喉间，肝气横逆，克伐脾土，脾虚气弱而致呃逆不止。因此出现标病呃逆。原病嗳气，标病呃逆，所以该案例称为顽固性嗳气伴呃逆。两者以呃逆为重，急则治其标，所列治则、处方大多选用治呃逆的专方，如丁香柿蒂汤之属，亦用治嗳气的专方旋覆代赭汤。

学生：老师云嗳气、呃逆为小病轻证，是否病程长的就是大病重证，听说危重患者晚期出现呃逆，为元气衰败，胃气将绝之象，这是否属于大病重证，与病程长短有何关系？碰到这种情况如何处理？请老师明示。

老师：嗳气多为小病轻证，亦是多种病证的伴发症状，如梅核气、胃脘痛、反胃、噎膈多伴有嗳气。嗳气一般随着主症消失而消失，病程可长可短。呃逆若实证易治，虚证难疗；病程短易治，病程长难疗；危重患者一般出现在晚期，说明病程较长，呃逆久治不愈，病程长的顽固性呃逆属大病重证。如中风患者，长期卧床，病久致虚，晚期出现呃逆多为胃气将绝之证；肿瘤患者，经放疗、化疗、手术之后，若呃逆不止，需注意胃气的存亡。任何慢性、消耗性、久治、难治之病证，病程长而见呃逆者，多为大病重证。

元气衰败，胃气将绝出现呃逆的处理，首需救其垂危，辨其虚在何处，在补虚救脱的基础上治呃逆。一般若呃声低沉，气不接续，四肢厥冷，泛吐清水，喜热喜按，便溏尿清，舌淡无华，脉沉弱者，多为脾肾阳虚之呃逆，治宜附子理中汤合丁香柿蒂汤加韭菜子；若呃声短促，时断时续，唇干舌燥，烦渴频饮，便结尿少，舌红少苔，脉细数者，多为胃阴亏耗之呃逆，治宜益胃汤合丁香柿蒂汤加竹茹、刀豆子；若呃逆而滴水不进，精神萎靡，背屈肩坠，头倾视深者，需中西结合，配合静脉输液（请西医会诊），并鼻饲中药汤剂，如别直参5g，白术10g，黄芪30g，麦冬10g，五味子5g，山萸肉10g，山药30g，韭菜子10g，刀豆子10g，丁香3g，柿蒂10g，陈皮5g，水煎，1日1～2剂（此方临床救治有效）。

学生：老师前面已将重证顽固性呃逆的处理讲明了，但从介绍病例的治疗方药看，学生还不明白辨证为虚性呃逆的何证。请老师能分析一下案例中的处方。

老师：本案虽为虚证呃逆，但其实是本虚标实之证，按照中医"急则治标"的原则，重在镇逆治呃，并在治呃中时时顾及补虚，一方面是补肾纳气。为何补肾？必须向你讲清楚，这里就是一味韭菜子。韭菜子，治肾虚老年性、顽固性呃逆有明显疗效。20世纪70年代我曾用此单味治愈1例80岁老人的呃逆。《中药学》记载，韭菜子有补肝肾、暖腰膝，壮阳固精之功，主治肾虚腰痛、遗精、早泄、阳痿，女子带下，男子精冷等。未见呃逆的记载。我根据"质重能降""诸子能降"的思维，根据其补益肝肾之功，试用之，效如桴鼓，后屡试屡验。此药目前一般药店、医院中药配方部多不备，因此常嘱患者向种子公司（农业）或种子商店购买。此物色黑而质硬，不易破碎，需炒后打碎应用，效果更好。

补虚的另一方面是补脾气，这就是一味太子参。太子参是一味儿科专药，性味甘苦微寒，既补气健脾，又养胃生津，凡病后元气虚羸，服之能益气扶正，为一味清补之品，甚效似人参而力薄。

药不在多，而在于少而精。其余之品皆为治呃逆之专剂，如案例处方中的丁香、柿蒂、竹茹、陈皮等。其中刀豆子即治呃，又能益肾补元。

关于旋覆代赭汤加苏子、川黄连实为嗳气而设。其中苏子虽只用一味，其实是用苏子降气汤之义，苏子降气汤专治上实下虚之痰喘，用苏子降气平喘，除寒温中。此案中苏子亦同此义，但因其与苏梗性温燥，故复诊时减去不用。

总之，本案用药选方，环环相扣，既有法又有方，既有古方，又有今方，既有前人经验，又融入今人经验，故值得讨论分析。

"一两二钱三"牙痛就无恙——不明原因牙痛治案小析

童某，男，36 岁，市政府保安。患者素体尚可，每年体检无疾病查见。自 2003 年夏（7 月 12 日）第一次出现右侧臼齿（上下）部疼痛不止，即去某牙病防治院检查治疗，经牙医检查，牙齿无明显损伤，亦无局部牙龈肿胀、压痛。给予抗生素（先锋 6 号、甲硝唑）、维生素 B_6、止痛剂，药后疼痛减轻。但时发时止，并经多家医院治疗，一直未见明显好转，不能达到根治的目的。为此求助于中医治疗。

患者于 2004 年 6 月 14 日因牙痛旧病复作而来我处就诊。症见面色黑滞，身体壮实，查过去病历无特殊疾病，脉弦滑，舌红少苔。问其发病原因，据诉往往在值班之后，或感冒，或房事，或疲劳（外出办事），或工作紧张时发病，常规西药效果不明显，疼痛可以忍受，以隐隐作痛为主，无剧烈疼痛，但十分难受。为虚中夹实之证，治宜祛风止痛，清热养阴。药用露蜂房 10g，荆芥 5g，防风 5g，大生地黄 30g，细辛 3g，枫斗 10g，延胡索 10g，石膏 30g，人中白、人中黄各 10g，青黛 10g（包），川黄连 5g，甘草 5g，3 剂。药后牙痛消失，又进 7 剂以巩固治疗。药后一切如常。后来遇见问其牙痛作否？答曰："自服药后一直平安无恙，即使劳累亦不发病。前方保存在家，并视作秘方珍藏。"

学生：老师，牙痛为口腔科疾病，又是常见小病，为什么亦请我们内科治疗？内科难道亦能治愈？请告之。

老师：你的看法是一般医生、患者的共识，所以有谚曰"牙痛不是病，痛死无人问"。其实牙痛是整体疾病的反映，除了牙医进行手术（修补、拔除、镶牙）治疗外，配合中医内科的辨治很重要，而且能达到标本兼治、治病除根的目的。我们知道，齿为骨之余，肾主骨；足阳明经络于上龈；手阳明经络于下龈，故牙病诸多症状皆与三经有关。引起牙痛的原因不一，有肾虚阴亏、虚火上扰、风火内炽、湿热内蕴等，解除这些病因必须求助中医内科的辨证治疗。牙痛有不少为外科、口腔科病证，需进行手术治疗，但也有许多是内科病证引发的，因此内科用汤药辨治，达到治病求本的目的，也能治愈。这亦体现了中医整体观的治疗原则。不但牙痛可从内科方面治疗，其他如实热上扰引起咽喉红肿，目赤肿痛，虽为咽喉、目疾，但用清热泻火，通腑泻浊之法，可达到治疗目的，如药用大黄、龙胆草，方用龙胆泻肝汤、黄连解毒汤，临床上能起到立竿见影的效果。

学生：此案例为什么西医疗效不佳，而中医能有长期疗效呢？

老师：此案患者虽是牙痛一证，但在牙医检查无殊的情况下，为什么还要用药呢？这不是无的放矢吗？而中医辨证论治重在整体辨证。患者虽素体尚可，无明显病证，但从发病原因（劳累之后）、疼痛性质（隐隐作痛）、发病时间（病程较长）等方面分析，为虚中夹实之证，既要照顾到虚的一面，又需祛其邪实。方中露蜂房补肾益精又兼祛风止痛，一箭双雕，为本方君药，配伍生地黄、枫斗、炙甘草补虚扶正，荆芥、防风祛风止痛，石膏、人中白、人中黄、青黛、川黄连清热凉血，再辅以细辛、延胡索活血止痛。所以，本方丝丝入扣，箭无虚发，故能达到标本兼治的长期疗效。

学生：经老师分析之后，说明牙痛亦非小病，其内容是十分丰富的，能否再告诉我一些治疗牙痛的经验？

老师：其实我非专业牙科医师，无非运用中医辨证施治，并汲取前人经验，融合自己体会而已。牙痛首先分虚实两端，在此基础上根据邪实、正虚的程度进行组方。对不明原因的牙痛，我体会多为虚中夹实之证，必须在补虚中祛邪；在祛邪之中重在祛风，在补虚之中重在补肾。

在本案处方中我提示一个其中的验方名为"一两二钱三"，是我求学时潘国贤教授的经验方。他说："一切牙痛，可用'一两二钱三'，即一两熟地黄、二钱荆芥、三分细辛。"用当今度量即为熟地黄 30g，荆芥 6g，细辛 1g。但我临床应用常将熟地黄改为生地黄 30g，荆芥 5g，细辛 3g，以此方为基础随症加减。希望你能记在心中，便于临床应用。

另外，根据疼痛性质我有自己的用药经验。隐隐作痛，或钝性疼痛，重在理气活血，常用延胡索，或配白芍、鬼箭羽。锥痛不止，十分难受，重在凉血止痛，可用细辛、石膏，或配赤芍、制川乌（先煎 20 分钟）、制草乌（先煎 20 分钟）。

辨证施补，调制膏方——谈冬令膏方的选择

杜某，男，72 岁，机关退休人员，2008 年 12 月 22 日就诊。

患者长期伏案工作，平素咳嗽多痰，消瘦乏力，纳食不多，经常感冒，有时数月不愈，背部时时畏寒，四肢清冷，大便先硬后溏，经医院多次检查，患有慢性支气管炎、慢性结肠炎；中医辨证为肺、脾、肾三脏俱虚之证。建议每年夏季冬病夏治支气管炎，冬令膏方调理，平日随时调治并做好精神和饮食调养。至今，精神舒畅，饮食有味，并积极参与各种社会活动，每天除按时活动外，在家里种花养草，生活充实，身体尚可，咳嗽明显减少，健康状况比工作时要好得多。

现撷取其冬令养阴润肺、调补脾肾之膏方：黄芪 120g，党参 100g，南沙参、北沙参各 120g，天冬、麦冬各 120g，生地黄、熟地黄各 100g，当归 80g，白芍 80g，炒白术 100g，山药 120g，炒薏苡仁 100g，黄精 80g，玉竹 80g，玄参 80g，茯苓 100g，萸肉 60g，五味子 60g，牡丹皮 60g，泽泻 80g，淫羊藿 100g，仙茅 80g，平地木 100g，大枣 250g，杜仲 80g，桑寄生 80g，桑椹 250g，桑白皮 100g，桑叶 80g，芡实 120g，川贝母 60g，象贝母 120g，杏仁 100g，白芥子 100g，炙苏子 100g，莱菔子 100g，全瓜蒌 80g，冬瓜仁 100g，百部 80g，前胡 80g，南天竹子 80g，天浆壳 80g，刘寄奴 80g，炙甘草 80g，陈皮 80g。

另加药：①类，水蛭 60g，三七 30g，海马 30g，蛤蚧 2 对，共研细末，备用；②类，金橘饼 300g，核桃仁 300g，冰糖 300g，研碎，备用；③类，阿胶 250g，龟甲胶 250g，鹿角胶 250g，烊化，备用。

将上处方药物（另加药后入），水煎3次，去渣，再煎浓缩，然后依次放入①类药、②类药、③类药，收膏。膏成后密封保存，并可放入冰箱，服时加温，每天早晨空腹服一匙（约10g）。

学生：这么多的药，这么大的处方，又有另加药，如何调配？我们如何学习？

老师：今天不具体讲膏方的处方问题，今天要讲的是有关膏方的基本知识、具体需要调制膏方的人群及注意事项，便于医生、患者开展冬令中医膏方的工作。

学生：老师所示的膏方是我第一次看到和了解膏方是这么一回事。过去偶尔在冬季听到有人吃膏方进补，说冬令是进补的最佳时机，"冬令进补，翌年打虎""三九补一冬，来年无病痛"。难道冬季服膏方，真的有如此作用吗？请老师讲解有关膏方的基本知识。

老师：第一，要告诉你的是什么叫膏方。膏方，又称膏剂，原是中药剂型之一种，它分外敷与内服两种，这里说的膏方是指内服的膏剂，具有滋补作用，是一种滋补药。由于使用方便，疗效显著，符合人们保健养生的需求，膏方越来越受到人们的喜爱。膏方是一种具有高级营养滋补作用和预防治疗疾病综合作用的中成药。它是在大型复方汤剂的基础上，根据不同的体质、不同的临床表现，在量体裁衣和辨证施补的原则上确立处方，经中药师们的精心调制，成为个体性极强的滋补药。所以，膏方必须有中医师来给你辨证处方。

第二，膏方是否人人需服，它的适应人群是哪些？在当今社会由于人的饮食结构变化，生活习惯改变，工作环境不同，所以与过去的适应对象有所不同，就一般情况来看主要是四种人：①处于"亚健康状态者"，平时无慢性疾病的中青年，他（她）们工作压力大，精神负担过重，每天伴着计算机工作，很少活动和运动，或终年奔波在外，生活不能安宁，或应酬频繁，烟、酒、茶终日相伴，使人体疲乏、虚弱，体力透支，精力不支。这些人在冬令就要调补，请中医师配制膏方。②凡年龄在 65 岁以上的老人，由于漫长岁月的磨炼，人体的零件都有磨损，需要修复或修补。③有"慢性疾病"的患者，但病情稳定，久病服药，全身虚弱，为增强体质，扶正祛邪，巩固疗效，需在冬令进补。如常见的慢性支气管炎、肺气肿、糖尿病、慢性胃炎、慢性肝炎、早期肝硬化、高血压、高血脂、夜尿症、性功能障碍者等。④需要康复的患者，如手术后、妇人产后、大出血后，或放疗、化疗后体质虚弱者，冬季是较好的进补康复时期。

学生： 老师讲述了两大问题，使我知道膏方的真正含义，说明冬季进补时用膏方是常用的方法，也是当今人们所需要的一种进补方法，但非冬季可否服膏方？冬令进补到底有什么好处？

老师： 其实一年四季都可为患者定制膏方，而有许多膏方一年四季都可服用，如雪梨膏、琼玉膏、金樱子膏、十全大补膏、桑椹膏等。无非是冬令使用膏方比较普遍，冬令是使用膏方的最佳时机，大致原因如下。

一是冬令进补是中医养生的基本原则，在《黄帝内经》中早已明确提出"春夏养阳，秋冬养阴""春生、夏长、秋收、冬藏"。《素问·四气调神大论》说："冬三月，此谓闭藏……无扰乎阳，早卧晚起，必待日光……去寒就温，无泄皮肤，使气亟夺，此冬气之应，养藏之道也。逆之则伤肾，春为痿厥，奉生者少。"这段文字说明：冬天三个月，是万物生机潜伏的季节，不要去扰乱人体的阳气，做到晚上早些睡觉，早上一定要等太阳出来才起床，避寒保暖，不使皮肤腠理开泄，以免潜藏的阳气因皮肤开泄而消耗，导致阴精夺失。这是人与天地自然统一的冬季养"藏"的方法，也是冬季的养生之道。如果违反了这个原则，就要造成肾气的伤害，到春天就易患痿厥一类的肾病，使人体适应春季春"生"之气的能力减弱。

由此可见，自古至今，冬季是四季中进补的最佳季节，所以人们长期以来就重视冬令进补。

二是冬季是人们休养生息的时候，尤其北方天寒地冻，居家闭户，在物质生活上、精神生活上都处于丰富多彩的时候，调补身体，正是时机，使滋养物质能在自身贮藏，为来年做好一切准备。

三是冬季气温低，微生物不易生存，尤其细菌不易生长，食物不易变质。冬季膏方中的内容物大都营养丰富，在其他季节因气温高，极易生长细菌等微生物，而冬季就可避免这种情况。这也是长期调补经验的积累，据中医药文献记载，用膏方调补已有2000多年历史。

四是秋冬季是丰收的季节，许多药物和食物这时都将成熟、为我们提供了丰富的药食资源，如参类、坚果类、动物胶类、五谷类等，都是调制膏方不可缺失的材料。冬季配制膏方有丰富的、高质量的药食资源。

学生：老师的一番话使我急于在冬季要调制膏方了，使来年身体强壮，请问什么时候可以配制膏方？还有哪些问题需要注意？

老师：一般情况，冬季膏方调制的时间是每年农历的立冬后（开始）至立春前（结束），这段时间是冬季，气温一般在10℃以下。冬季分初冬和隆冬，初冬平均气温由10℃逐渐下降到6℃；隆冬平均气温由5～6℃逐渐下降到0℃以下。冬令膏方调补最佳在隆冬时间，即冬至后的三九时机，立冬一般在每年11月8～7日；冬至一般在每年12月22～23日；立春一般在来年的2月4～5日。冬令进补有很强的时间性，否则得不偿失，虚虚实实，于事无补。

　　这里虽然告诉你具体节气和日期，但由于最近几年世界各国出现了极端气候，地球变暖，所以具体要看当时气温，即冬季气温应在10℃以下，若超过这个气温，虽到立冬也不宜调制膏方。这点也很重要。

　　学生：膏方调制的许多知识今天才知道，是否还有一些需要注意的问题?

　　老师：膏方是大型的中医饮片处方，一般药味在30～60味，常见的多为38味，这么多的中药一定要做到"君、臣、佐、使"的组方原则，不能杂药乱投，要如"韩信点兵，多多益善"。为什么要这么多药物? 因为这是调理处方，要全面照顾各种病证，要考虑多种因素，需1个月以上的服用时间，还有许多辅助药和赋形药，同时还有许多名贵药，如人参、冬虫夏草、海马、蛤蚧、鹿茸及各种胶类等，因此，制成膏方价格昂贵。为了使制成的膏方发挥作用，所以必须告诉你还需要注意的问题。

　　1. 膏方的存放。目前有三种剂型，第一种为传统的膏剂，用瓷器（瓶、锅、钵、缸、罐）存放，保持密闭；也可用搪瓷制品存放，但不宜用铁、铜、铝作为贮存器。第二种为当今改进剂型后的新包装，一般用食品塑料袋分装成小袋包装，每包约10g，直接撕开可以服用。第三种膏进一步浓缩干燥，制成直接可食用的胶，如同普通水果糖一样。这三种不同剂型的包装，都必须存放在低温、干燥、清洁的地方，常见的是存放在冰箱的冷藏室（不宜放在冰冻室，不宜结冰）。

　　2. 膏方的服用。服用膏方很有讲究，有的每日1次，早晨服；有的早晚各1次；有的每日3次。不论每天服几次，都要空腹服，这样吸收力强，使膏方充分发挥作用。服用时需看看有没有出现异常变化，如霉变；闻一闻有无异味等，凡是变质的膏方千万不能服用，要毫不犹豫地丢弃。

3. 膏方的禁忌。一般服用膏方要注意忌口，不吃萝卜、绿豆等食物；忌服滋腻、高脂肪、高糖类饮食；腹胀便溏，或长期便秘者，湿浊中阻，胃浊上泛，口臭，苔黄腻或浊腻者，消化不良，食欲不振，纳呆不食者一般不宜服食膏方，待病证消除后方能服食膏方；若外感发热，或出现出血病证，需随时停服膏方。

4. 必须由中医师开膏方。这点非常重要，最好请有丰富临床经验的中医专家处方，这样才能真正做到辨证施补，对症下药，量体裁衣，使名贵的药物发挥应有的效果。

跋

　　唐代杜牧《送刘三复郎中赴阙》诗中有"玉珂声琐琐"，此"琐琐"喻细碎之玉声。《晋书》载："琐琐常流，碌碌凡士，焉足以感其方寸哉。"此"琐琐"为卑微细小之义也。药，一是泛指药物，如"吃药、用药"，以作名词解；二是指治疗、毒杀，如"不可救药""药老鼠"，移作动词用。话，是指能表达思想、意思的声音，或将此声音记录下来的文字。此系指"文字"而言，如古之《三国志平话》之类的民间流行的口头文学。将以上"琐琐""药""话"诸字、诸义连缀起来，乃是我所以曰此集为《琐琐药话》之释名。

　　《琐琐药话》是记录以中药内容为主的信笔漫记。有读书心得之论说，有临证所悟之笔录（如同窗汇讲），有师传之心识（如师生切磋），有民间之传闻、趣闻、珍闻，有释疑，有问难等。虽尽是一鳞半爪的琐琐之言，未必全可取者，然亦敝帚自珍。年复一年，日积月累，凡二十载，于20世纪90年代先成一集（未刊手稿）。光阴似箭，瞬间又过去二十载，在未完手稿的基础上，遴选在医刊上发表的文章，稍事梳理，汇集成册，掷之以公世，以求正于同道，此乃《琐琐药话》之问世也。翻阅旧作，感到对此书有增订的必要，予以细勘，增补，并易名为《增订琐琐药话》，故《增订琐琐药话》前后经历了超过半个世纪的临床经验的积累。

明代张景岳云："他山之石，可以攻玉；流断之水，可以鉴形；壁影萤光，能资志士；竹头木屑，曾利兵家。"此作倘能对医家读书、临证，甚至科研、教学有所裨益，亦甚幸矣！此作倘能为大众百姓增长中医药知识，使其从中受益，则更为欣慰。

董汉良

2025 年 5 月